現場で役立つ！

早引き
介護用語辞典

大妻女子大学教授
佐藤富士子 [監修]

ナツメ社

はじめに

　1963年に老人福祉法が制定され、特別養護老人ホームの創設、老人家庭奉仕員の法制化など介護職が介護現場で活躍しはじめてから半世紀が経ち、その間も老人保健法の制定など、様々な高齢者保健福祉政策がなされてきました。しかし、高齢者の増加に伴い介護を必要とする人が年々増え、介護期間の長期化など介護ニーズはますます増大し、従来の老人福祉・老人医療制度による対応は限界となり、2000年に介護保険制度が施行されました。これにより、介護サービスは措置で受けるという受身ではなく、利用者が自らサービスの種類や事業所を選んで利用できるという"利用者本位"の選択制に変わるなど、サービスの量的拡大とともに、質的向上が求められるようになりました。

　さらに、団塊の世代が後期高齢者になる2025年を目途に、住み慣れた地域で自分らしい暮らしを人生の最期まで続けることができるよう、地域の包括的な支援・サービス提供体制の構築を推進しています。このような地域包括ケアでは、介護職が24時間体制での介護を担う人材として期待され、医師の指示の下で行う喀痰吸引や経管栄養などの医療的ニーズを抱える人への支援も求められています。多職種と協働サービスを提供していくためには、共通した専門用語や知識も幅広くなってきました。

　本書は、知っておくべき用語から今更聞けない用語まで介護現場で使われる用語を3500語集めた辞典です。すべての見出し用語に振り仮名が振られているので、時間のない時や、ちょっと気になった時にでも手軽に意味を調べられます。また、400点のイラストや表などの図で動作や介護用具、制度など、言葉では分かりにくい用語を解説しています。

　介護現場で働いている方、これから介護の資格を取得しようと思っている方、家族の介護をしている方、介護にかかわる方々に本書が少しでも助けになれば幸いです。

▶本書の使い方

見出し用語には読みを併記

見出し用語にひらがな・カタカナを併記しているので悩まず読めます。また、欧文の場合はスペルも併せて確認できるようにしています。

引きやすいインデックス

行ごとに色を変えて、ページの最初と最後の用語から頭3文字を取って載せているので、目的の用語を素早く見つけられます。

くすりのさよう【薬の作用】
病気の治療や改善に寄与する薬の働きのこと。内服薬の成分は小腸で吸収されたのち、血流で運ばれ目的の部位で効果を発揮する。

くすりのそうごさよう【薬の相互作用】
複数の薬を服用したときに、一方の薬が他方の薬の作用に影響されて、効果が増強する、あるいは、低下すること。

くすりのふくさよう【薬の副作用】 ↓重要
薬が及ぼす本来の目的とは違う有害な作用。どんな薬にも副作用の出る可能性はあり、現れ方には個人差がある。

くすりのほかんほうほう【薬の保管方法】
薬は温度や湿度によって効能が低下する場合があるので、缶や瓶など密閉性のある容器に入れ、湿気が少なく風通しのよい直射日光が当たらないところに保管する。冷所保存の指示がある場合は冷蔵庫で保存する。

くちすぼめこきゅう【口すぼめ呼吸】
口をすぼめ息を吐き出し、気管支を広げ呼気を出しやすくする。慢性閉塞性肺疾患などの場合、この呼吸法を身につけると良い。

❶鼻から空気を吸う。
息を吐くときに、吸うときの倍ぐらい時間をかけ息を吐ききることで、呼吸がしやすくなる。

❷ストローをくわえているイメージで口をすぼめて、細く長く息を吐く。

図104　　口すぼめ呼吸

ひと目でわかるイラスト

説明だけではわかりにくい用語には、イラストや表を近くに配置し補足しています。イラストや表には通し番号が振られており、離れた場所に配置されている場合は用語の横に対応する番号 図000 を記しています。

くっきょく【屈曲】▶図105
関節運動のひとつ。首、肘、膝、手足首などの関節を曲げ、その両側の部位が近づくようになる動作のことをいう。
関連 伸展 (p.220)

くぶんしきゅうげんどきじゅんがく【区分支給限度基準額】
介護保険で居宅サービス、地域密着型サービスを受ける場合に設定されている給付金の限度額のこと。この限度額は利用者の要介護度によって段階的に決められている。

くぶんへんこう【区分変更】
要介護状態区分を変更すること。利用者の状態が著しく変化した場合に市区町村へ申請することで変更される。区分変更は利用者本人以外に、家族、ケアマネジャー、入所施設などが代理申請することも可能。

関連マーク **関連**

関連マークは見出し用語に関係する用語と掲載ページ数を示しています。見出し用語を理解するとともに、併せて覚えておきたい用語を理解できます。

用語の配列順

- 日本語の見出し用語を 50 音順に並べ、欧文の用語をアルファベット順・ギリシア文字順に並べています。その後ろに欧文略語を一覧にしています。
- 50 音順について、促音(「っ」など)、拗音(「ゃ」など)は一文字とみなし、長音(ー)・濁点(゛)・半濁点(゜)は無視しています。

どくわ【読話】
聴覚障害者のコミュニケーション手段のひとつで、相手の唇の動きや表情などから話の内容を読み取る方法。読話によって理解したことを口話で伝える。

とけつ【吐血】
消化器から出血した血液を嘔吐すること。胃液の作用により黒ずんだ赤色をしている。
関連 喀血 (p.75)

ドコサヘキサエンさん【ドコサヘキサエン酸】
青魚の脂肪などに多く含まれる、不飽和脂肪酸の一種。脳や神経組織の発育・機能維持に働く成分であり、血栓の形成を防いだり、中性脂肪を減らすなどの機能があるといわれる。略して DHA と呼ばれる。

とこずれ【床ずれ】
同義 褥瘡 (p.205)

としがたけいひろうじんホーム【都市型軽費老人ホーム】
身体機能の低下などで自立した生活が難しいと認められる人を対象に、比較的少ない費用負担で利用できる、都市部における定員 20 名以下の老人ホーム。

とじこもり【閉じこもり】 !重要
精神的あるいは身体的な理由から、ほとんど外出せず、自宅に閉じこもり気味になること。高齢者の場合、廃用症候群や認知症の原因ともなる。

としゅきんりょくテスト【徒手筋力テスト】
道具を利用せず、検査者が被検者に手で抵抗を与えた際の結果によって、筋の収縮能力を 6 段階で評価する検査方法。

スコア	表示法	状況
5	normal	強い抵抗を加えられても動かせる
4	good	中程度の抵抗を加えられても動かせる
3	fair	抵抗を加えられると動かせないが、重力に抗して動かせる
2	poor	重力の影響がなければ動かせる
1	trace	筋収縮はみられるが、関節運動は認められない
0	zero	筋収縮もなく、関節運動も認められない

図 280 徒手筋力テスト

とじられたしつもん【閉じられた質問】
「はい」「いいえ」で答えられる、または一言で簡単に答えられる質問。クローズドクエスチョン。
対義 開かれた質問 (p.344)

同義マーク 同義

見出し用語と同じ意味を持つ用語がある場合、同義マークを入れ、掲載ページ数を示しています。介護の現場で呼び方が複数あるものや、法律・制度などの正式名称などを理解できます。

重要マーク !重要

介護現場で出現頻度の高い用語や、意味を間違わずに覚えておきたい用語には重要マークがついています。

対義マーク 対義

対義マークは見出し語とは反対の意味を持つ用語と掲載ページ数を示しています。

アイコンタクト【eye contact】
視線を合わせることで相手に意思を伝達すること。介護者が適切なアイコンタクトをすることにより、要介護者は受け入れられていると感じ、安心感を得られる。

アイスパック【ice pack】
氷のうやふた付き袋に氷を入れたもの。炎症を起こした患部を急速に冷やすために使う。患部を冷やす行為を指すこともある。

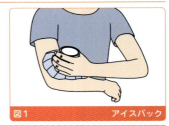

図1　アイスパック

アイスマッサージ【ice massage】　!重要
嚥下障害を回復させるために行うマッサージ手法。凍った綿棒で軟口蓋、口蓋弓、舌根部などを刺激することで、嚥下反射を誘発する。

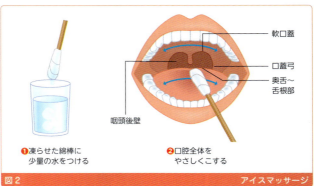

❶凍らせた綿棒に少量の水をつける
❷口腔全体をやさしくこする

図2　アイスマッサージ

アイソトニックゼリー【isotonic jelly】
ゼリー状にした水分補給剤。嚥下障害がある人や高齢者が飲みやすくするために開発された。

アイソメトリックうんどう【アイソメトリック運動】
同義 ▶ 等尺性運動（p.289）

あいちゃく【愛着】
特定の対象に対して強く心を引かれ、親密さを求める情緒的な深い結びつき。

あいちゃくこうどう【愛着行動】
幼児が泣いたり笑ったりすることで、愛着の対象である養育者の

注意を自分に引き寄せ、安心感を得ようとする行動。

アイデンティティ【identity】 !重要
変化・成長を経ても、自分が自分であるという感覚のこと。

アウトリーチ【outreach】
潜在的に援助を必要とする人たちに援助者側が積極的に出向いて行き、手を差し伸べること。

あおそこひ
同義 緑内障（p.404）

アカウンタビリティ【accountability】 !重要
施設や機関は提供している社会福祉サービスを利用者に対して詳しく説明する責任があるということ。

アカシジア【akathisia】
おもに抗精神病薬の副作用である錐体外路症状のひとつ。落ち着いて静かに座ることができない、そわそわとして動き回るなどの特徴がある。静座不能とも呼ばれる。

あがりかまち【上がり框】
家の上がり口や、施設の玄関ホール等に用いてある横木、または化粧材のこと。高齢者や障害がある人は式台などを利用して段差の解消を図る。

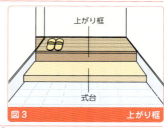
図3　上がり框

あくしつしょうほう【悪質商法】
不当な手段や方法で商品などを売りつける商売方法。高齢者がターゲットにされることが多い。

アクションリサーチ【action research】
現在生じている問題の解決に向けて、実践活動とその効果を分析、評価する調査研究方法。実践活動の改善を目的とする。

あくせいかんせつリウマチ【悪性関節リウマチ】
一般的な関節リウマチ症状に加え血管炎などの症状がみられる。国の特定疾患（難病）で、医療費助成や自己負担軽減制度の対象となる。

あくせいしゅよう【悪性腫瘍】 !重要
突然変異で現れた異常なできもののうち、増殖して広がったり、別の臓器に転移したりし、命に危険が及ぶ可能性のあるもの。

あくせいしょうこうぐん【悪性症候群】
向精神薬の副作用で発熱・発汗、錐体外路症状、頻脈、意識障害

などの症状が起こる状態。

あくせいしんせいぶっしつ【悪性新生物質】
同義 悪性腫瘍（p.7）、癌（p.79）

あくせいリンパしゅ【悪性リンパ腫】
白血球の一種であるリンパ球ががん化し、腋窩や股の付け根などのリンパ節の腫れ、発熱、体重減少などの症状がみられる。主な治療法は化学療法または放射線治療。

アクセシビリティ【accessibility】
高齢者、要介護者、障害者などが、介護や福祉サービスなどを利用しやすい状態を示したもの。

アクセスフリー【access free】
公共の場などで高齢者や障害者も利用しやすいよう配慮した設計のこと。段差解消、手すり設置、道幅拡張などを指す。

あくだまコレステロール【悪玉コレステロール】
同義 LDLコレステロール（p.422）

アクティビティ【activity】　!重要
体操、ゲーム、歌、レクリエーション、料理などを行うことで、脳や心身機能の向上を図ることを目的とする活動。

アクティビティサービス【activity service】
医療・介護現場で、利用者の日常生活における心身活性化のために、多様なアクティビティを提供するサービス。音楽活動、体操、ゲーム、書道、演劇などがある。

アグレッシブケースワーク【aggressive casework】
社会福祉施設などの援助が必要であるにもかかわらず、対象者がそれを求めない場合、援助側が家庭訪問などを行い、積極的に働きかける個別援助活動。

あさのこわばり【朝のこわばり】
関節リウマチ患者が、朝起床時に、指や膝、肘などの関節の動きがぎこちなくなったり、硬くなったりして動きにくい状態。

あしあげきのう【脚上げ機能】
介護ベッドに搭載されたギャッチ機能のひとつで、足の部分を山なりに持ち上げることで、足のうっ血緩和が期待できる。

アシドーシス【acidosis】
血液の酸性度が高すぎる状態。糖尿病や腎機能低下などによる代謝性アシドーシスと呼吸不全による呼吸性アシドーシスがある。
対義 アルカローシス（p.12）

アスピリン【aspirin】
解熱鎮痛消炎剤。炎症をしずめ、腫れ・発赤・痛みの症状を抑え

る。血小板の働きを抑え血液凝固を防ぐ抗血小板薬として、狭心症、心筋梗塞、脳卒中などの予防目的でも使われる。

アスペルガーしょうこうぐん【アスペルガー症候群】
認知機能障害や知能障害はないが、対人関係の障害、興味や活動の極端なパターン化がみられる広汎性発達障害の一種。

アセスメント【assessment】　⚠重要
介護サービス計画を作成する過程で、利用者のライフスタイルやニーズ、課題などを分析および評価すること。

アセスメントひょう【アセスメント票】
同義▶ 課題分析票（p.74）

アセチルコリン【acetylcholine】
副交感神経や運動神経から放出される神経伝達物質。アルツハイマー型認知症の場合、脳内のアセチルコリン量が低下する。

あそびリテーション【遊びリテーション】
遊びとリハビリテーションを組み合わせた造語。遊びなどによって心身を自発的に動かすことを引き出し、リハビリ効果を得る方法論。

アタッチメント【attachment】
同義▶ 愛着（p.6）

アダムスストークスしょうこうぐん【アダムスストークス症候群】
不整脈により心拍数が急減し、脳への血流減少により脳の酸素量が低下すること。めまい、失神、痙攣などの症状が現れて死に至ることがある。

アッシャーしょうこうぐん【アッシャー症候群】
常染色体劣性遺伝子疾患で、感音難聴と網膜色素変性症を合併する。視覚と聴覚の重複障害であり、日常生活に困難を生じる。

あっぱくこっせつ【圧迫骨折】
外からの力や骨強度の低下などで背骨の椎体がつぶれている状態。骨粗しょう症などで骨密度が低下すると起こりやすい。

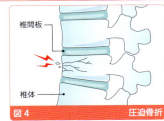

図4　　　　　　　　　圧迫骨折

アテトーシス【athetosis】
同義▶ アテトーゼ（p.9）

アテトーゼ【athetosis】
自分の意思に関係なく、手足や頭をゆっくりとねじるような運動

を行ってしまう不随意運動のひとつ。

アテトーゼがた【アテトーゼ型】
脳性麻痺の病型分類のひとつで、顔や四肢などが不随意運動を起こす状態。顔をゆがめる、手足が動いてねじるような姿勢になるなどの特徴を示す。

アテロームけっせんせいこうそく【アテローム血栓性梗塞】
脳や頸動脈などの太い動脈に粥状の脂質の塊が蓄積し動脈硬化が起きた後に、血栓が発生して血管が詰まる状態。脳梗塞の原因のひとつ。

アトピーせいひふえん【アトピー性皮膚炎】
慢性的にかゆみのある湿疹を繰り返す状態。患者はアレルギー体質であることが多い。

アドボカシー【advocacy】
同義 ▶ 権利擁護（p.128）

アドレナリン【adrenaline】
副腎髄質から分泌されるホルモン。交感神経を興奮させる働きがあり、心拍数上昇、瞳孔拡大、血糖値上昇などを起こす。

アナフィラキシー【anaphylaxis】
食物、薬、ハチ毒などの抗原により起こる重いアレルギー反応。じんましん、呼吸困難、血圧低下、ショック状態などがみられ死亡することもある。

アニサキス【anisakis】
サバ、イワシなどの魚介類の内臓に寄生する線虫。幼虫が寄生する魚介類を生食すると激しい胃痛や腹痛、吐き気などの食中毒症状を起こすことがある。

アニマルセラピー【animal therapy】
介護施設や医療施設などで、動物に触れることで心の落ち着きやストレス軽減などを目的とする療法。

アネルギー【anergy】
免疫機能が低下し、抗原（アレルゲン）に反応する抗原抗体反応が起こらなくなる状態。

アフターケア【aftercare】
社会福祉分野では、利用者の状況に応じ、援助サービス終了後も引き続き対応する活動を指す。医学分野では、手術後や退院後の診察、検査、療養指導などのことをいう。

アプローチ【approach】
利用者に対して介護サービスの提供、バリアフリー整備や介護保険の活用などハード・ソフト面で必要な援助を行うこと。

アポイントメントしょうほう【アポイントメント商法】
「プレゼントに当選した」などの名目で消費者を電話やハガキで呼び出し、サービス契約を強要したり、商品を売り付けたりする商法。

アポクリンせん【アポクリン腺】
汗腺のひとつ。脇の下に多く見られ、分泌物の臭気がわきがの原因となる。そのほか、外耳道、乳頭、肛門周囲などにも分布している。

アミトロ
同義 筋萎縮性側索硬化症 (p.107)

アミノさん【アミノ酸】
たんぱく質を構成する成分。ヒトの体は 20 種類のアミノ酸で構成され、うち 9 種類の必須アミノ酸は体内で合成できないため食べ物などから摂る必要がある。

アミロイド【amyloid】
たんぱく質の一種。器官にアミロイドが蓄積するとアルツハイマー型認知症、パーキンソン病、アミロイド症などを発症する。

アミロイドーシス【amyloidosis】
アミロイドと呼ばれる異常なたんぱく質が、心臓、肝臓、脾臓、腎臓などの臓器に沈着し、機能障害を起こす病気。全身性と非全身性、遺伝性と非遺伝性、原発性と続発性、と細かく分けられる。

アームスリング【arm sling】
腕の骨折時に患部を固定するために使用する、肩から吊るす装具。三角巾やスカーフなどで代用することもできる。

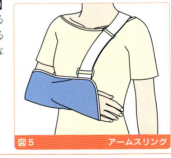

図5　アームスリング

アメニティ【amenity】
快適性、特に快適な居住環境を指す。静けさ、美しさ、プライバシーなどが条件となる。介護施設などでは入居者のために、アメニティが求められる。

アライメント【alignment】
骨、関節、筋肉の位置関係を自然な状態に保つ軸位。手足に障害があるとアライメントが不良になり、動作などに異常が生じる。

アールエイチ（Rh）しきけつえきがた
【アールエイチ（Rh）式血液型】
赤血球膜上のD抗原の有無で分ける血液型。D抗原がある場合をRh陽性（Rh＋）、ない場合をRh陰性（Rh－）という。

アルカリフォスファターゼ【Alkaline Phosphatase】
同義　ALP（p.417）

アルカローシス【alkalosis】
血液のアルカリ度が高い状態。嘔吐や胃酸吸引などによる代謝性アルカローシスと過呼吸による呼吸性アルカローシスがある。
対義　アシドーシス（p.8）

アルコホリック【alcoholic】
同義　アルコール依存症（p.12）

アルコホリックアノニマス【Alcoholics Anonymous】
アルコール依存症患者からなる相互援助団体のひとつ。匿名性を重視し、体験の共有、相談、相互援助などを行っている。

アルコールいぞんしょう【アルコール依存症】
長年の飲酒習慣により、仕事や家庭、社会生活に支障をきたしても飲酒をやめられない状態。情緒障害、手の震え、幻覚などの精神症状と吐き気、心拍数上昇、高血圧などの身体症状が現れる。

アルコールげんかくしょう【アルコール幻覚症】
長年の大量飲酒により、幻聴や被害妄想などが現れるアルコール依存症特有の精神障害。多くの場合、飲酒中止後48時間以内に出現する。

アルコールせいしんびょう【アルコール精神病】
アルコール依存症により精神病様症状がみられる状態。アルコール性幻覚症、アルコール性認知症、アルコール性コルサコフ精神病、アルコール性嫉妬妄想などがある。

アルコールせいにんちしょう【アルコール性認知症】
長期にわたる大量飲酒によって、脳血管障害やビタミンB_1欠乏による栄養障害を起こし、その結果発症する認知症。

アルツハイマーがたにんちしょう【アルツハイマー型認知症】！重要
脳にアミロイドという特殊たんぱく質が留まり、神経細胞が死滅するために神経伝達がうまくいかなくなり、記憶障害、判断能力の低下、失認・失行、見当識障害などが現れると考えられている。病気の進行とともに脳が萎縮し、身体機能も徐々に低下する。

アルツハイマーがたにんちしょうちりょうやく
【アルツハイマー型認知症治療薬】
2016年現在、日本ではドネペジル塩酸塩、リバスチグミン、ガ

ランタミン、メマンチン塩酸塩の4種類があり、リバスチグミンは貼り薬である。メマンチン塩酸塩は他の薬と作用が違う。

アルツハイマーびょう【アルツハイマー病】！重要
同義 アルツハイマー型認知症（p.12）

アルブミン
同義 血清アルブミン（p.123）

アレルギー【allergy】
食物、ダニ、花粉など病原性でない物質が原因で過剰な反応が起こり、皮膚、粘膜、消化器、呼吸器などに症状が現れる状態。

アレルゲン【allergen】
アレルギーの原因となる物質。アレルゲンは、そば、卵、乳製品などの食物、花粉、ホコリなど人によって異なる。

アロマセラピー【aromatherapy】！重要
植物由来の精油（エッセンシャルオイル）の香りを嗅いで、心身の健康やリラクゼーション、ストレス解消などを行う療法。アロマテラピーともいう。

あんじゅんのう【暗順応】
明るい場所から暗い場所に入った直後は周囲が見えにくいが、次第に暗闇に慣れて見えるようになる現象。高齢者の低下する機能のひとつ。

あんせい【安静】
病気やけがの治療のために、静かに寝た状態で体を楽に保つこと。

あんせいじしんせん【安静時振戦】
安静時に突然腕や脚が震え、手足を動かすと震えが軽減する状態。原因の多くは抗精神病薬の副作用またはパーキンソン病。

アンチエイジング【anti aging】
予防医学のひとつ。老化の原因を抑制することにより、身体機能の衰えを予防し、心身の健康を保つ。運動療法、栄養療法、精神療法などがある。抗加齢療法ともいう。

アントシアニン【anthocyanin】
野菜や果物に含まれるポリフェノールのうち、ナスやブルーベリー、ムラサキイモなどに含まれる色素。抗酸化力がある。

あんぴかくにん【安否確認】
ある人が、けがや病気などをしていないか、無事でいるかどうかなどを確認すること。高齢者を対象に民間企業などが安否確認サービスを提供している。

アンビュバッグ【Ambu bag】
手動式の人工呼吸器の一種。患者の口と鼻にマスクを当てた後、

手でバッグを押して気道に空気を送り込む。機械式の人工呼吸器が準備できた時点で早急に交換する。

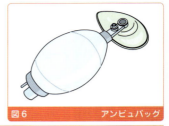

図6　アンビュバッグ

アンフェタミン【amphetamine】
覚せい剤の一種。使用後に気分高揚、覚醒、身体活動の亢進などが現れる一方、依存症や妄想性精神病を起こすことがある。

あんぽう【罨法】⚠️重要
炎症や痛みの抑制、血行促進のため行う療法。湯たんぽやカイロなどを使う温罨法と氷枕や冷湿布などを使う冷罨法がある。

あんま【按摩】
手足をつかって患部を揉みほぐし血行促進する療法。施術にはあん摩マッサージ指圧師の国家資格が必要。

あんらくし【安楽死】
治療不可能で苦痛の激しい患者に対し、治療中止や薬剤投与などで死に至らしめること。日本では違法という見解が一般的。

あんらくにょうき【安楽尿器】
手足が不自由な人や寝たきりの人が、寝たまま排尿ができるように工夫された尿器。採尿部と蓄尿部をチューブで連結している。

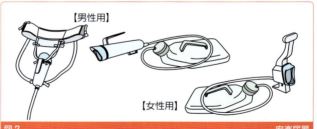

図7　安楽尿器

いえき【胃液】
胃粘膜から分泌される無色透明の液体で、99%が水分からなる。そのほか、たんぱく質分解酵素のペプシンや強酸性の塩酸、粘液を含み、食べ物の消化を助ける。

いかいよう【胃潰瘍】
胃酸で胃粘膜が傷つき、ひどいと胃の筋肉層までえぐられる病気。

胸焼け、吐き気、痛み、過酸症状、出血などの症状が起こる。

いがくてきはんてい【医学的判定】
障害者に対する診療や身体機能検査から導き出される、医学的な診断と評価。全身状態や障害の程度を知るために行われる。特にリハビリテーション計画策定時に必要になる。

いがくてきリハビリテーション【医学的リハビリテーション】 !重要
医療専門職が、病気の治療、障害の除去、合併症予防、機能回復訓練、代償機能訓練などを目的として、医療・介護施設、訪問看護などで提供する医学的分野のリハビリテーションサービス。

いがくモデル【医学モデル】
患者の病気やけがなど健康状態による観点から、診断・治療を行うこと。

関連 生活モデル（p.234）

いがん【胃がん】
胃に悪性腫瘍ができる病気。塩分過多や野菜不足などの食生活、ピロリ菌感染、喫煙などが発症の主な原因と考えられている。

いかんせんせい【易感染性】 !重要
免疫機能の低下により、細菌やウイルスに感染しやすい状態にあること。糖尿病、がん、抗がん剤の使用、放射線治療などによって起こる。

いきがい【生きがい】
生きる価値に見合うと感じられるもの。高齢者の生きがい対策として、多くの自治体が老人福祉センターでの憩いの場の提供や、老人クラブの支援などを行っている。

いくじ・かいごきゅうぎょうほう【育児・介護休業法】
労働者が育児や介護などの家庭生活と仕事を両立するために、育児休業、介護休業、看護休暇などを取得できるよう定めた法律。

いくじきゅうぎょう、かいごきゅうぎょうとういくじまたはかぞくかいごをおこなうろうどうしゃのふくしにかんするほうりつ【育児休業、介護休業等育児又は家族介護を行う労働者の福祉に関する法律】
同義 育児・介護休業法（p.15）

いくせいいりょう【育成医療】
身体に障害のある18歳未満の子どもに対し、治療により障害の改善が期待できる場合、生活能力を獲得するために必要な医療費の一部を給付する制度。

いけいきょうしんしょう【異型狭心症】 !重要
心臓表面にある冠動脈が過剰に収縮し、狭心症の症状を引き起こ

すもの。夜間や早朝など就寝中に発生することが多い。別名血管攣縮性狭心症。

関連 狭心症（p.101）

いこうい【医行為】
同義 医療行為（p.22）

いざい【椅座位】
座る姿勢のひとつで、いすに腰掛け足底が床についている状態のこと。動作の範囲は広くなり、食事や休憩に適している。

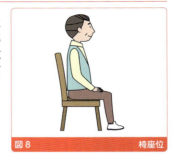

図8　椅座位

いしきしょうがい【意識障害】
意識が清明でなくなり、知覚、認知、記憶、判断などの精神活動が正常にできない状態のこと。症状によって傾眠、混迷、せん妄などに分類され、意識レベル評価には3-3-9度方式が使われる。

関連 3-3-9度方式（p.162）

いじきリハビリテーション【維持期リハビリテーション】 ！重要
日常生活や社会生活の維持・改善を目的とした医学的リハビリテーションの最終段階。急性期・回復期リハビリテーションを終え、施設・在宅ケアに移行した患者に行われる。

種類	保険の種類	
	医療	介護
外来リハビリテーション	○	
訪問リハビリテーション	○	○
訪問看護	○	○
通所リハビリテーション		○
短期入所によるリハビリテーション		○
施設での入所リハビリテーション		○

図9　維持期リハビリテーションの種類

いしでんたつそうち【意思伝達装置】 ！重要
音声言語による意思伝達が難しい人のためのコミュニケーション装置。指先、足、まばたきなどでスイッチを操作し、文字や人工音声で意思を伝える。

いじょう【移乗】

ベッドから車いす、車いすから便座や浴槽へなど、身体を別の場所へ移すこと。

いじょうのかいじょ【移乗の介助】

要介護者が、できるだけ自分の力で移乗できるよう介助すること。人間の運動機能や介護機器の操作方法などに対する理解が必要。

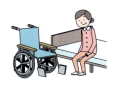

❶要介護者のそばに車いすを配置し、ブレーキをかける。角度はベッドに対して30度程度。要介護者にはベッドへ浅く腰掛けてもらう。

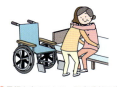

❷足幅を広めにとり、要介護者の脇の下や腰などを両手で持ち上げる。要介護者は介護者の背中に手を回し、無理なく寄りかかる。

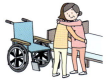

❸要介護者の体を少し持ち上げて臀部が浮いたら、体を後ろに引きながら支え、立たせる。

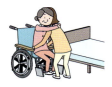

❹ゆっくりと要介護者の体を回転させて、静かに腰を下ろしてもらう。太ももが車いすに軽く触れる程度の位置が、腰を下ろす目安。

図10　ベッドから車いすへの移乗の介助

いじょうほこう【異常歩行】

障害によって歩き方に異常がみられること。神経や筋系の障害、身体構造上の異常、関節の異常、疼痛などが原因として考えられる。

いじょうようかいごきき【移乗用介護機器】 ⚠️重要

自力移乗の支援や介護負担軽減のための補助装置。スライディングボードや、移動用リフト、介助用ベルトなどがある。

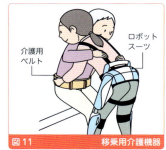

図11　移乗用介護機器

いしょく【異食】
行動障害のひとつで、土や紙、木など、本来食べ物ではないものを食べてしまうこと。認知症高齢者、精神障害者、妊婦などにみられる。

いしょくどうぎゃくりゅうしょう【胃食道逆流症】
同義 ▶ 逆流性食道炎（p.97）

いすざようしき【いす座様式】
起居様式のひとつ。いすやベッドの家具を使用する欧米式の生活スタイル。近年日本では、伝統的な床座様式（ゆかざ）といす座様式が混在している場合が多い。

いそうサービス【移送サービス】
自力での移動が困難な要介護者に、移動手段を提供するサービス。車いすや寝台などを乗せるリフトを完備した福祉車両を使用。介護保険対象外。

いそうひのしきゅう【移送費の支給】
病気やけがで移動が困難な患者が、医師の指示で一時的あるいは緊急的な必要性から他の医療機関に移送された場合、移送費用が現金給付として支給される。

いぞくきそねんきん【遺族基礎年金】
国民年金加入者などが死亡した場合、その人によって生計を維持されていた子（18歳到達年度末まで、障害者は20歳未満）と、その子を持つ妻または夫に支給される年金。

いぞくきょうさいねんきん【遺族共済年金】
共済組合の組合員などが死亡した場合、その人によって生計を維持されていた遺族に支給される年金。2015（平成27）年10月より、共済年金は厚生年金に一元化されたため、制度的な差異は厚生年金に合わせて解消された。

いぞくケア【遺族ケア】 ⚠重要
同義 ▶ グリーフケア（p.112）

いぞくこうせいねんきん【遺族厚生年金】
厚生年金保険加入者や老齢厚生年金受給者が死亡した場合、その人によって生計を維持されていた遺族が受給できる年金。

いそんしょう（いぞんしょう）【依存症】
アルコールや薬物、タバコ、ギャンブルなどの刺激物にのめり込み、やめられず日常生活に支障をきたす状態。また、その依存対象がないと心身を正常に保てなくなる状態。

いちがたとうにょうびょう【1型糖尿病】
膵臓（すいぞう）のβ細胞（インスリンを分泌（ぶんぴつ）する細胞）が破壊されることで

発症する糖尿病のタイプ。インスリン治療が必要になり、若年者に多くみられる。

いちケアいちてあらい【1ケア1手洗い】
感染を防止するため、1回の介護ケアごとに手を丁寧に洗うこと。習慣化することが大切になる。

いちじいりょう【一次医療】
医療は一次、二次、三次に分けられ、一次医療は風邪や胃腸炎などの日常的な疾病を対象とした、地域の診療所や病院が行う医療。プライマリ・ケアともよばれる。

関連 二次医療（p.305）

いちじしょうがい【一次障害】
病気やけがが、先天的な理由によって最初に生じた機能障害。

関連 二次障害（p.305）

いちじはんてい【一次判定】
介護保険制度の要介護認定・要支援認定の際に行われるコンピューターによる最初の判定。あるいは、障害者自立支援制度における障害程度区分の最初の判定。

いちじよぼう【一次予防】
病気にならないように予防措置をとること。食生活の改善や運動による生活習慣病の予防、予防接種による感染症の予防などがある。

いちじよぼうじぎょう【一次予防事業】
同義 介護予防事業（p.61）

いちぶかいじょ【一部介助】
要介護者が日常の生活動作（ADL）を行うときに、必要な部分だけサポートする介助方法。

いちぶふたんきん【一部負担金】
病気やけがで医療機関にかかったときや福祉サービスを受けたときに、利用者が支払う自己負担金。

いっかせいのうきょけつほっさ【一過性脳虚血発作】 ！重要
脳動脈の血流が一時的に悪くなり、運動麻痺や感覚障害などが現れること。多くの場合24時間以内に症状は消えるが、脳梗塞のリスク因子でもあり、早期の受診が推奨される。略称はTIA。

いっさんかたんそちゅうどく【一酸化炭素中毒】
吸い込んだ一酸化炭素が血液中のヘモグロビンと結びつき、運搬される酸素量が減った状態。軽症では頭痛や吐き気、嘔吐等がみられ、重症になると死亡する場合もある。

いっぱんびょうしょう【一般病床】
主に急性疾患患者の治療回復を目的とした病床（ベッド）のこと。

2001（平成13）年の医療法改正により、病床は精神、感染症、結核、療養、一般の5区分となった。

いつりゅうせいにょうしっきん【溢流性尿失禁】 ！重要
尿意があっても出にくい状態で、膀胱に溜まった尿が少しずつ漏れてしまう状態のこと。前立腺肥大症や神経の異常などが原因で起こる。

いでんし【遺伝子】
遺伝形質を決定し、遺伝情報を親から子、細胞から細胞へ伝える因子。本体はDNAである。

いでんびょう【遺伝病】
遺伝子の異常によって起こる病気。狭義にはメンデル遺伝病、広義には多因子遺伝病、染色体異常症などが含まれる。

いどう（どうさ）【移動（動作）】
日常生活に必要な動作で、歩く、起き上がる、立ち上がる、座るなどの同一平面上における動きを指す。

いどうかいじょ【移動介助】
自力での移動が困難な人に対し、日常生活で必要な行為に伴う移動を介助すること。歩行、車いすでの移動、ベッドからの移乗などを含む。

いどうしえんじぎょう【移動支援事業】
屋外での移動が困難な障害者が、円滑に外出することができるよう支援する福祉サービス。障害者自立支援制度による地域生活支援事業のひとつ。

いどうしえんじゅうじしゃ【移動支援従事者】
視覚障害者、全身性障害者または知的障害者の外出時に介助や介護を行う者。都道府県指定の機関で研修が必要。別名ガイドヘルパー、外出介護員。

いどうようかいごきき【移動用介護機器】 ！重要
自力移動が困難な人のための福祉用具。介護保険では車いす、車いす付属品、体位変換器、手すり、スロープなどが貸与対象となる。

いどうようリフト【移動用リフト】
移動用介護機器のひとつで、体を吊り上げる懸吊式と座位のまま移動させる台座式がある。吊り具部分以外は介護保険の福祉用具貸与対象。

いとしんせん【意図振戦】
ボタンを押したり物を持ったりなど、意図的に動作を行うときに、静止時にはなかった手の震えがみられる状態。小脳疾患でよくみられる。企図振戦ともいう。

いとてきかんじょうひょうげん【意図的感情表現】
サービス利用者が自分の感情を自由に表現できるように、援助者が配慮し働きかけること。個別援助の原則のひとつ。

いにょうしょう【遺尿症】
体の異常がないにもかかわらず、下着や布団、床の上など本来排尿すべきでない場所で尿を漏らしてしまう状態。排泄障害のひとつ。

イネーブラー【enabler】
依存症者を援助するつもりでとった行動が適切ではなく、依存状態や問題行動を助長させてしまう人のこと。

いひろうせい【易疲労性】
すぐに疲れてしまうこと。または通常よりも疲れやすい体質をもっている人のこと。

いふくのちゃくだつ【衣服の着脱】
衣服を着たり脱いだりすること。自立度の高い要介護者の場合、介護者は時間がかかってもできるだけ自分で行えるように介助する。片麻痺がある場合は"着患脱健"が原則。

いぶつしゅうしゅう【異物収集】
木ぎれや石ころなどを集めて、引き出しや冷蔵庫など周囲には不可解な場所にしまうこと。認知症高齢者にみられる行動のひとつ。

イブニングケア【evening care】
要介護者が心地良く眠れるよう、夕方から夜間にかけて行う介護行為。ベッドの準備や洗面、入浴、歯磨き、排泄などを指す。

いみきおく【意味記憶】⚠重要
物事の意味などの一般的な知識や常識に関する記憶。特定の日時や場所とは関係なく、経験を繰り返すことで形成される。

いやくぶがいひん【医薬部外品】
効能や効果が期待できる成分を含み、体への作用が穏やかなもの。育毛剤、制汗剤、薬用歯磨き、薬用化粧品などがこれに該当する。

いりょう・かいごかんけいじぎょうしゃにおけるこじんじょうほうのてきせつなとりあつかいのためのガイドライン【医療・介護関係事業者における個人情報の適切な取扱いのためのガイドライン】
医療・介護事業者による個人情報の適正な取り扱いが厳格に実施されるように、遵守すべき事項と遵守が望ましい事項を具体的に示したガイドライン。

いりょうけいかく【医療計画】
医療法に基づいて、地域の社会環境に対応した医療圏の設定、病床数、病院や救急体制の整備などについて、都道府県が策定する

計画。

いりょうこうい【医療行為】
医師および医師の指示を受けた看護師、助産師などの医療従事者以外は、行うことができない治療や処置などのこと。医行為とも呼ばれる。

いりょうじょがいこうい【医療除外行為】 !重要
厚生労働省によって、医師や看護師以外でも行うことができると認められた行為。体温・血圧・脈拍の測定、湿布の貼付、軟膏の塗布などがある。

厚生労働省の通知による医療除外行為
❶ 体温を測定すること
❷ 自動血圧測定器による血圧を測定すること
❸ パルスオキシメーターを装着すること
❹ 軽微な切り傷、擦り傷、やけど等について、専門的な判断や技術を必要としない処置をすること（汚物で汚れたガーゼの交換を含む）。
❺ 皮膚への軟膏の塗布・湿布の貼付、点眼薬の点眼、1包化された内用薬の内服、坐薬挿入または鼻腔粘膜への薬剤噴霧の介助をすること。

■ 以下の行為も医療行為から除外
爪を爪切りで切る及びやすりがけする／歯、口腔粘膜、舌に付着している汚れを取り除き、清潔にする／耳垢を除去する（耳垢塞栓症を除く）／ストマ装具のパウチにたまった排泄物を捨てる（肌に接着したパウチの取り替えを除く）／自己導尿を補助するため、カテーテルの準備や体位の保持などを行う／市販のディスポーザブルグリセリン浣腸器による浣腸

図12　　　　　　　　　　　　　　　　　　　　　　　　　　　医療除外行為

いりょうソーシャルワーカー【医療ソーシャルワーカー】 !重要
主に病院内において、経済的・心理的・社会的問題を抱える患者やその家族に対し、社会福祉の立場から相談に乗る専門職。略称はMSW。

いりょうてきケア【医療的ケア】
一定の環境と教育のもとに、介護福祉士や介護職員が行うことができる医行為。喀痰吸引と経管栄養を指す。

いりょうひこうじょ【医療費控除】
本人または本人と生計を同じくする家族が支払った年間医療費が一定額を超えた場合、確定申告をすると受けられる所得控除。

いりょうふくし【医療福祉】
保健・医療機関において、最大限の医療効果を得るために、保健・医療制度が採用する社会福祉援助方法や技術を活用すること。

いりょうふじょ【医療扶助】
生活保護法による扶助のひとつ。困窮のため最低限度の生活を維持することのできない人に対する診察、投薬、入院、看護、移送などの医療給付。

いりょうほう【医療法】
病院・診療所・助産所などの開設、管理の基準、人員、医療法人や医業に関する広告の規制などを定めた法律。1948（昭和23）年制定。

いりょうほうじん【医療法人】
医療法に基づき、病院、医師や歯科医師が常勤する診療所、介護老人保健施設を開設、所有する法人。設立には都道府県知事の認可が必要。

いりょうほけん【医療保険】
病気やけがの診療や治療にかかった医療費の一部、または全額を給付する保険。政府が運営する公的医療保険、民間の保険会社による医療保険がある。

いりょうほけんしゃ【医療保険者】
医療保険事業を運営する事業団体。国民健康保険は市区町村または国保組合、健康保険は健康保険組合など、加入している医療保険によって異なる。

いりょうほごにゅういん【医療保護入院】
精神保健福祉法に基づく精神科病院への入院形態のひとつ。本人の同意が得られなくても保護者の同意により、精神障害者を入院させることができる。

イルリガートル【irrigator】
経管栄養注入時の栄養剤、あるいは点滴、浣腸、膣洗浄、輸血時など用途ごとの液体や血液を入れる医療器具のこと。

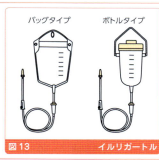

図13　イルリガートル

イレウス【ileus】
同義 腸閉塞（p.275）

イレオストミー【ileostomy】
同義 回腸ストーマ（p.64）

いろう【胃ろう】 !重要

口から食べることが困難な場合に、胃壁に穴を開けてカテーテルを通し、栄養剤や水分を直接注入する方法。

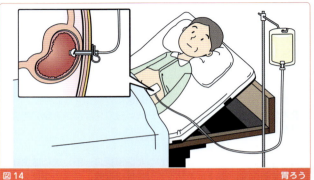

図14　　　　　　　　　　　　　　　　　　　　　　　　胃ろう

インクルージョン【inclusion】 !重要

包括的な教育のこと。障害児や健常児の区別なく、日常生活を送り、個々の教育ニーズに対応して必要な支援を提供すること。

インクレチン【incretin】

食後に腸管から分泌されるホルモンの総称。血糖値が高いときにインスリンの分泌を促進するため、糖尿病の治療薬として注目されている。

インスリン【insulin】

膵臓のランゲルハンス島にあるβ細胞から分泌されるホルモン。血糖値を下げる働きがあり、分泌量が低下すると糖尿病を引き起こす。

インスリンいぞんがたとうにょうびょう【インスリン依存型糖尿病】

同義 1型糖尿病（p.18）

インスリンじこちゅうしゃ【インスリン自己注射】 !重要

糖尿病の治療法のひとつで、不足するインスリンを補うためにペン型注射器などを用い、自分で定期的に皮下注射を行う。

インスリンひいぞんがたとうにょうびょう

【インスリン非依存型糖尿病】

同義 2型糖尿病（p.305）

いんせいしょうじょう【陰性症状】

統合失調症における意欲欠如、感情鈍麻、自発性低下、社会的引きこもりなどの症状。脳の神経伝達機構がうまく機能しない結果起こる。

インターグループワーク【inter group work】
地域社会にある多数のグループ同士が、ある社会問題に対して協力して取り組み、目標達成のために組織化していくこと。

インターフェロン【interferon】
ウイルスや細菌に感染したときに細胞から分泌されるたんぱく質の一種。病原体の増殖を抑えたり、がん細胞を攻撃したりする。

インテーク【intake】 ⚠重要
受理面接、初回面接。相談者の状況に応じ、援助者が提供できるサービスを確認し、援助計画を話し合って契約する。

インテグレーション【integration】
障害のある人が地域の中で生活できるよう、住民、関連機関、専門職が協力して支援すること。教育分野では統合教育ともいう。

いんとう【咽頭】
鼻腔、口腔の奥にあり、食道、喉頭の上に位置する、のどの一部分。鼻腔と連絡する咽頭鼻部が空気の通り道となる。

いんないかんせん【院内感染】
患者や医療従事者が病院内で細菌やウイルスなどに感染すること。病原菌にはMRSA、インフルエンザウイルス、結核菌、セラチア菌、レジオネラ菌などがあり、抗生物質への耐性がある菌には特に注意が必要とされる。

インフォーマルサービス【informal service】 ⚠重要
援護を必要とする人への支援のうち、インフォーマルセクターによるものを指す。インフォーマルサポート、非公的資源ともいう。
関連 フォーマルサービス（p.346）、インフォーマルセクター（p.25）

インフォーマルサポート【informal support】
同義 インフォーマルサービス（p.25）

インフォーマルセクター【informal sector】
非公的な組織、団体。家族・親戚や隣人、友人、地域ボランティアなどが該当する。

インフォームドコンセント【informed consent】
医療の内容について患者が説明を受け、理解した上で同意すること。副作用や予後も含め、わかりやすく伝えられる必要がある。

インフォームドチョイス【informed choice】
医療、または介護の内容について患者が説明を受け、理解した上で自ら治療法や介護サービス等を選択すること。

いんぶせいしき【陰部清拭】 P.26 図15
陰部を清潔に保つこと。可能な部分は本人が清拭するなど、プライバシーへの配慮も必要。

男性の場合、亀頭、包皮内だけでなく、陰嚢の裏側まで丁寧に洗う。女性の場合、尿道、膣、小陰唇、大陰唇の順に、腹部から肛門の方向へ洗っていく。

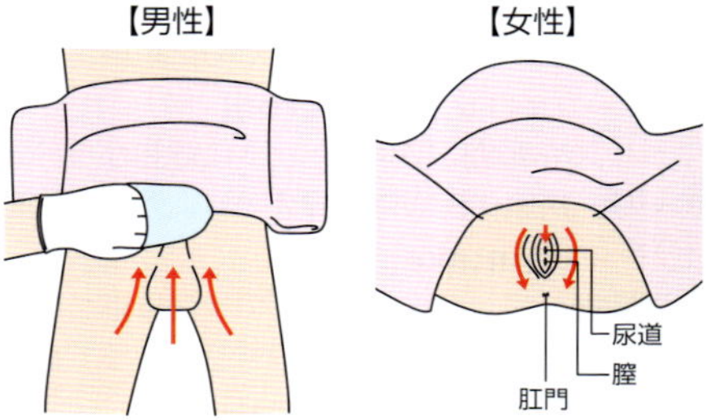

【男性】　【女性】

尿道
膣
肛門

図15　陰部清拭

インプラント【implant】
歯が欠損した箇所のあごの骨に人工歯根を埋め込み、その上に人工の歯をかぶせる治療法。

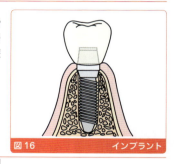

図16　インプラント

インフルエンザ【influenza】
インフルエンザウイルスの感染で起こる気道感染症。風邪と似た症状のほか、高熱や頭痛、関節痛、筋肉痛など全身症状が現れる。

インフルエンザワクチン【influenza vaccine】
インフルエンザウイルスの感染予防のために接種し、体に免疫を作らせるもの。感染リスクや重症化の抑制が期待できる。

ウイルス【virus】
細菌より小さな病原体。遺伝情報を含む物質とそれを包む殻からなる。他の生物の細胞に寄生して増殖する。抗生物質は効かない。

ウイルスせいかんえん【ウイルス性肝炎】
同義　A型肝炎（p.418）、B型肝炎（p.419）、C型肝炎（p.419）

ウェクスラーしきちのうけんさ【ウェクスラー式知能検査】
同義　WAIS（p.426）、WISC（p.427）

ウェルナーしょうこうぐん【ウェルナー症候群】
遺伝性の早老症の一種。白髪、白内障、皮膚の萎縮など生理的老化が極端に早く進む。10歳以降の思春期、成人期に発病する。

ウェルニッケしつご【ウェルニッケ失語】
脳のウェルニッケ中枢が障害されて起こり、聞いた言葉が理解できない、意味不明の言葉を話すなどの症状がある。感覚性失語ともいう。

ウェルビーイング【well being】
個人の尊重と自己実現の保障があり、身体的、精神的、社会的に良好な状態にあることを指す。1946（昭和21）年のWHO憲章草案の"健康"を定義する記述で用いられている。

ウォーカーケイン【walker cane】
立ち上がりや歩行を補助する歩行器型杖。支持面が大きく安定し、手を放しても倒れないため、手すりに近い感覚で使用できる。

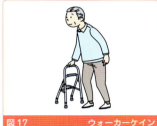
図17　ウォーカーケイン

ウォーターベッド【waterbed】
中に水が入っているマットレスを使ったベッド。横になったときに体圧が分散されるため、褥瘡予防効果がある。温度調節が可能なヒーター付きのものもある。

ウォーターマット【water mattress】 ！重要
内部に水が入ったマット。体圧分散効果が高い。寝たきりの高齢者の褥瘡予防などに使われる。

ウォッシュクロス【wash cloth】
清拭を行うときに手に巻いて使用する、正方形の小さなタオルのこと。

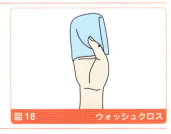
図18　ウォッシュクロス

うがい（ほう）【うがい（法）】
水や薄めた薬液を口に含んですすぎ、吐き出して喉や口を洗浄すること。殺菌、消毒、脱臭、消炎などの効果がある。

うしょく【う蝕】 P.28 図19
虫歯のこと。歯に付着した糖質などを口中の細菌が分解すると、酸が作られる。その酸で歯が溶かされることで起こる。

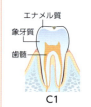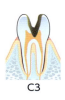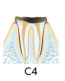

エナメル質
象牙質
歯髄

C1　C2　C3　C4

う蝕がエナメル質、象牙質、歯髄を蝕んでいく。痛みは進行にあわせて激しくなるが、C4では神経が壊死するため痛みを感じない。

図19　う蝕

うちだクレペリンせいしんけんさ【内田クレペリン精神検査】
簡単な計算を行うことで作業能力や性格、行動の特徴を判定する心理検査。ドイツの精神医学者クレペリンの研究をもとに、日本で開発された。

うっけつ【うっ血】 !重要
静脈の血流が障害され、血液が特定の部位の末梢に滞った状態。

うっけつせいしんふぜん【うっ血性心不全】
心臓機能の低下により、全身に血液が供給できなくなった状態。肺に血液が貯留し、呼吸困難、全身のむくみ、息切れなどを生じる。

うつじょうたい【うつ状態】
気分が落ち込み、憂うつで、意欲や気力が減少するという病気の状態像をさす。動作も緩慢になり、食欲不振もみられる。抑うつ状態ともいう。

うつねつ【うつ熱】
熱の発散が妨げられ体内にとどまることで、体温が上昇した状態。めまいや吐き気、頭痛が起こり、意識障害など重篤な状態になることがある。

うつびょう【うつ病】 !重要
気分障害のひとつ。落ち込み、憂うつ感、意欲低下、不眠、集中力低下などの精神症状、倦怠感、食欲低下などの身体症状がある。

ウロストミー【urostomy】
同義　尿路ストーマ（p.312）

うわのせサービス【上乗せサービス】
市町村が介護保険の給付の上限である支給限度基準額を超えて独自に提供するサービス。居宅サービスなどの回数や時間を増やす。

うんえいてきせいかいいんかい【運営適正化委員会】
社会福祉法に基づいて都道府県の社会福祉協議会に設置され、利

用援助事業の適正な運営、利用者からの苦情の解決などにあたる。

うんどうき【運動器】
骨、関節、筋肉、神経など、体を動かすために必要な組織や器官の総称。健康寿命を延ばすには、運動器を鍛えることが重要になる。

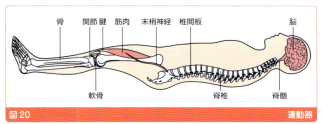

図20　運動器

うんどうきのうしょうがい【運動機能障害】
神経、骨や関節、筋肉などが何らかの原因で損傷され、体の動きが不自由になったり、動かすことができなくなったりする障害。

うんどうこうがく【運動工学】
人体の機能・構造と運動間の力学的相互関係に関して、計測、分析・評価などを行う化学的な体系。リハビリテーション工学に含まれる分野のひとつでもある。

うんどうしっちょうしょう【運動失調症】
筋肉や骨に異常がないにもかかわらず、小脳や大脳などの障害により、筋肉の協調運動が困難になり、動作をスムーズに行うことができない状態。

うんどうしょほう【運動処方】
健康づくりのために運動を計画している人が安全かつ効果的に運動できるように、医学的検査を実施し、運動の強度や頻度、継続時間、負荷方法などを示すこと。

うんどうせいしつご【運動性失語】
同義 ブローカ失語（p.357）

うんどうまひ【運動麻痺】
運動中枢、末梢神経、筋線維のどれかに障害があるため、自分の意思で筋肉を動かせない、または動かすことが難しくなった状態。脳血管障害や脊髄障害などでみられる。

うんどうや【運動野】
運動をコントロールする大脳皮質の一領域で、電気信号により筋肉収縮の命令を出す。体の各部位に対応した領野がある。

うんどうりょうほう【運動療法】
体を動かすことで病気や障害の改善、身体機能の向上を図る治療

法。生活習慣病などの治療のために食事療法、薬物療法とともに処方する場合もある。

エアウェイ【air way】
同義 気道（p.94）

エアマット【air mattress】
内部に空気が入ったマットレス。体圧を分散させる効果がある。褥瘡予防道具のひとつ。

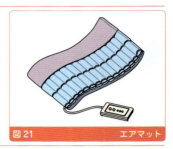

図21　エアマット

エアロビクス【aerobics】
有酸素運動。酸素を十分に取り入れ、消費しながら持続的に行う。消費カロリーが高く、生活習慣病の予防などが期待できる。

えいきゅうし【永久歯】
乳歯と交代に生え替わり、その後一生使われる歯。上下14本ずつ28本ある。大臼歯は最初から永久歯。第三大臼歯（親知らず）も含めると32本になる。

エイコサペンタエンさん【エイコサペンタエン酸】
不飽和脂肪酸の一種で略称はEPA。サバ、サンマ、イワシなどに多く含まれ、血中コレステロールなどを低下させる働きがある。

エイジズム【ageism】　!重要
年齢差別のこと。特に高齢者に対する偏見や差別をいう。高齢者は能力が劣る、記憶があいまい、役に立たないなど類型化した見方を指すことが多い。

エイジング【aging】
加齢、老化など時間の経過に伴って身体に起こる、さまざまな変化のこと。

エイズ
同義 AIDS（p.417）

えいよう【栄養】
生物が、生命の維持や成長、発育、生活に利用するエネルギーを得るため、体外から摂取する必要な物質のこと。

えいようアセスメント【栄養アセスメント】
食事摂取状況の調査や身体計測、血液検査などを行い、そのデータによって栄養状態を総合的に評価・判定すること。

えいようかいぜん【栄養改善】
十分な食事が摂れないなどの理由で栄養障害が現れている際に、輸液や経腸栄養剤の補給などを行い、栄養状態を改善すること。

えいようかんりしどう【栄養管理指導】
患者の栄養状態や病気の状態に合わせて、食事の内容や摂り方について指導、管理すること。居宅療養管理指導として、介護分野でも行われる。

えいようきのうしょくひん【栄養機能食品】
保健機能食品制度における保健機能食品の一種。ビタミン、ミネラルについて規格基準があり、栄養成分の機能などが表示される。

えいようケアマネジメント【栄養ケアマネジメント】
介護保険施設などで、利用者の栄養状態の評価や栄養ケア計画の作成を行い、それをもとに適切な食事の提供、栄養管理を行うこと。

えいようサポートチーム【栄養サポートチーム】
医師、看護師、管理栄養士、薬剤師、理学療法士などさまざまな医療スタッフが連携し、各専門知識・技術を生かして、患者に最適な栄養管理を行うチームのこと。

えいようし【栄養士】
学校や福祉施設などでの栄養指導業務に従事する専門職の国家資格。厚生労働大臣指定の養成施設を卒業した後、免許を受ける。
関連 管理栄養士（p.88）

えいようしっちょう【栄養失調】
栄養素の不足やバランスの崩れによって、体に異常が起こる状態。体重減少、無力感、貧血、頭重、下痢、むくみなどがみられる。

えいようしょうがい【栄養障害】
摂取カロリーや栄養素の過不足で、疲れ、下痢、貧血、体温低下、低血圧、免疫低下などが現れる状態。高齢者は食事量の減少が原因で起こりやすい。

えいようそ【栄養素】
生命維持、健康増進、発育などに必要な、体外から取り入れる栄養成分。炭水化物、たんぱく質、脂質を三大栄養素、それにミネラルとビタミンを加えたものを五大栄養素という。

えいようひつようりょう【栄養必要量】
毎日摂取することが望ましいエネルギーと各栄養素量の総称。厚生労働省は目安として日本人の食事摂取基準を公表している。

えいようひょうじきじゅん【栄養表示基準】
熱量や栄養成分の食品への表示法についての基準で、健康増進法に基づく。表示する栄養素の順序や単位などが定められている。

えいようほじょしょくひん【栄養補助食品】

食事だけでは不足しがちな栄養素を補い、免疫力や自然治癒力の向上を目的とする食品。錠剤やカプセルなどのものを指す。サプリメントともいう。

えきかけんおん【腋窩検温】 !重要

日本では最も一般的な体温の検温法で、腋窩（わきの下）に体温計を挟んで測定する。医療除外行為のひとつ。

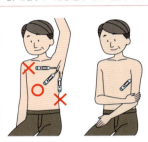

❶体温計の先端をわきのくぼみの中央に当てる。この際の体温計の角度は体に対して30度から45度になるようにする。脇の下に汗をかいている場合は乾燥したタオルで拭きとってから検温する。
❷腕を閉じて体温計を挟み込み、反対側の手で軽く押さえる。
❸水銀体温計の場合は10分後、電子体温計の場合は電子音が鳴ったら静かに取り出す。

・検温中は動かないこと。
・途中で体温計を取ってしまった場合は計りなおす。
・運動や食事、入浴後30分間の検温は避ける。

図22　　　　　　　　　　　　　　　　腋窩検温の方法

えきかさんそそうち【液化酸素装置】

酸素供給器の一種。在宅酸素療法などに用いられる。液体酸素を気化させて利用するもので、設置型と携帯用がある。

えきかしじクラッチ【腋窩支持クラッチ】

松葉杖のこと。わきにわき当てを挟み、両手で握りを持って体重を支える。

えきたいさんそ【液体酸素】

圧縮冷却（マイナス183℃以下）して液化させた酸素で、在宅酸素療法などに用いられる。また、これを充てんした容器を指す場合もある。

エクリンせん【エクリン腺】

汗腺のひとつで全身の皮膚に分布している。気温上昇時などは、発汗によって体熱を放散する。ここから分泌される汗の成分は99％が水分で、残りに塩分や尿素などが含まれる。

エコーけんさ【エコー検査】

超音波検査のこと。皮膚の上から超音波を対象臓器に当て、その反射波を受信して画像化する検査方法。腹部臓器、乳腺、甲状腺、血管などを検査することができる。

エコマップ【ecomap】
援助が必要な人と、援助に関わる家族やそのほかの関係者、福祉機関などの関係を図示したもの。援助計画の立案などに利用される。

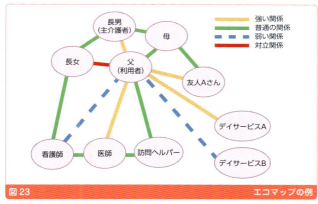

図23　エコマップの例

エコラリア【echolalia】
自閉症の特徴のひとつで、オウム返しともいう。聞いた言葉をそのまま繰り返す症状。すぐに繰り返す即時性のものと、時間が経ってから繰り返す遅延性のものがある。

えし【壊死】
体の一部の細胞や組織が死滅すること。血流障害や重度の熱傷、凍傷などで酸素や栄養素の供給が絶たれることで起こる。

エストロゲン【estrogen】
女性ホルモンのひとつで、卵胞ホルモンともいう。女性性器の発育や第二次性徴、子宮内膜の増殖などを促す役割を果たす。

えそ【壊疽】
壊死した組織に腐敗菌が繁殖して腐敗・溶解などを引き起こした状態。別名、脱疽。

エックスせんしゃしん【エックス線写真】
エックス線を使って撮影した写真。エックス線が透過しやすいところは黒く、しにくいところは白く写り、病気の検査に使われる。

エネルギーたいしゃりつ【エネルギー代謝率】
ある活動で消費されるエネルギー量の、基礎代謝量に対する割合。運動や労働の強度である労作量を示す。略称はRMR。

エバリュエーション【evaluation】
評価のことをいい、社会福祉の分野においては、実施した援助に

ついて目標の達成度、利用者の満足度などの評価・検討を指す。

エピソードきおく【エピソード記憶】
個人的な体験などに対する記憶。認知症によるもの忘れでは、技能や手法などの手続き記憶などより、今朝何を食べたかといったエピソード記憶が失われやすいとされる。

エビデンス【evidence】
証拠や根拠の意で、医療などの分野では、臨床試験の研究、検証データなど科学的根拠を指す。

エビデンスベイストメディスン【evidence based medicine】
同義 根拠に基づく医療（p.151）

エリクソン, E. H.【Erik Homburger Erikson】
アメリカの発達心理学者。発達段階説を唱えた。

エリクソンのはったつだんかい【エリクソンの発達段階】
アメリカの発達心理学者、エリクソンが提唱した発達段階説。人生を8つの発達段階に分け、各段階に発達課題を設定した。

段階（年齢の目安）	発達課題
乳児期（0～2歳頃）	基本的信頼（不信）
幼児期（2～4歳頃）	自律性（恥・疑惑）
児童期（4～5歳頃）	自主性（罪悪感）
学童期（5～12歳頃）	勤勉性（劣等感）
青年期（12～20歳頃）	同一性（同一性拡散）
成年期（20～40歳頃）	親密性（孤立）
壮年期（40～65歳頃）	生殖性（停滞）
老年期（65歳頃～）	統合（絶望）

※発達課題の欄の（ ）内は、発達課題が達成されなかったときの場合を示す。

図24　エリクソンの発達段階説の概略

エルゴメーター【ergometer】
運動時に近い条件の負荷をかけ、体力測定やトレーニングを行う器具。エアロバイクやトレッドミルなどがある。高齢者などのリハビリテーションにも使用される。

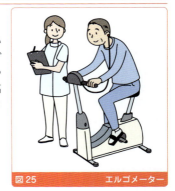

図25　エルゴメーター

エルボークラッチ
【elbow crutch】
握り部の付いた前腕支持部のある杖。この支持部に腕を通して体重を支えることができるので、手指や手関節に強い負荷をかけずに歩行できる。

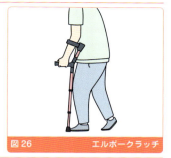

図26　エルボークラッチ

えんげ【嚥下】 P.36 図27
口腔内の飲食物や唾液を飲み込むこと。

えんげいりょうほう【園芸療法】
植物を育てることにより、心身の機能を回復させる心理療法。

えんげくんれん【嚥下訓練】 ⚠重要
嚥下障害のある人に対し、飲み込みを改善する訓練のこと。訓練法には嚥下体操、舌唇の運動、舌運動がある。

えんげしょうがい【嚥下障害】 ⚠重要
加齢や疾患などにより嚥下機能が低下し、飲食物の飲み込みが困難になる障害。誤嚥による嚥下性肺炎に注意が必要。

えんげしょく【嚥下食】
嚥下障害の人のために、飲み込みやすく工夫された食事のこと。ゼリー状にする、細かく刻む、とろみをつけるなど、さまざまな形態がある。

飲み込みやすい食品の例	飲み込みにくい食品の例
● ゼラチンゼリーなどのゼリー状の食べ物 ● 茶碗蒸しなどのプリン状の食べ物 ● 御粥などの柔らかくとろみのついた食べ物	● 水などの液状の飲み物 ● パンなどのぱさぱさした食べ物 ● わかめなどの口の中にはりつきやすい食べ物 ● 青菜類などの繊維の多い食べ物 ● 餅などの噛み切りにくい食べ物

図28　飲み込みやすい食品と飲み込みにくい食品

えんげせいはいえん【嚥下性肺炎】
同義▶ 誤嚥性肺炎（p.139）

えんげせいむこきゅう【嚥下性無呼吸】
食塊を飲み込むときに、一時的に無呼吸になること。食塊が咽頭を通る際、誤嚥を防ぐために喉頭蓋が気管の入り口をふさぎ、呼吸が制御される。

❶ 先行期

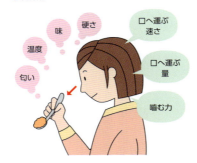

食品の形や量などを認識し、食べ方を判断する。また、味や食感を想像することで唾液の分泌を活性化させる。

❷ 準備期

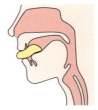

顎、舌、頬の筋肉などが動くことで、食物を咀嚼する。口内の唾液と混ぜ合わせて、飲み込みやすい塊（食塊）にする。

❸ 口腔期

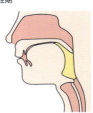

食塊が舌の動きにより咽頭へと送られていく。軟口蓋が閉じることで、食塊が鼻腔へと入り込むのを防ぐ。

❹ 咽頭期

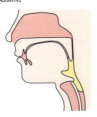

舌根が咽頭後壁に押し付けられることで、食塊を咽頭から食道へ押し込む。喉頭蓋の働きによって気管の入り口は閉じられる。

❺ 食道期

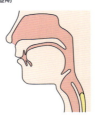

食塊を食道から胃へ送り込む。食塊が食道を通過することで、括約筋が反射的に蠕動運動を行い、胃へと運んでいく。

図27　嚥下のメカニズム

えんげぞうえいけんさ【嚥下造影検査】
バリウム入りの模擬食品を口から摂りながらX線を照射し、嚥下機能の異常の有無を調べる検査。略称VF。

えんげたいそう【嚥下体操】
嚥下運動に使用する筋肉を鍛えたり、顔や首の筋肉の緊張を緩和したりする体操。誤嚥を予防する効果がある。

えんげはんしゃ【嚥下反射】 重要
飲食物を飲み込むときに、反射的に起こる動き。喉頭蓋が気管の入り口を塞ぎ、反射的に食道の入り口が開くことによって飲食物が咽頭から食道へ運ばれる。

えんげふかテスト【嚥下負荷テスト】
対象者に水やプリンを飲ませて、嚥下反射やむせの有無を調べるスクリーニング検査。

えんざ【円座】
中心部にくぼみや穴のあるクッションのこと。痔のある人が肛門の痛みを緩和するために用いる道具。

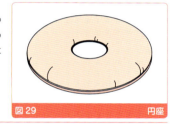

図29　　　　　　　　　　　円座

えんじょ【援助】
社会福祉においては、要援助者の主体性を尊重しながら、身体的・精神的・社会的側面で手助けを行うこと。

えんしょう【炎症】
外傷や細菌、ウイルスなど、有害な刺激を受けたときに起こる防衛反応のこと。発赤、発熱、腫脹、疼痛などが炎症の兆候。

えんじょこんなんじれい【援助困難事例】
要介護者本人や家族が介護サービスを拒否するなど、社会福祉援助がスムーズに行われない事例のこと。接近困難事例ともいう。

えんじょしゃ【援助者】
同義 ワーカー（p.416）

えんずい【延髄】
脳の最下部で、脊髄の上部に続く部分。心臓中枢、呼吸中枢、血管運動中枢などがあり、生命の維持に重要な役割を果たす。

えんずいきのうしょうがい【延髄機能障害】
延髄の損傷により、運動神経や知覚神経にさまざまな障害が起こること。例として、嚥下障害が挙げられる。

エンゼルケア【angel care】
同義 死後のケア（p.169）

エンゼルプラン【angel plan】
厚生省（当時）主導で策定され、1995（平成7）年から実施された「子育て支援のための総合計画」の通称。1999（平成11）年にこれを見直した新エンゼルプランが策定された。

エンドオブライフケア【end of life care】
病気や老いによる人生の終末期に行われる医療や介護、看護のこと。体の痛みを和らげる、精神的安定を図るなど、その人自身とQOL（quality of life: クオリティ・オブ・ライフ）を尊重するケアを指す。

えんぱい【円背】
脊椎湾曲症のひとつで、背中が丸まった状態のこと。高齢者の場合、骨粗しょう症による胸椎や腰椎の圧迫骨折が原因であることが多い。猫背や亀背ともいう。

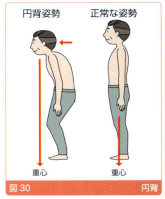

図30　円背

エンパワメント【empowerment】 ！重要
要介護者が主体的に行動できるよう、その人が本来もっている生きる力を引き出し、サポートすること。
関連 ストレングス（p.229）

えんぶんせっしゅりょう【塩分摂取量】 ！重要
厚生労働省は、日本人の食事摂取基準（2015年版）において食塩目標量を男性8.0g/日未満、女性7.0g/日未満とした。塩分の摂り過ぎは生活習慣病などの発症リスクを高めるため注意が必要。

えんめいちりょう【延命治療】
病状の回復の見込みがなく死期が迫った患者に対し、生命の維持のみを目的に人工呼吸器や心肺蘇生装置を使用したり、点滴で栄養補給をしたりすること。

おうえきふたん【応益負担】 ！重要
本人の所得に関係なく、利用したサービス（利益）の量に応じて

費用を負担すること。介護保険では、原則として利用したサービスの1割を本人が負担する。
対義 応能負担（p.40）

おうがい【横臥位】
同義 側臥位（p.249）

おうかくまく【横隔膜】
胸腔（上面）と腹腔（下面）を区切る筋肉の膜。呼吸をするときに働く。横隔膜が収縮すると胸腔が広がり、空気が肺の中へ流れ込む。

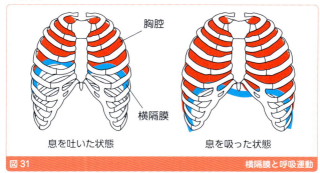

図31　横隔膜と呼吸運動

おうきゅうてあて【応急手当】
けがや急病の際に、医師による治療を受けるまでの間に行う一時的な措置。応急処置については救急隊員が行う。

おうきゅうにゅういん【応急入院】　!重要
精神保健福祉法で定められている強制入院形態のひとつ。緊急に入院が必要であるにもかかわらず、本人および保護者の同意が得られない場合、72時間以内に限り入院させることができる。
関連 措置入院(p.251)、医療保護入院(p.23)、緊急措置入院(p.107)

おうしょくブドウきゅうきん【黄色ブドウ球菌】　!重要
ブドウ球菌の中で最も病原性が強く、食中毒や傷の化膿、敗血症など、さまざまな感染症の原因となる細菌。人や動物の皮膚、粘膜などに広く生息する。

おうたいホルモン【黄体ホルモン】
女性ホルモンのひとつで、プロゲステロンともいう。受精卵の着床や妊娠しやすい状態に体内環境を整える働きを担う。排卵後から月経までの間に多く分泌される。

おうだん【黄疸】
ビリルビンという色素が血液中に増加し、皮膚や白目が黄色にな

る状態のこと。肝炎や肝硬変などの肝臓の病気や、胆管系の異常などが原因で起こる。

おうと【嘔吐】
胃の内容物が逆流して、吐き出すこと。

おうのうふたん【応能負担】 ⚠重要
応益負担の対義語。低所得者の負担を減らすために、本人の所得など、支払能力に応じて費用を負担すること。

関連 応益負担（p.38）

おうはい【凹背】
円背の逆。胸を張ることで背中が反り返り、腰が後ろに出ている姿勢。腰への負担が大きくなる。

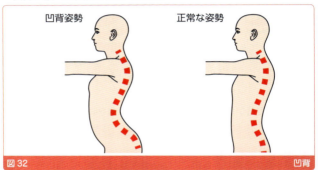

図32　　　　　　　　　　　　　　　　　　　　　　　　　凹背

おうはんへんせいしょう【黄斑変性症】
網膜の中心部にあたる黄斑部が変性し、視力の低下や視野の中心部が見えにくくなる(中心暗点)病気。50代以上に起こりやすく、加齢によるものを加齢黄斑変性症という。

オウムがえし【オウム返し】
相手の言葉をそのまま繰り返すこと。エコラリアともいわれ、自閉症の特徴のひとつである。また、カウンセリング時に相手を安心させるための手法を指すこともある。

おうもんきん【横紋筋】
骨格筋（随意筋）と心筋（不随意筋）の筋肉。

オーガナイザー【organizer】
組織を編成、または主催する人のこと。介護分野では、サービス事業者や行政など複数の団体が協力して働けるように、組織化を担う人を指す。

おかん【悪寒】
発熱の初期に起こる、体がぞくぞくする病的な寒気。震えが止ま

らなくなるなど症状が強い場合は悪寒戦慄という。

おきあがり【起き上がり】
横になっている状態から上半身を起こすこと。心身の機能を高めることから、寝たきり防止のための基本動作になる。

おきあがりかいじょ【起き上がり介助】
横になっている人の体を起き上がらせること。

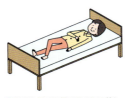

❶健側の足を患側の足の下に差し込んで交差させる。健側の腕で患側の腕も腹部の上へ乗せておく。

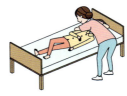

❷介護者は利用者に声をかけてから首の後ろに腕をまわし、肩や背中をしっかりと支えられる体勢をとる。

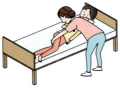

❸もう片方の手で利用者の膝裏から太ももの部分を支え、引き寄せるようにして介護者側へ倒し、側臥位にする。

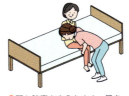

❹肩と膝裏を支えたまま、足をベッドの外側へと下ろし、倒れないように注意しながら上体を起こす手助けをする。

図33　左側に麻痺（患側）のある人への起き上がり介助

おきあがりほじょそうち【起き上がり補助装置】
起き上がりを補助する電動式の装置。スイッチ操作で、背部の昇降や膝上げなどを楽に行える。寝たきり防止にも有用。

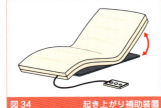

図34　起き上がり補助装置

おきかえ【置き換え】
心理学用語として使われており、無意識のうちに、ある対象に向けられていた感情や態度を置き換えて、不安を解消することを指す。防衛機制のひとつ。

おくがいほこうレベル【屋外歩行レベル】
自分の力で屋外歩行ができる状態のこと。杖などの補助具を使って歩行することも含む。

おくすりてちょう【お薬手帳】
薬の名前、量、飲み方、服用方法、副作用歴などを記録するための手帳。複数の病院にかかった場合、飲み合わせなどによる事故を防ぐことができる。2016（平成28）年4月からの医療制度変更で電子お薬手帳も利用可能となった。

おくないほこうレベル【屋内歩行レベル】
屋内では手すりや壁を利用した伝い歩きなどで動くことができるが、屋外を移動する場合は車いすの使用やなんらかの介助が必要な状態。ストレッチ等の訓練を行い、筋力の低下を防ぐことが大切である。

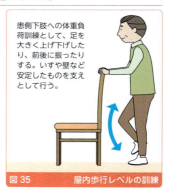

患側下肢への体重負荷訓練として、足を大きく上げ下げしたり、前後に振ったりする。いすや壁など安定したものを支えとして行う。

図35　屋内歩行レベルの訓練

オージオメーター【audiometer】
聴力検査で使用される機器。

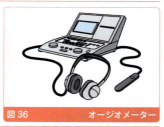

図36　オージオメーター

おしん【悪心】
吐き気。嘔吐が起こりそうな不快感。

オストメイト【ostomate】
ストーマ（人工肛門、人工膀胱）保有者。さまざまな病気や障害により、腹部に排泄のための開口部を造設した人のこと。

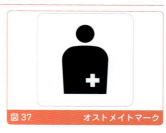

図37　オストメイトマーク

オストメイトたいおうトイレ【オストメイト対応トイレ】
オストメイトがストーマのケアをしやすいように、ストーマ装具の洗浄、廃棄などの機能が備わったトイレのこと。入り口にオストメイトマークがある。

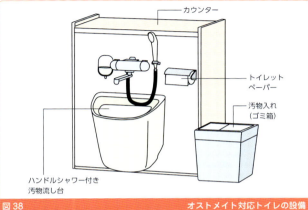

図38　オストメイト対応トイレの設備

おとかんきょう【音環境】
さまざまな音や声などが取り巻く環境。介護施設などでは、高齢者の聴覚機能の低下などに対する配慮が重要になる。

オーバーテーブル【over table】
ベッドのサイドレールにのせて使うテーブル。ベッドの上で食事や読み書きをする際に使用する。

オピオイドちんつうやく【オピオイド鎮痛薬】　⚠重要
医療用の麻薬性鎮痛薬。モルヒネをはじめ、さまざまな種類があり、がんによる痛みの緩和ケアを目的に使用される。

おぶつながし【汚物流し】
病院や施設などで便や尿などの排泄物を専用に捨て流すことができる商品。

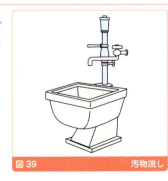

図39　汚物流し

オープンクエスチョン【open question】
同義 開かれた質問（p.344）

オープンダイアローグ【open dialogue】
患者を含めた集団ミーティングを繰り返して対話を行い、症状改善を目指す精神療法のひとつ。

オペラントじょうけんづけ【オペラント条件付け】
心理学の理論のひとつ。人や動物が行動を起こしたときに、特定の報酬や罰を与えることによって、その行動頻度が変化すること。道具的条件ともいわれる。

関連 レスポンデント条件付け（p.407）

おむつ
乳幼児や病人、お年寄りなどの排泄物を受けるために下腹部に着用するもの。紙や布のものがある。

- おむつが汚れていないかを、定期的に調べ、排泄のリズムを把握する。
- おむつを交換する際はそのつど清拭する。また、排泄物をチェックして異常がないかを確認する。
- 交換の際にコミュニケーションをとることで要介護者の心の負担を軽減するよう心掛ける。
- おむつの交換の際は、タオルで隠すなどプライバシーに配慮する。
- おむつかぶれによる炎症、傷などがないか、注意する。
- 長時間おむつをつけると床ずれを招くこともあり、時々体位を変えるようにする。

図40　おむつの使用方法

おむつカバー【おむつカバー】
おむつやパッドを体に固定し排泄物の漏れを防ぐ、おむつ全体を覆うカバー。防水性と通気性が必要になる。

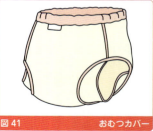

図41　おむつカバー

おむつのこうかん【おむつの交換】 図42
汚れたおむつを取り替えること。交換時には皮膚の状態を見て、清拭を行う。要介護者の尊厳を守ることが大切になる。

おむつのへいがい【おむつの弊害】
おむつの着用により、日常生活動作（ADL）が低下すること。尿意や便意の喪失で排泄抑制機能が失われたり、褥瘡のリスクが高まったりすることもある。

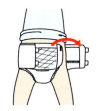
❶利用者の同意を得て、着用しているおむつのテープをはがす。腕は胸の前で組んでもらう。

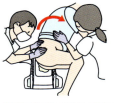
❷おむつを開き、陰部から内ももにかけて清拭を行った後、利用者の体位を側臥位にする。

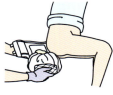
❸おむつの前側部分を内側に丸める。

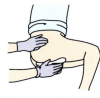
❹臀部まわりを清拭し、古いおむつを取り外す。

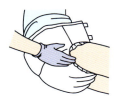
❺新しいおむつをつける。接地側は利用者の体の下に挟み、反対側を向いてもらい引き出す。

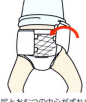
❻お尻とおむつの中心がずれないように気をつけながら利用者を仰臥位にし、テープを留める。

図42　　　　　　　　　　　　　　　　　　　　　　大人のおむつの交換

オリエンテーション【orientation】

進路や方針を定めること。また定められるように指導すること。あるいは、新人を新しい環境に早く適応させるために行う教育や指導。

オリーブきょうしょうのういしゅくしょう
【オリーブ橋小脳萎縮症】　重要

小脳や脳幹下のオリーブ橋が萎縮する病気。40～50代の中年期以降に発症しやすく、歩行時のふらつきや手の震えなどが症状としてみられる。介護保険では、特定疾病の多系統萎縮症に含まれ、特定疾患治療研究事業の対象疾患でもある。

おりもの
女性の性器から分泌される分泌物のことで、生理的・病的な原因により分泌量や色合いが変わる。帯下（こしけ）ともいう。

オールドオールド【old old】
同義 後期高齢者（p.130）

おんあんぽう【温罨法】
湯たんぽ、あんか、部分浴、カイロ、ホットパック（温湿布）などの温熱刺激で体を温める療法。血液の循環を良くし、筋肉の緊張や痛みを和らげる効果がある。
対義 冷罨法（p.405）

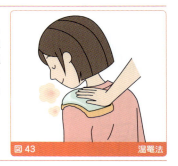
図43　温罨法

おんかく【温覚】
皮膚や粘膜が、温度刺激により温度の上昇を感じる働き。大きな刺激を受けると痛覚になる。

おんがくりょうほう【音楽療法】 ⚠重要
心理療法のひとつ。音楽を聴く、歌を歌う、楽器の演奏や合唱などをすることにより、精神状態の改善や生活の質の向上をめざす。

おんきょうあんないそうち【音響案内装置】
同義 音声標識ガイドシステム（p.46）

おんしっぷ【温湿布】
湿布薬や湯に浸した布などを皮膚患部に当てて血行を促し、痛みを緩和する治療法。またはその当てるもの。温罨法のひとつで、肩こりや腰痛の改善に用いられる。

おんせいしょうがい【音声障害】
喉頭の炎症や腫瘍、心理的原因などにより、声の高さ、強さ、音質、持続のいずれかに障害が出ること。

おんせいパソコン【音声パソコン】
視覚障害者向けのパソコン。文字情報を音声にして読み上げてくれる。

おんせいひょうしきガイドシステム（おんきょうガイドシステム）【音声標識ガイドシステム（音響ガイドシステム）】 図44
視覚障害者に音声で位置や場所などの情報を案内し、歩行移動を支援するシステム。交差点、トイレ、エレベーター、駅のホーム、改札口などに設置されている。

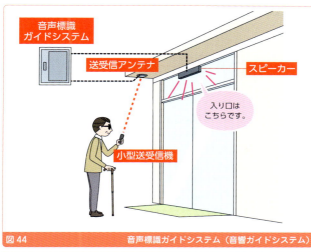

図44 音声標識ガイドシステム（音響ガイドシステム）

おんせんりょうほう【温泉療法】
温泉を利用して病気やけがを治療する療法。入浴、飲泉、吸入などの方法がある。皮膚病、リウマチ、外傷、神経痛、胃腸病などに効果があるといわれる。

おんつうかく【温痛覚】
温覚と痛覚のこと。これらの表在感覚はほぼ同じ神経伝導経路をたどる。

おんねつかんきょう【温熱環境】
気温、輻射熱（周囲の表面温度）、湿度、気流という側面から見た環境。介護施設などでは、適切な温熱環境を整えることが必要になる。

おんねつりょうほう【温熱療法】 ⚠重要
温熱を利用して行う療法。体を温めることで血行の改善や、痛みの軽減などの効果が期待される。がんの治療法としても用いられる。

オンブズマン【ombudsman】
市民の代わりに、行政の不正や不当行為がないかを監視、観察、または苦情処理などを行う者。オンブズパーソンとも呼ばれる。

がい【臥位】

寝ている体位のこと。広い面で体重を支えることができ、エネルギー消費が少なく安定している。

関連 仰臥位（p.101）、腹臥位（p.346）、側臥位（p.249）

がいいん【外因】

外部から生命体や物体に影響を与える原因となるもの。生命体の場合、細菌、化学物質、環境因子、生活習慣などがこれにあたる。

がいいんせいせいしんしょうがい【外因性精神障害】

心因性ではない精神病のこと。一般的には、感染、中毒、変性、外傷など身体的外因によるものを指す。

がいいんせいぜんそく【外因性喘息】

外部から侵入したアレルゲンに反応し発症する気管支喘息。ダニ、ホコリ、花粉などの異物、卵、そばなどの食物、大気汚染、排気ガスなどが原因。別名アトピー型喘息。

がいか【外踝】

両足の外側のくるぶし。内側のくるぶしは内踝。

かいがい【回外】 ⚠重要

関節の動きのひとつ。例えば、ドアノブを右手で時計回りに回すように、関節を体の中心線から外に向かって回す動き。

関連 回内（p.66）

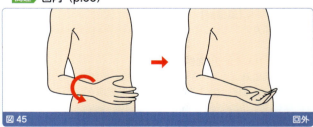

図45　　　　　　　　　　　　　　　　　　　　　　回外

かいがりょうほう【絵画療法】

芸術療法の1種。絵画を描いて引き出される患者の自己表現に基づいて行われる心理療法。レクリエーション療法の意味もある。

がいきょうちょうさ【概況調査】

認定調査のひとつ。地方自治体職員またはケアマネジャーが調査員として介護サービス希望者の自宅を訪問し、現在利用しているサービスや家族状況などを聞き取り、認定調査票に記入する。

かいご【介護】

高齢者や障害者など、自力で日常生活を行うことが困難な人が、その人らしい人生を過ごせるように、心身の状況に応じて日常生

活を支援すること。

かいこうしょうがい【開口障害】
顎関節または周囲器官の疾患が原因で口を十分に開けられない状態。

かいごうつ【介護うつ】
介護の悩みや不安によるストレス、身体疲労などでうつ状態になること。一人で悩まず周囲への相談が発症予防につながる。

かいごかてい【介護過程】 ⚠重要
介護を行うにあたり、生活課題（ニーズ）を見つけ、それを解決していく過程。アセスメント、計画作成、実施、評価からなる。

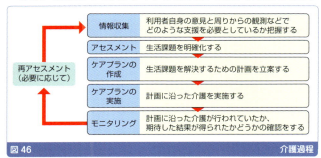

図46　介護過程

かいごぎじゅつこうしゅう【介護技術講習】
介護福祉士国家試験の受験者が実技試験の代わりに受講する講習。修了認定を受けた者は以降3回の実技試験が免除される。

かいごきゅうぎょうせいど【介護休業制度】
要介護状態の家族の介護を理由に合計最大93日まで休業できる制度。休業中は雇用保険から休業前賃金の40%の介護休業給付が支払われる。

かいごきゅうふ
【介護給付（障害者総合支援法における）】
障害福祉サービスを利用した障害者に給付される自立支援給付のうち、介護の支援を受けた場合のもの。
関連 訓練等給付費（p.115）、地域生活支援事業（p.266）

かいごきゅうふのしゅるい
【介護給付の種類（介護保険における）】
要介護者に支給される次の14種類の給付。（特例）居宅介護サービス費・（特例）地域密着型介護サービス費・居宅介護福祉用具購入費・居宅介護住宅改修費・（特例）居宅介護サービス計画費・（特例）施設介護サービス費・高額介護サービス費・高額医療合算介

護サービス費・(特例)特定入所者介護サービス費。

かいごきゅうふのしゅるい
【介護給付の種類(障害者総合支援法における)】

支給決定障害者等が受給する次の障害福祉サービス。居宅介護、重度訪問介護、同行援護、行動援護、療養介護(医療に係るものを除く。)、生活介護、短期入所、重度障害者等包括支援、障害者支援施設での夜間ケア等(施設入所支援)。

種類	内容
居宅介護 (ホームヘルプ)	利用者の自宅で、食事、排泄、入浴の介護などを行う
重度訪問介護	重度の肢体不自由者で常時介護を必要とする人(平成26年4月から対象者を重度の知的障害者・精神障害者に拡大)に、自宅で、食事、排泄、入浴の介護をするほか、外出時における移動支援なども総合的に行う
同行援護	視覚障害により、移動に著しい困難を有する人に、移動に必要な情報の提供(代筆・代読を含む)、移動の援護等の外出支援を行う
行動援護	自己判断能力が低下している利用者が行動する際に、危険を回避するために必要な支援を行う
療養介護	医療と常時介護の両方を必要とする利用者に、医療機関で機能訓練、看護、介護、日常生活の世話などを一括して行う
生活介護	常時介護を必要とする利用者に、昼間、食事、排泄、入浴の介護などを行うとともに、創作的活動、生産活動の機会も提供する
短期入所 (ショートステイ)	家族等の自宅介護者が病気の場合などに、夜間を含めた短期間、施設等で、食事、排泄、入浴の介護などを行う
重度障害者等 包括支援	介護の必要性がとても高い利用者に、居宅介護をはじめとする複数のサービスを包括的に行う
障害者支援施設 での夜間ケア等 (施設入所支援)	施設に入所する利用者に、夜間や休日も、食事、排泄、入浴などの介護を行う

図47　介護給付の種類(障害者総合支援法)

かいごきゅうふひ【介護給付費】

介護保険制度に基づき要介護者と要介護者のサービス利用による1年間の介護給付費の総額。または障害者自立支援法に基づき障害者の介護サービス利用による1年間の介護給付費の総額。

かいごきゅうふひ・ちいきしえんじぎょうしえんのうふきん
【介護給付費・地域支援事業支援納付金】

介護保険制度における第2号被保険者から徴収した保険料を、医療保険者が社会保険診療報酬支払基金に納付し、市区町村に交付された保険料のこと。

かいごきゅうふひとうしんさいいんかい
【介護給付費等審査委員会】 ⚠重要

介護事業者などによる介護給付費請求を審査する組織。都道府県の国民健康保険団体連合会に設置し、介護給付費等対象サービス担当者、市区町村、公益の同数の代表からなる委員で構成される。

かいごきょひ【介護拒否】

要介護者やその家族が介護サービス（服薬、入浴、着替え等のサポート）を嫌がったり、拒否したりすること。認知症の BPSD（行動・心理症状）のひとつ。

かいごきろく【介護記録】 ⚠重要

利用者の状態、思い・考え、生活上の出来事、介護サービスの実施内容などを、日ごとに記録したもの。また記録すること。

かいごけいかく【介護計画】

居宅介護サービスを提供する事業者が、介護者の状況や生活上の課題を解決するため、サービスの方向性や内容を具体的に示す計画書のこと。

同義▶ 個別援助計画 (p.148)

かいごけんきゅう【介護研究】

介護の現場や行政、法律など介護福祉における物事について観察や調査などを行い、原理や本質を追究すること。

かいごサービス【介護サービス】

介護保険制度によって、要介護と判定されると利用できるサービスのこと。自宅や通所施設の介助、ショートステイ、福祉用具の貸与などの居宅サービスと、施設に入居する施設サービスに分けられる。

かいごサービスけいかく【介護サービス計画】
同義▶ ケアプラン (p.116)

かいごサービスじぎょうしゃ【介護サービス事業者】

都道府県知事または市区町村長の指定を受けて介護保険のサービスを提供する事業者。指定居宅サービス事業者、指定地域密着型サービス事業者、介護保険施設、指定介護予防サービス事業者、指定介護予防地域密着型サービス事業者がある。

かいごサービスじょうほう【介護サービス情報】

サービスの種類や内容、事業の運営状況など、介護サービス事業者についての情報。事業者には公表が義務付けられる。

かいごサービスじょうほうのこうひょう【介護サービス情報の公表】

事業者が、提供する介護サービス内容や運営状況などの情報を公開すること。2006（平成 18）年から全事業者の公表が義務づ

けられている。

かいごしえんサービス【介護支援サービス】
同義 ケアマネジメント（p.116）

かいごしえんせんもんいん【介護支援専門員】 ⚠重要
介護保険法の規定により要介護者等の自立した日常生活を支援する専門員。要介護者の課題（ニーズ）に合わせてケアプラン（施設サービス計画、在宅サービス計画）を作成、介護サービス事業者等との連絡調整や給付管理などのケアマネジメント（介護支援サービス）を行う。ケアマネジャー、ケアマネとも呼ばれる。

かいごしえんせんもんいんししつこうじょうじぎょう
【介護支援専門員資質向上事業】
介護支援専門員の実務研修、現任研修、更新研修、再研修などの養成・研修事業および研修などの情報を登録する介護支援専門員名簿作成等事業の総称。2016（平成28）年より新たに主任介護支援専門員の更新制が導入された。

かいごしえんせんもんいんじつむけんしゅう
【介護支援専門員実務研修】
介護支援専門員実務研修受講試験の合格者が受講する研修。実務を習得させる目的で行われる。研修時間は44時間以上。

かいごしえんせんもんいんじつむけんしゅうじゅこうしけん
【介護支援専門員実務研修受講試験】
都道府県知事が実施する、介護支援専門員としての登録を受けるのに必要な実務研修を受講する資格を得るための試験。

かいごしえんせんもんいんしょう【介護支援専門員証】
介護支援専門員であることを証する、知事名で交付される専門員証。有効期間は5年で、研修を受けて更新する。

かいごしえんそうだん【介護支援相談】
ケアマネジャーが要支援者、要介護者や家族からの相談を受け、介護サービス給付計画の作成や介護事業者との取りまとめを行うこと。

かいごじこ【介護事故】
介護サービス提供の過程で、転倒、誤嚥（ごえん）、物品紛失、褥瘡（じょくそう）や施設内感染などの医療的事故、個人情報流出など、利用者に損害が生じること。

かいごじこのほうこくぎむ【介護事故の報告義務】
介護事故発生後、利用者の家族と市区町村に報告を行うとともに必要な措置をとること。厚生労働省令で義務づけられている。

かいごじっしゅう【介護実習】
介護サービス提供の実践力を習得するため福祉施設等の現場で行う実習。社会福祉士・介護福祉士の養成課程に位置づけられる。

かいごしゃ【介護車】
車いすやストレッチャーの状態で昇降できるように改造された車。福祉車両の一種。

関連 福祉車両（p.348）

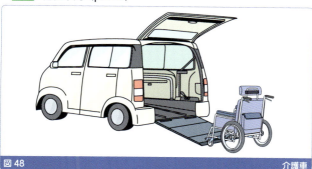

図48　　　　　　　　　　　　　　　　　　　　　　　介護車

かいごじゅうじしゃ【介護従事者】
施設、居宅、通所、訪問サービスなどで介護業務や生活支援に携わる者。

かいごしょくいんきそけんしゅう【介護職員基礎研修】
介護の質を向上させるため施設の介護職員などを対象に行われる500時間の研修。現在は、介護職員初任者研修と実務者研修に再編されている。

かいごしょくいんしょにんしゃけんしゅう【介護職員初任者研修】
訪問介護または在宅、施設介護への従事を開始する前に、受講する義務がある計130時間の研修。2013（平成25）年、訪問介護員養成研修課程および介護職員基礎研修課程を一元化した制度として導入された。

かいごしょくのりんり【介護職の倫理】⚠重要
介護職にある者が守るべきこと。社会福祉士及び介護福祉士法では信用失墜行為の禁止、秘密保持義務などが課せられている。

関連 日本介護福祉士会倫理綱領（p.308）

かいごしょくひん【介護食品】
噛む力が弱い人が、歯茎や舌でつぶせるように柔らかく加工したり、細かくして食べやすくした食品。厚生労働省が許可する特別用途食品（高齢者用食品）には入らない。

かいごストレス【介護ストレス】

要介護者を介護することにより生じるストレス全般。ストレスが蓄積するとイライラ感や集中力の低下を招き、不眠やうつ、虐待の原因となるため、悩みを相談する相手や場所を持つことが重要。

かいごそうだんいんはけんとうじぎょう【介護相談員派遣等事業】

市区町村に登録した介護相談員が、介護サービスの提供現場を訪問して利用者の相談や悩みなどを聞き、介護事業者や行政と問題改善や介護サービスの質の向上を行う事業。

かいごタクシー【介護タクシー】

高齢者や障害者などに通院等の送迎を介助しながら行う、介護保険サービスの対象となるタクシー。運転手は所定の介護技術講習を修了しなければならない。

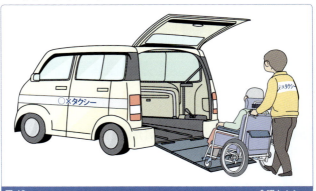

図49　　　　　　　　　　　　　　　　　　　介護タクシー

かいごつきゆうりょうろうじんホーム【介護付有料老人ホーム】

入居中の要介護者に入浴、排泄、食事などの介護や生活支援、機能訓練を提供する高齢者向け居住施設。有料老人ホーム、ケアハウス、サービス付き高齢者向け住宅など。

かいごにんていしんさかい【介護認定審査会】　!重要

要介護認定の審査・判定を行うために市区町村に設置された機関。保健、医療、福祉に関する学識経験者からなる。

かいごのひ【介護の日】

11月11日。「いい日いい日」とのごろ合わせから厚生労働省が2008(平成20)年に制定した。介護の普及啓発活動などを行う。

かいごふくしし【介護福祉士】　!重要

身体上または精神上の障害があることにより、日常生活を営むの

に支障がある人に、心身の状況に応じた介護を行い、介護に関する指導を行う専門職。社会福祉士及び介護福祉士法によって規定される国家資格。

かいごふくししかい【介護福祉士会】
介護福祉士の職業倫理と資質、社会的地位の向上を目的とし、介護福祉士が会員となる活動団体。各都道府県に設置されている。

かいごふくししこっかしけん【介護福祉士国家試験】
介護福祉士になるための国家資格試験。3年以上介護等の実務に従事した者などが受けることができる。

かいごふくししじっしゅうしどうしゃこうしゅうかい
【介護福祉士実習指導者講習会】
介護施設の実習指導者を育成する講習会。介護福祉養成施設から実習生を受け入れるには実習指導者が受講しなければならない。

かいごふくしし・しゃかいふくしししゅうがくしきんたいよせいど
【介護福祉士・社会福祉士修学資金貸与制度】
介護福祉士・社会福祉士の養成施設の学費、入学準備金などの修学資金を無利子で貸し付ける制度。

かいごふくししとうろくしょう【介護福祉士登録証】
介護福祉士国家試験に合格した等の要件を満たす者が介護福祉士の資格を得るために公益財団法人福祉振興・試験センターに登録手続きをした後に交付される登録証。

かいごふくししのりんり【介護福祉士の倫理】 ⚠重要
日本介護福祉士会が、介護福祉士の倫理綱領として謳っている行動規範のこと。❶利用者本位、自立支援❷専門的サービスの提供❸プライバシーの保護❹総合的サービスの提供と積極的な連携、協力❺利用者ニーズの代弁❻地域福祉の推進❼後継者の育成の7項目を宣言している。

かいごふくししようせいしせつ【介護福祉士養成施設】
介護福祉士を養成する施設として厚生労働大臣が指定した教育施設。専門学校、短期大学、4年制大学などがある。

かいごふじょ【介護扶助】
生活保護法に基づく公的扶助のひとつ。要介護・要支援と認定された生活保護受給者には、介護サービス利用の1割自己負担分、または、介護保険と同じサービスが提供される。

かいごふたん【介護負担】 ⚠重要
要介護者の介護に伴う、家族など介護者にかかる負担。うつ病や高血圧などの健康問題や心身の疲労から虐待が発生することがあるなど、さまざまな問題が指摘されている。

かいごベッド【介護ベッド】
同義 ギャッチベッド（p.97）

かいごほうき【介護放棄】
同義 ネグレクト（p.319）

かいごほうしゅう【介護報酬】
介護サービス事業者がサービス提供の対価として、利用者および保険者から受け取る報酬のこと。

かいごほうしゅうのしんさ・しはらい【介護報酬の審査・支払い】
介護サービス事業者から請求された介護報酬が適正かどうか審査して支払う業務。保険者（市区町村）から委託を受けた国民健康保険団体連合会が行う。

かいごほけん【介護保険】 図50
高齢者介護を担う社会保険制度。介護保険法に基づく。保険者を市区町村、被保険者を40歳以上の国民すべてとし、被保険者が要介護・要支援の認定によって介護サービスを受けることができる。

かいごほけんざんていひほけんしゃしょう【介護保険暫定被保険者証】
同義 介護保険資格者証（p.56）

かいごほけんしかくしゃしょう【介護保険資格者証】 !重要
要介護認定、要支援認定の申請の際に発行され、認定結果が出るまで被保険者証の代わりとなる介護保険被保険者の証明書。

かいごほけんじぎょうけいかく【介護保険事業計画】
介護保険の保険給付を円滑に実施するため、市区町村、都道府県が国の方針に基づいて3年ごとに策定する計画。

かいごほけんじぎょうにかかわるほけんきゅうふのえんかつなじっしをかくほするためのきほんてきなししん【介護保険事業に係る保険給付の円滑な実施を確保するための基本的な指針】
保険給付の円滑化を目的とし、厚生労働大臣が定める。3年間を1期とした介護保険事業（支援）計画を策定している。2015～2017年の第6期計画以後は、前期までの地域包括ケア実現の方向性を承継しつつ、2025年に向け在宅医療介護連携等の取組を本格化することなどが示されている。

かいごほけんしせつ【介護保険施設】 !重要 P.58 図51
介護保険において、施設サービスを提供する施設。福祉、保健、医療の3類型がある。要介護1～5の者のみ利用できる。

かいごほけんじょうれい【介護保険条例】
介護保険法により介護保険の実施で必要な事項などを定めた条例。介護保険の保険者である市区町村が制定する。

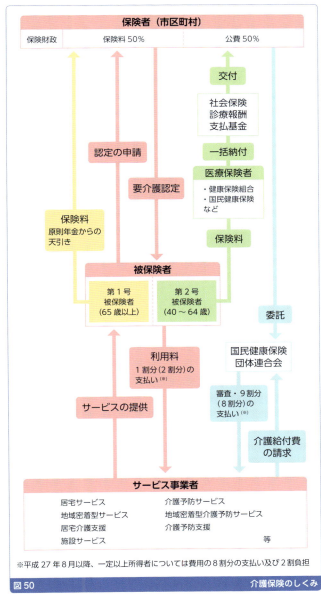

図50　介護保険のしくみ

	介護老人福祉施設	介護老人保健施設	介護療養型医療施設
入所対象者	自宅での介護が困難な要介護者	病状が安定しており、入院の必要のない要介護者	急性期医療を終え、回復期に入った要介護者のうち、医療重視の長期療養者
特徴	入浴・排泄・食事等の介護その他の日常生活上の支援や、日常生活動作のリハビリ、健康管理などの世話を受けることを目的とした施設。服薬管理などはあるが、医療行為は行われない	病院の持つ医療機能と老人ホームの持つ生活援助機能の両方を併せ持つ施設。日常生活の介護、看護、医学的管理下における介護、その他の必要な医療行為、自宅で生活できるように機能回復訓練を行うことが主な目的	療養上の管理、看護、医学的管理の下における介護等の世話、リハビリや継続的医療を受けるための施設(病院内の一部の病棟に対して介護保険法による指定を受けている)
設置者等	地方公共団体、社会福祉法人、指定を受けた特別養護老人ホーム	国、地方公共団体、医療法人、社会福祉法人、日本赤十字社、健康保険組合など	病院、診療所の療養病床

図 51　　　　　　　　　　　　　　　　　　　　　　　　　　　介護保険施設

かいごほけんしんさかい【介護保険審査会】

介護保険に関する保険者の処分に対して、被保険者が不服を申し立てた際に審査判定を行う専門機関。都道府県に設置されている。

かいごほけんひほけんしゃしょう【介護保険被保険者証】

介護保険被保険者の証明書。65歳以上の第1号被保険者全員と要支援・要介護認定を受けた65歳未満の第2号被保険者に交付される。被保険者が事業者や施設に提示することで介護サービスを受けられる。

かいごほけんふたんげんどがくにんていしょう
【介護保険負担限度額認定証】

介護保険施設などの食費と居住費の被保険者自己負担が軽減される対象者であることを示し、負担限度額を記載した証明書。

かいごほけんほう【介護保険法】 !重要

介護保険の根拠となる法律。保険者、被保険者、保険給付や要介護認定、介護サービスなど介護保険制度について定めている。1997(平成9)年に制定、2000(平成12)年に施行された。

かいごほけんほうしこうほう【介護保険法施行法】

介護保険法に基づき介護サービスを運用するために必要な規則などを定めた法律。介護サービスはすべて介護保険法施行法で定められている。

かいごほけんりょう【介護保険料】

被保険者が市区町村に納める保険料のこと。65歳以上の第1号

被保険者の介護保険料は市区町村が法令に基づき徴収する。40歳以上65歳未満の第2号被保険者は、社会保険診療報酬支払基金の通知に基づいて医療保険者が医療保険料と一緒に徴収する。

かいごマンパワー【介護マンパワー】
介護の専門的知識や技術を持ち、要介護者に食事、排泄、入浴などの介護サービスや、相談、指導を行う者のことで、人的資源をいう。ホームヘルパー、介護福祉士など介護職従事者の総称。

かいごもくひょう【介護目標】
介護サービスを提供する際、利用者が解決すべき課題に対応するため設定する目標。長期目標と短期目標がある。

かいごよぼう【介護予防】 !重要
高齢者が要介護状態や要支援状態になることを予防し、また、それらの状態になった場合でも状態の改善を図り、自立した生活に必要な健康・身体機能をできる限り維持しようとすること。

かいごよぼうケアプラン【介護予防ケアプラン】
要支援者対象の「介護予防サービス計画」と虚弱高齢者対象の「介護予防支援計画」の総称。地域包括支援センターで作成される。

かいごよぼうケアマネジメント
【介護予防ケアマネジメント】 P.60 図52
要支援者に対する介護予防給付のケアマネジメントと、要支援状態になるおそれの高い高齢者に対する介護予防事業のケアマネジメントをまとめたもの。地域包括支援センターまたは介護支援事業所の介護支援専門員が実施する。

かいごよぼうサービス【介護予防サービス】
要支援1および要支援2に認定された人に提供されるサービス。12種類ある。介護保険法(第8条の2)に規定されている。

❶ 介護予防訪問介護
❷ 介護予防訪問入浴介護
❸ 介護予防訪問看護
❹ 介護予防訪問リハビリテーション
❺ 介護予防居宅療養管理指導
❻ 介護予防通所介護(デイサービス)
❼ 介護予防通所リハビリテーション
❽ 介護予防短期入所生活介護(ショートステイ)
❾ 介護予防短期入所療養介護
❿ 介護予防特定施設入居者生活介護
⓫ 介護予防福祉用具貸与
⓬ 特定介護予防福祉用具販売

図53　介護予防サービス

かいごよぼうサービスけいかく【介護予防サービス計画】 !重要
要支援者が介護予防サービス等を適切に利用することができるよう地域包括支援センターの保健師等が作成する計画。

かいごよぼうサービスじぎょうしゃ【介護予防サービス事業者】 !重要
市区町村の指定を受けて介護予防サービスを提供する事業者。設備・運営・人員配置などに関する基準が定められている。

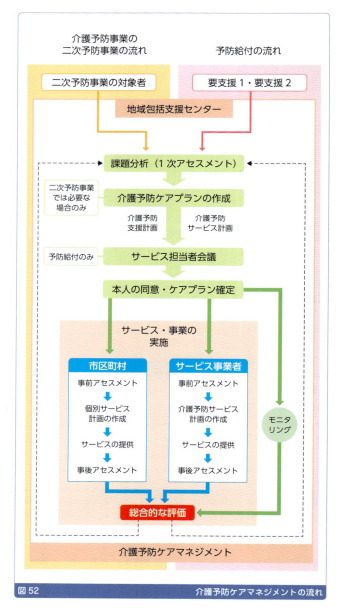

図52　介護予防ケアマネジメントの流れ

かいごよぼうサービスひ【介護予防サービス費】
介護保険法により、要支援者が利用した指定介護予防サービス費の原則9割（一部8割）を市区町村が負担する。

かいごよぼうサポーター【介護予防サポーター】
地域で行う高齢者の健康づくりや介護予防の事業を支援するボランティア。自治体が養成研修と修了者への認定を行う。

かいごよぼうしえん【介護予防支援】 ⚠重要
要支援者が介護予防サービス等を適切に利用できるようにするための支援。地域包括支援センターの保健師等が介護予防サービス計画を作成し、事業者との連絡等の業務を行う。

かいごよぼうしえんじぎょう【介護予防支援事業】
同義 ▶ 介護予防ケアマネジメント（p.59）

かいごよぼうじぎょう【介護予防事業】
要介護・要支援状態の予防を目的とした事業。活動的な高齢者が地域で自立生活を送れるよう支援する一次予防事業と要支援・要介護に陥るリスクの高い高齢者を対象にした二次予防事業がある。

一次予防事業	二次予防事業
すべての高齢者を対象にした予防事業。介護予防を普及・啓発し、介護予防支援などを行う	将来的に要介護になる可能性がある高齢者(旧・特定高齢者)を対象とした予防事業。生活機能の低下を早期に発見することが目的。運動機能の向上、栄養改善、口腔機能の向上などを図る

図54　　　　　　　　　　　　　　　　　　　介護予防事業の種類

かいごよぼうつうしょリハビリテーション
【介護予防通所リハビリテーション】
要支援者が介護施設や医療機関などで、理学療法、作業療法など介護予防目的のリハビリテーションを利用できるサービス。

かいごよぼう・にちじょうせいかつしえんそうごうじぎょう
【介護予防・日常生活支援総合事業】
市区町村の判断により、要支援者・介護予防事業希望者に対し地域の実情に合う効果的かつ効率的なサービスを提供する事業。

かいごよぼうふきゅうけいはつじぎょう
【介護予防普及啓発事業】 ⚠重要
介護予防事業のうち、一次予防事業の一部。65歳以上の高齢者に介護予防の重要性を伝えるための啓蒙活動や、ロコモ予防や尿失禁予防、腰痛・膝痛予防など目的別の教室などが行われる。

かいごりょうようがたいりょうしせつ【介護療養型医療施設】
介護保険施設のひとつ。都道府県から指定を受けた療養病床など

のある医療施設で、要介護者がケアプランに基づいた医療、看護、介護などのサービスを受ける入院施設。

かいごりょうようがたろうじんほけんしせつ
【介護療養型老人保健施設】

2008年に厚生労働省が創設した介護保険の施設サービスのひとつ。経管栄養や喀痰吸引などの医療的ケアが必要な高齢者が、看護・医学的管理の下で介護サービスを受ける療養施設。

かいごろうじんふくししせつ【介護老人福祉施設】 ⚠️重要

介護保険の施設サービスのひとつ。原則要介護3以上の入居者が、入浴や食事、排泄など日常生活上の支援や、機能訓練、療養の世話などを受ける特別養護老人ホーム。

かいごろうじんほけんしせつ【介護老人保健施設】 ⚠️重要

介護保険の施設サービスのひとつ。入院の必要がない要介護者が入居し、医師による医学的管理の下、看護や介護を受け、リハビリテーションなどを行い、要介護者の自立支援と家庭復帰を目指す。

かいごろうどうあんていセンター【介護労働安定センター】

介護事業者を含む介護分野全般に対する支援事業を行う公益財団法人。介護従事者の雇用改善、能力の開発・向上および福祉の向上などを支援する機関。

かいごろうどうしゃのこようかんりのかいぜんとうにかんするほうりつ
【介護労働者の雇用管理の改善等に関する法律】

介護従事者のニーズの急増により、雇用管理の改善、能力の開発および向上等に関する措置を講ずることで、介護従事者の労働力の確保および介護従事者福祉の増進を図ることを目的とした法律。

かいごロボット【介護ロボット】

要介護者の自立支援や介護従事者の負担を減らす機械。介護支援型、自立支援型、コミュニケーションセキュリティ型がある。

がいじつリズム【概日リズム】

光・温度など外的刺激を遮断しても、ほぼ24時間周期で体温が変動したり、一定の時間に眠くなったりするなどの生理的活動。サーカディアンリズム、体内時計ともいう。

がいじどう【外耳道】

耳の穴の入り口から、耳穴の奥にある鼓膜までの範囲。S字型で長さは約25mm。

かいじょ【介助】 ⚠️重要

自力では日常動作が困難な相手のニーズに応じて入浴、食事、排泄、移動、衣服の着脱などの手助けを行うこと。

がいしょうしんけいしょう【外傷神経症】
けがが回復しても、体の不調や不安、イライラなど精神的症状が続く状態。別名外傷性ストレス障害。

かいじょけん【介助犬】
高齢者や障害者などに対し、落としたものを拾う、ドアの開閉、物を持ってくる、不測の事態に助けを呼ぶなど日常動作の手助けを行う犬。法律では、官民間施設、交通機関など不特定多数が利用する施設の介助犬の同伴拒否を禁止している。

かいじょバー【介助バー】
ベッドに設置する手すりの一種。起き上がりや立ち上がり、車いすへの移乗動作を補助する。福祉用具のひとつ。

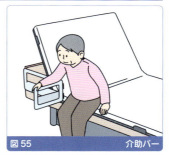

図55　介助バー

かいじょベルト【介助ベルト】
高齢者や障害者の腰に巻く福祉用具のひとつ。歩行訓練や入浴中などベルトの持ち手を掴み支えることで転倒を防止する。

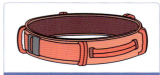

図56　介助ベルト

かいじょようくるまいす【介助用車いす】
車いすの一種。大車輪の外側に固定された小型の輪（ハンドリム）がないため、介助者が車いすを操作して移動する。

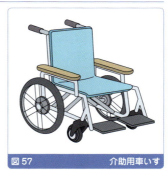

図57　介助用車いす

かいせん【疥癬】　⚠️重要
ヒゼンダニが原因の皮膚病。疥癬トンネルや赤い発疹などが現れる通常疥癬と、カキ殻のような垢が蓄積する角化型疥癬がある。

がいせん【外旋】

肩関節や股関節を内側から外側へ回す運動のこと。

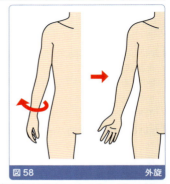

図58　外旋

かいそうほう【回想法】 !重要

過去の思い出を話すことで、脳を刺激し精神を安定させる心理療法のひとつ。認知症患者のリハビリテーションなどで行われる。

かいだんしょうこうき【階段昇降機】

階段に設置されたレール上をいすが移動し、自力で階段の昇降が困難な利用者を介助する装置。

関連 可搬型階段昇降機（p.77）、固定型階段昇降機（p.146）

かいだんののぼりおりかいじょ【階段の上り下り介助】 図59

要介護者が、階段の上り下りをするときに必要な手助けをすること。

かいちょうストーマ【回腸ストーマ】

大腸や直腸、肛門の切除後、お腹の右下側に造られる便の人工排泄口。排泄口に排泄物を貯めるパウチをつけて使用する。

同義 イレオストミー（p.23）

がいてん【外転】 !重要

手足を上げて体の中心軸から遠くへ動かす行為。下肢、上肢、足部などでできる。

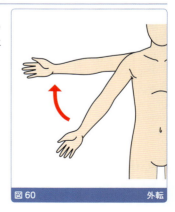

図60　外転

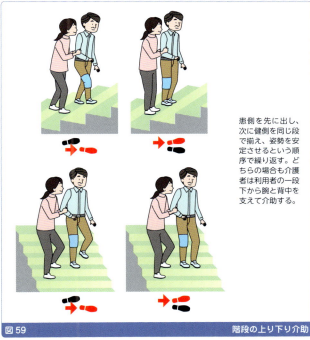

患側を先に出し、次に健側を同じ段で揃え、姿勢を安定させるという順序で繰り返す。どちらの場合も介護者は利用者の一段下から腕と背中を支えて介助する。

図59　階段の上り下り介助

かいてんベッド【回転ベッド】

寝たきりの要介護者の臥位を、仰向けや横向きなどに変えることができるベッドのこと。褥瘡予防につながる。

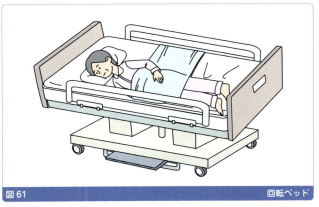

図61　回転ベッド

ガイドヘルパー【guide helper】

全身性障害、視覚障害、知的・精神障害などで単独の外出が困難な利用者に同伴し、移動介護サービスを提供できる資格を持つ人。都道府県および政令指定都市が行う研修修了者が対象。別名移動介護従業者。

ガイドヘルプサービス【guide help service】

地域生活支援事業のひとつ。高齢者や障害者が買い物などで外出するときに付き添う外出支援サービス。

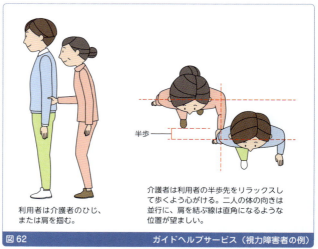

利用者は介護者のひじ、または肩を掴む。

介護者は利用者の半歩先をリラックスして歩くよう心がける。二人の体の向きは並行に、肩を結ぶ線は直角になるような位置が望ましい。

図62　　　　　　　　　　　ガイドヘルプサービス（視力障害者の例）

かいない【回内】

手や足を体の内側に動かすこと。手のひらを下にする、足の裏を外に向けるなどの動作。

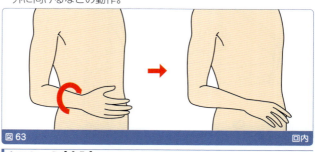

図63　　　　　　　　　　　　　　　　　　　　　　　　　回内

かいにゅう【介入】

地域組織化や社会福祉計画、精神的援助などを含め、社会福祉援

助活動において利用者に対し積極的に関わっていくこと。

かいば【海馬】 ⚠️重要
大脳辺縁系の一部で、記憶や空間学習能力などの働きを担う部位。アルツハイマー型認知症の進行に伴い萎縮する。

がいはんそく【外反足】
足のかかとがXのように内側に倒れこんでいる状態。先天的または加齢、肥満などで靭帯や筋肉のバランスが崩れて起こることがある。

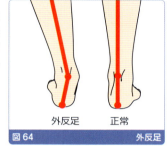

図64　　　　　　　　　　外反足

がいはんぼし【外反母趾】
足の親指が小指側に曲がったり、親指の付け根の骨が出っ張ったりする状態。痛みが激しくなり手術が必要な場合がある。

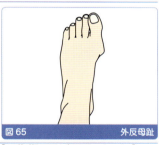

図65　　　　　　　　　　外反母趾

かいふくきリハビリテーション【回復期リハビリテーション】
病気の症状が安定した時期に、ADLの改善を目的に集中的に行うリハビリテーション訓練。

かいふくたいい【回復体位】
救命救急時に舌の喉への落ち込みや、吐物による窒息を防ぐためにとる姿勢。横向きで顎を前に出して上側の手の甲に顔をのせる。上側の膝を約90度に曲げ、下側の足は伸ばし身体を安定させる。

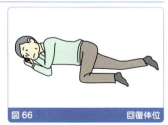

図66　　　　　　　　　　回復体位

がいぶサービスりようがたとくていしせつにゅうきょしゃせいかつかいご
【外部サービス利用型特定施設入居者生活介護】
ケアプラン作成は施設職員が行い、介護サービスは外部事業者が提供する特定施設入居者生活介護。指定を受けた介護施設が、要

介護者に食事や入浴などの日常生活上の支援や機能訓練などを提供する。

かいほうこっせつ【開放骨折】
強い衝撃により骨折し、皮膚にまで骨が飛び出している状態。
対義 閉鎖骨折 (p.358)

かいほうせいそんしょう【開放性損傷】
皮膚や粘膜の一部が体外に開くように損傷しているけが。切創、刺創など。

かいよう【潰瘍】
血行不良、ストレス、物理的または化学的刺激などが原因で皮膚の表面や粘膜の深部にまで炎症が及んでいる状態のこと。胃潰瘍、十二指腸潰瘍、潰瘍性大腸炎などがある。

かいようせいだいちょうえん【潰瘍性大腸炎】
大腸の粘膜にただれや潰瘍ができ、腹痛、下痢、下血などの症状が現れる。原因は不明で、国の指定難病となっている。

がいらいリハビリテーション【外来リハビリテーション】 !重要
病院や診療所で行うリハビリテーション。費用は健康保険の適用対象である。

かいりせいしょうがい【解離性障害】
強いストレス体験により当時の記憶の喪失、自分が誰か、どこにいるかなどの認識ができなくなる状態。

かいりせいだいどうみゃくりゅう【解離性大動脈瘤】
大動脈血管の内膜の一部が裂けて、外膜だけになった血管に瘤ができた状態。瘤が破裂すると死の危険があるため緊急手術が必要。

カイロプラクティック【chiropractic】
手で背骨などのゆがみを調整して神経の働きを高め、筋肉や関節の痛み、自律神経の乱れを軽減させるアメリカ発祥の民間療法。

カウンセラー【counselor】
依頼者の問題や悩みに対し、専門的知識や技術により相談対応する専門職。臨床心理士、心理カウンセラーなどの民間資格がある。

カウンセリング【counseling】
現在の悩みや問題に対し、専門的な知識や技術を用いて相談援助を行うこと。精神療法のひとつとして行うこともある。

かがくこきゅう【下顎呼吸】 !重要
下顎をひいた状態で口を開け閉めしながら喘ぐように呼吸すること。呼吸停止直前など死が近づくときにみられる。

かがくりょうほう【化学療法】
抗がん剤を使い、がん細胞の転移や増殖の抑制、すでに転移や増殖した可能性のあるがん細胞を治療する方法。

かかつどうぼうこう【過活動膀胱】
膀胱が突然収縮して尿意を感じ我慢できなくなる病気。尿意切迫感、頻尿、切迫性尿失禁などの症状がみられる。

かがみげんしょう【鏡現象】
鏡に映った自分の姿に対して話しかけたり怒ったりする行動。アルツハイマー型認知症の中期に見られる症状のひとつ。

かかりつけい【かかりつけ医】
同義 主治医（p.191）

かかわりをしめすいつつのきほんどうさ【かかわりを示す5つの基本動作】 ⚠ 重要

介護において、利用者とのコミュニケーションをとるための、SOLERと呼ばれる基本動作。まっすぐ向かいあう、開いた姿勢、相手へ少し体を傾ける、適度に視線を合わせる、リラックスして話を聞くの5つの動作を指す。

S=Squarely	利用者とまっすぐ向き合う
O=Open	柔軟に受け入れる姿勢
L=Lean	相手側に少し体を傾ける
E=Eye Contact	適度に目線を合わせる
R=Relaxed	ゆったりとした気持ちで話を聞く

図67　かかわりを示す5つの基本動作

かかんきしょうこうぐん【過換気症候群】 ⚠ 重要
不安、恐怖、緊張などの精神的ストレスにより呼吸が速く浅くなり、呼吸困難、頭痛、めまい、しびれ、失神などが起こる状態。別名過呼吸発作。

かきどう【下気道】
気道のうち、咽頭、喉頭、気管、気管支の総称。鼻腔から下咽頭までは上気道という。

かぎゅう【蝸牛】
内耳にあるカタツムリの形をした聴覚器官。耳小骨の振動により蝸牛内のリンパ液が揺れると電気信号に変わり聴神経に伝わる。
関連 図366「耳の構造」（p.378）

かくかぞく【核家族】
夫婦の少なくとも一方と未婚の子どもまたは夫婦のみで構成する世帯。

がくしゅうしょうがい【学習障害】

知的障害はないが聞く、話す、読む、書く、計算または推論のうち特定の能力の習得や使用が著しく困難な状態。日常生活に支障をきたすため不得意な動作を支援する必要がある。

同義 LD（p.430）

かくせいざいいぞん【覚せい剤依存】

覚せい剤の長期使用により、覚せい剤を我慢できない精神的依存や、効き目が切れて不安、抑うつ状態、幻覚、妄想などの身体的依存が現れる状態。

かくだいどくしょき【拡大読書器】

文字や画像を拡大して見る装置。介護保険による貸与や障害者総合支援法などによる給付の対象である。

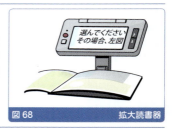

図68　拡大読書器

かくたん【喀痰】 !重要

咳とともに出る粘り気の強い分泌物。喫煙、肺炎、気管支炎などで多く見られる。細菌やウイルスが含まれることがあるため直接手で触れないようにする。

かくたんきゅういん【喀痰吸引】 !重要

口中や喉などに溜まる分泌物を機器で吸い取る医療行為。2012（平成24）年以降、認定特定行為業務従事者認定証を持つ介護従事者も、認定証に記載された行為の範囲内で行える。

かくたんきゅういんとうせいど【喀痰吸引等制度】 !重要

2012（平成24）年4月に始まった制度で、介護福祉士や研修を受けた介護職員は、施設内や利用者宅で喀痰吸引等が行えるようになった。

かくちょうきけつあつ【拡張期血圧】

同義 最低血圧（p.156）

かくまく【角膜】

黒目の上を覆う透明な膜。角膜損傷や感染症などで角膜が変形したり透明性を失ったりすると視覚障害が起こることがある。

関連 図368「眼の構造」（p.380）

かくり【隔離】

あるものと隔てて離すこと。感染症防止、精神障害の治療、他者への加害防止などのために医療行為として行うことがある。

ガーグルベースン
【gargle basin】
カーブした洗面器の一種で、ベッドの上などでうがいした水や嘔吐物を受けるときなどに使う。

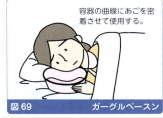
容器の曲線にあごを密着させて使用する。
図69　ガーグルベースン

かこきゅうほっさ【過呼吸発作】 !重要
呼吸が速く浅くなり、空気の吸い込みすぎによって、血液中の二酸化炭素が減少し頭痛、めまい、しびれ、呼吸困難、失神などの症状を起こす状態。過呼吸症候群ともいう。

かじえんじょ【家事援助】
障害者自立支援の居宅介護サービスのひとつ。身体介護以外に、掃除や洗濯などの家事を行う。

かしそうぐ
【下肢装具】 !重要
股関節から足先までの全体または一部に装着する装具。立位や歩行に必要な足の機能を補助する。

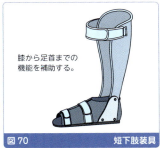
膝から足首までの機能を補助する。
図70　短下肢装具

カジノがたデイサービス【カジノ型デイサービス】
カジノ、パチンコ、麻雀など擬似通貨を用いたギャンブルを行うレクリエーションを行うデイサービス。ギャンブル依存の懸念からサービスの是非が討論されている。

がしょう【臥床】
ベッドに横になること。

かしょくしょう【過食症】
食欲を抑えられず一度に大量の食べ物を無心で食べ続ける行為で、後に嘔吐することも多い。摂食障害の症状の一種でストレスや対人関係が主な原因とされている。

かすいたい【下垂体】
ホルモンを分泌する脳内の器官。成長ホルモン、乳汁分泌ホルモン、副腎皮質ホルモン、甲状腺刺激ホルモンなどを分泌する。

カスケードかせつ【カスケード仮説】
アルツハイマー型認知症の発症原因に関する仮説のひとつ。遺伝や環境要因によりβアミロイドが脳に蓄積し、神経細胞死につながるという説。

ガスこうかん【ガス交換】 ⚠重要
体内に酸素を取り入れ二酸化炭素を排出すること。肺胞と血液の間で行われることを外呼吸、組織細胞と血液の間で行われることを内呼吸という。

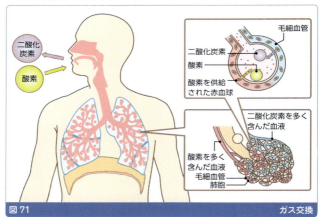

図71　ガス交換

かぜ【風邪】
上気道（鼻腔、咽頭、喉頭）のウイルス感染によって起こる急性炎症の総称。咳、鼻水、発熱、咽頭痛などの症状が現れる。

かせいきゅうまひ【仮性球麻痺】
延髄に病変はなく、その上部にある核上性の障害によって生じる、嚥下障害や構音障害などの運動障害。延髄の障害である球麻痺と症状が似ているが、舌萎縮は見られない。

関連　球症状（p.99）

かせいにんちしょう【仮性認知症】
記憶障害やもの忘れなど、認知症と似た症状の総称。脳の器質的変化によるものではなく、高齢者のうつ病やせん妄などでよくみられる。

かぞくかい【家族会】
同じ病気や障害をもつ患者の家族により結成され、情報交換や情報発信をしたり悩みを語ったりするなど、互いに支え合う活動を行う。

かぞくかいごしえんじぎょう【家族介護支援事業】
介護保険の地域支援事業のひとつで、要介護者を介護する家族を援助する事業。実施主体は市区町村。家族介護教室などが行われている。

かぞくかいごしゃ【家族介護者】
高齢者や障害者を在宅で介護している家族のこと。

かぞくケースワーク【家族ケースワーク】
高齢者や障害者が自立した生活を過ごせるように、対象者だけでなく家族への支援も含めた援助活動。

かぞくソーシャルワーカー【家族ソーシャルワーカー】
家族内の問題や課題に対して相談や援助を行う者。福祉事務所、児童相談所などのソーシャルワーカーが行うことが多い。

かぞくほこう【加速歩行】 ⚠重要
いったん歩き出すと前のめりのままだんだん早足になり、止まれなくなってしまう状態。パーキンソン病の特徴的な症状のひとつ。

かぞくりょうほう【家族療法】
患者本人と家族を対象にした心理療法のひとつ。患者に生じた精神症状の原因が、家族との関係にあると考えられる場合に行われる。

かたい【下腿】
膝から足首までの部分。

かだい【課題】
高齢者が自立した生活を維持するために支障となる問題のこと。高齢者が尊厳ある生活を続けられるように、問題解決のため具体的な方策を講じる必要がある。

かたいぎそく【下腿義足】
下腿を切断した人が、下腿の機能や形態を補うために装着する義肢。

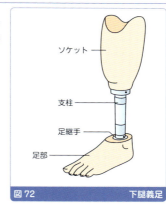

図72　下腿義足

かだいちゅうしんアプローチ【課題中心アプローチ】
対象者が直面している問題に焦点を合わせ、計画的なアプローチにより具体的な援助を行うこと。直接援助技術の一種。

かだいのめいかくか【課題の明確化（介護過程における）】
サービス利用者が生活上でどんな課題を持ち、どんな生活を希望するか把握した上で、その人が必要な支援を明確にすること。

かだいぶんせき【課題分析】
同義 アセスメント (p.9)

かだいぶんせきひょう【課題分析票】 !重要
介護保険の課題分析（アセスメント）に使われる書類でアセスメントシートと呼ばれる。利用者の生活課題を明らかにするための質問項目が並んでいる形式と、自由に記述する形式がある。

かだいぶんせきひょうじゅんこうもく【課題分析標準項目】
課題分析（アセスメント）を行う際に目安となる、厚生労働省がガイドラインで示した23項目。基本情報に関する項目と課題分析に関する項目からなる。

基本情報に関する項目
❶基本情報（受付、利用者等基本情報） ❷生活状況 ❸利用者の被保険者情報 ❹現在利用しているサービスの状況 ❺障害高齢者の日常生活自立度 ❻認知症である高齢者の日常生活自立度 ❼主訴 ❽認定情報 ❾課題分析（アセスメント）理由

課題分析（アセスメント）に関する項目
❿健康状態 ⓫ADL ⓬IADL ⓭認知 ⓮コミュニケーション能力 ⓯社会との関わり ⓰排尿・排便 ⓱褥瘡・皮膚の問題 ⓲口腔衛生 ⓳食事摂取 ⓴問題行動 ㉑介護力 ㉒居住環境 ㉓特別な状況

図73　課題分析標準項目

かたかんせつ【肩関節】
一般的には肩甲骨と上腕骨をつなぐ肩甲上腕関節（第一肩関節）のこと。広義の場合は、第二肩関節、肩鎖関節、胸鎖関節、肩甲関節を含む5つの関節の総称。

かたかんせつしゅういえん【肩関節周囲炎】
同義 五十肩 (p.142)

かたこきゅう【肩呼吸】 !重要
肩を上下に動かして行う呼吸。死期が近づいているときや喘息時など、強度の呼吸困難が起こったときに見られる。

カタトニー【catatonia】
統合失調症や自閉症で見られる病型。急激な興奮や無反応、硬い表情、硬直した姿勢などを示す。多くの場合、思春期に発症する。

かたまひ【片麻痺】
同義 片麻痺（p.361）

カタルシス【catharsis】
ギリシャ語で浄化を意味する心理学用語。悩みなどを言葉に表すことで心理的な苦痛から解放され、気分が楽になること。

カタレプシー【catalepsy】
誰かにとらされた姿勢を、それが不自然であっても保ち続け、自分の意思で動こうとしない状態。統合失調症、心因性精神障害、脳器質性精神病などでみられる。別名強硬症、蠟屈症。

かっけ【脚気】
倦怠感、食欲不振、足のむくみやしびれなどが現れる病気。ビタミン B_1 不足が原因。アルコール依存症により起こることもある。

かっけつ【喀血】 ⚠ 重要
気管や気管支、肺などから出血した血が、口から吐き出されること。痰に血液が混じる程度の軽いものは血痰という。
関連 吐血（p.297）

かつじぶんしょよみあげそうち【活字文書読上げ装置】
紙面に印刷された文字情報（音声コード）を音声で読み上げる、視覚障害者用の装置。日常生活用具給付事業の対象機器となっている。

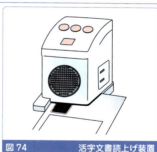
図74　活字文書読上げ装置

かっせいさんそ【活性酸素】
体内に取り込んだ酸素の一部が、酸化力の強い酸素に変化したもの。大量に増加すると正常な細胞に損傷を与え、老化やがんなどの原因になる。

かつどう【活動（ICFにおける）】
個人が目的を持って行う一連の動作からなる日常生活動作、職業的動作、余暇活動など社会生活および文化的生活に必要なすべての活動。国際生活機能分類を構成する要素のひとつ。

かつどうきろく【活動記録】
個人や集団の活動内容や結果などを記したもの。介護保険法では、指定訪問介護提供時に提供したサービス内容、保険給付額などの必要事項を記載した活動記録が義務化されている。

かつどうせいげん【活動制限（ICF における）】
個人が活動を行うときに起こる困難さのこと。ICF における活動の否定的な側面。

かつどうど【活動度】
日常生活における活動の程度を示したもの。

がっぺいしょう【合併症】
ある病気が原因となって起こる別の病気や症状。また、手術などの治療に伴って生じる病気を指すこともある。

かていかいご【家庭介護】
高齢者や障害者を同居している家族が自宅で介護すること。在宅介護、居住介護ともいう。

かていないじこ【家庭内事故】
家庭内で起こる転倒、転落、やけど、溺水などの事故。乳幼児や高齢者の事故が多く、浴室や階段、トイレなどで発生する。

かていないじこのぼうし【家庭内事故の防止】 ⚠ 重要
手すりの設置や段差の解消、脱衣所や浴室の暖房設置など生活環境を点検・整備し、家庭内事故を防ぐこと。

- 玄関に椅子などを置き、座って靴を履けるようにする
- 玄関、廊下、階段などには明るい照明やフットライトを設置する
- マット、カーペットなどには滑り止めを付ける
- 玄関、浴室、家の中の段差をなくし、手すりを付けるようにする
- 整理整頓し、階段や床に転倒しそうな物を置かないようにする
- 裾や袖の広がっている服を着る際は火の燃え移りに注意する
- 脱衣室と浴室との温度差をなくすため、暖房器具を設置する
- 体調が悪い、飲食後などにはお風呂に入らないようにする
- お風呂のお湯は 40 度以下に設定する
- 入浴前はかけ湯し、湯船から出る際はゆっくり立ち上がるようにする

図75　　　　　　　　　　　　　　　　　　　　家庭内事故の防止方法の例

かていようけつあつけい【家庭用血圧計】 図76
家庭で手軽に測定できる市販の電子血圧計。手首、上腕、指で測るタイプがある。日本高血圧学会の家庭血圧測定ガイドラインでは、上腕計測タイプを推奨。

カテコールアミン【catecholamine】
神経伝達物質の一種であるドーパミン、ノルアドレナリン、アドレナリンの総称。体内で過剰になると興奮状態が起こり、不足すると脱力感、意欲低下、抑うつ状態を招く。

カテーテル【catheter】
血管や体腔、臓器などに挿入する医療処置用の管。体内に薬剤や栄養を注入したり、体液（尿や胃液、腹水など）を排出したりするために使用される。

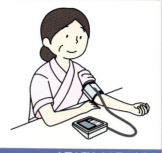

- 食事、入浴、運動の直後や、排泄を我慢しているときは正しく測定されないので避ける。
- リラックスした状態で測る。測定前に深呼吸などをすると良い。
- 心臓と同じ高さになるように上腕に腕帯（カフ、マンシェット）を巻く。
- いつも同じ腕を同じ体位で測定する。
- 測定中は、体や腕を動かさない。

図76　血圧を測定する際の注意点

かとう【果糖】

単糖類の一種で、果物やハチミツに多く含まれる。甘味が強く、水に溶けやすい性質がある。

かどう【寡動】 !重要

筋力低下や麻痺などがないにもかかわらず、日常の動作が極めて緩慢になり、表情も乏しくなる状態。パーキンソン病のほか精神障害でもみられる。

カナタイプライター【kana typewriter】

カタカナで表現するタイプライター。視覚障害者が意思伝達手段として使う。障害者自立支援法による日常生活用具の一種。

カニューレ【cannula】

体内の血管や体腔に挿入する医療処置用の管で、体液の排出や薬剤の注入、気管を切開した際の送気に用いる。

関連 気管カニューレ（p.90）

かはんがたかいだんしょうこうき【可搬型階段昇降機】

車いすにキャタピラーや昇降フット、車輪などを取り付けることで、要介護者を車いすに乗せたまま階段を昇降できる福祉用具。

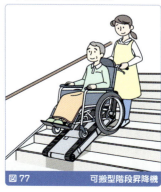

図77　可搬型階段昇降機

かはんがたスロープ【可搬型スロープ】
持ち運び可能なスロープ。バリアフリー化されていない建物の段差に渡して使用する。

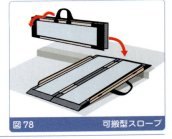
図78　可搬型スロープ

かはんしんまひ【下半身麻痺】
下半身の神経障害によって起こる運動麻痺。運動中枢から筋線維までのいずれかの障害が原因。別名対麻痺。

かびんせいちょうしょうこうぐん【過敏性腸症候群】
強い緊張やストレスの影響で、消化管には異常がないのに下痢や便秘、腹痛、腹部不快感が続く病気。

カフ【cuff】
血圧測定時に腕に巻く細長い袋状の布。中にゴム囊が入っていて、空気を入れて、膨らませる。別名マンシェット。または気管カニューレの先端部に付いている風船状のもの。

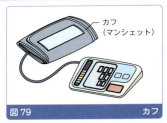
図79　カフ

かめんうつびょう【仮面うつ病】
うつ病の症状のひとつ。不眠や食欲不振、倦怠感などの身体症状が強く現れ、精神症状である抑うつが隠れている状態。更年期の女性や高齢者によく見られる。

かめんようがんぼう【仮面様顔貌】
表情が乏しくなり、仮面のような顔つきになる状態。筋肉が硬直するパーキンソン病やうつ病などの精神疾患で見られる。

かゆ【粥】
治療食や介護食などのひとつで、水を多めに入れて米を炊いたもの。米と水の量の比率によって、三分粥（1：20）、五分粥（1：10）、七分粥（1:7）、全粥（1:5）に分けられる。

かようしょうこうぐん【過用症候群】　⚠重要
運動や訓練をしすぎることで起こる運動機能の障害。筋肉の炎症や骨折、心身の消耗などさまざまな症状が出現する。
関連　誤用症候群（p.149）

からえんげ【空嚥下】
嚥下訓練のひとつで、口中に食べ物が入っていない状態で唾を飲み込むこと。

ガラクトース【galactose】
単糖類の一種で、乳汁に含まれる乳糖の構成成分。寒天に含まれるガラクタンの成分でもあり、天然に多く存在する。

からのすしょうこうぐん【空の巣症候群】
子どもが就職や結婚で家を出ていったあと、親が空虚感や孤独感、不安を覚えて抑うつ状態になること。中高年女性に多く見られる。

カリウム【potassium】 !重要
ミネラルの一種。体内のナトリウムを排出して血圧を下げる、老廃物の排出を促す、筋肉の収縮を円滑にするなどの作用がある。

カルシウム【calcium】 !重要
ミネラルの一種。骨や歯に多く含まれ、神経を安定させる、筋肉の収縮を活性化する、血圧を下げるなどの作用がある。

カルシウムきっこうやく【カルシウム拮抗薬】
高血圧症や狭心症、不整脈などの治療薬。血管を拡張させて血圧を下げたり、血流を促して動脈硬化を防ぐ作用がある。

カルテ【chart】
患者の症状、診断名、治療などに関して医師が記載する診療記録カード。医師法によって5年間の保存義務が定められている。

かれい【加齢】
年齢を重ねること。物理的な時間経過を指す。一方、加齢に伴って起こる精神的、身体的機能の低下については老化という。

かれいおうはんへんせい【加齢黄斑変性】
関連 ▶ 黄斑変性症 (p.40)

カロテノイド（カロチノイド）【carotenoid (carotinoid)】
植物、動物、微生物などのオレンジ、赤または黄色の色素。抗酸化作用により動脈硬化、がんなどを予防するといわれている。

カロテン【carotene】
黄色や赤色などの色素の一種で、体内でビタミンAに変換される。皮膚や粘膜を正常に保つほか、成長を促進し免疫機能も高める。

がん【癌】
同義 ▶ 悪性腫瘍 (p.7)

がんあつ【眼圧】 !重要
眼球の形状や大きさを一定に保つのに必要な、眼球内の圧力のこと。眼圧が上昇すると緑内障になるリスクが高まる。

かんいスロープ【簡易スロープ】
同義 可搬型スロープ（p.78）

かんいてすり【簡易手すり】
ベッドやトイレの横、浴槽の壁などにネジやベルトで固定する手すり。足腰が弱い人の立ち座りを介助する福祉用具の一種。

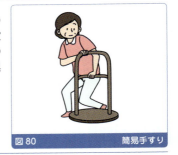

図80　簡易手すり

かんいよくそう【簡易浴槽】
要介護者を自宅等の浴槽以外で入浴させることができる移動可能な浴槽。寝たままや座ったままの姿勢で入浴できるものもある。

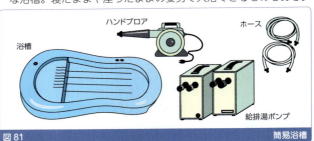

図81　簡易浴槽

かんえん【肝炎】
肝臓の炎症性疾患。ウイルス感染によるものが最も多く、そのほかアルコールや薬物なども原因となる。黄疸、発熱、倦怠感、食欲不振などの症状が現れる。

かんおんせいなんちょう【感音性難聴】
内耳から聴神経にかけての障害が原因となる難聴。加齢や長時間騒音下にいた場合などに起こることがある。

かんかい【寛解】
症状が一時的または永続的に緩和または消失した状態。がんや統合失調症、双極性障害など、再発リスクのある難治性の病気に用いられる語。

かんかくき【感覚器】
外界からの刺激を受けて中枢神経系に伝え、感覚を生じさせる器官の総称。目、耳、鼻、舌、皮膚などがある。

かんかくきおく【感覚記憶】 ! 重要
感覚器が受け取った情報のうち、瞬間的にしか保持されない記憶。ここで意味のある記憶として選択された情報が短期記憶になり、さらに長期記憶に移行されるものもある。

かんかくしょうがい【感覚障害】
視覚、聴覚、嗅覚、味覚、触覚などに生じる障害。感覚鈍麻、感覚消失、感覚過敏、錯感覚、異常感覚の5種類がある。

かんかくせいしつご【感覚性失語】
同義 ウェルニッケ失語（p.27）

かんかくだいこうきき【感覚代行機器】
視覚や聴覚など障害のある機能を代行する機器や装置のこと。視覚障害者にとっての白杖、聴覚障害者にとってのサウンドマスター、パトライトなど。

かんかくまひ【感覚麻痺】
触覚、痛覚、温度感覚などの鈍化、痛み、しびれなどが現れる麻痺。脳梗塞や脳出血、事故による後遺症などが原因。

かんかくや【感覚野】
大脳皮質に存在し、触覚や痛覚、圧覚などの感覚に関わる部位。

かんがん【肝がん】
肝臓に発生するがん。初めから肝臓で発生した原発性と、他の臓器からの転移性の肝がんがある。原発性肝がんは肝炎や肝硬変から移行することが多い。

かんき【換気】
一般には室内の空気の入れ換えをいう。医学用語においては呼吸を指す。

かんきのう【肝機能】
肝臓の機能。小腸など消化管で吸収された栄養素の合成・分解・貯蔵、解毒、胆汁の分泌、造血などさまざまな働きがある。

かんきょういんし【環境因子（ICFにおける）】 ! 重要
国際生活機能分類（ICF）では人々が生活し、人生を送っている物的な環境や社会的環境、人々の社会的な態度による環境を構成する因子と定義している。

かんきょうせいぎょそうち【環境制御装置】 P.82 図82
特に上肢などに重い障害のある身体障害者が、身の回りの電化製品の操作を可能にする装置。呼気や瞬きなどで作動させる。

かんけいもうそう【関係妄想】
妄想の一種。統合失調症の症状で、本来は無関係な出来事を自分に関係づけて考え、被害妄想などにつながることもある。

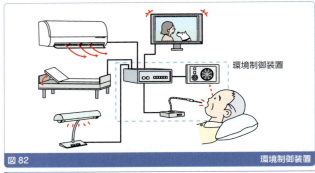

図82　環境制御装置

かんげざい【緩下剤】
排便を促す下剤で、効き目の緩やかなもの。

かんけつせいはこう【間欠性跛行】 !重要
歩くと足が痛んで跛行（引きずるような歩き方）となり、少し立ち止まると痛みが和らぎ再び歩けるようになる、という状態を繰り返すこと。閉塞性動脈硬化症などの初期症状である場合が多い。

がんけんしん【がん検診】
がんの早期発見のための健康診断。市区町村が裁量で実施する検診の対象は胃がん、大腸がん、肺がん、子宮がん、乳がんの5種。

がんけんしんすいしんじぎょう【がん検診推進事業】
実施主体は市区町村。がん検診に加え、正しい健康意識の普及やがん早期発見のための受診を促す啓蒙活動なども含む。

かんこうへん【肝硬変】 !重要
慢性的な肝障害のため肝細胞が破壊され、肝臓が硬化してしまう疾患。アルコール性肝障害や脂肪肝などが原因となる。またウイルス性肝炎が原因となることもあり、その場合、肝がんへと移行することが多い。

かんごかてい【看護過程】
看護活動を行う上で基盤となるもの。対象者の立場になって問題を解決し、エビデンスに基づいた看護を実践するための科学的な思考過程。

かんごけいかく【看護計画】
個々の入院患者に対する看護の実施方法の計画。最適な医療と療養、健康の回復などのための援助を目的とし、目標を設定する。

かんごこんなん【喚語困難】
言いたい言葉、特に固有名詞が出てこない症状。加齢と共に現れる

ことが多いが、若年でも失語症の場合に見られる。別名、語健忘。

かんごし【看護師】
療養上の世話や診療の補助を行う業務独占の専門職名。診療や手術の補助、患者の世話や介護、病気予防、健康の増進に携わる。

かんこつ【寛骨】
腸骨、坐骨および恥骨からなり、これに仙骨を加え骨盤を構成する。

かんごようやく【看護要約】
同義 サマリー（p.161）

かんさつ【観察】 ⚠重要
物事を注意深く見ること。介護においては、利用者や利用者が置かれている状況の客観的な把握が重要。

カンジダ【candida】
真菌、いわゆるカビの一種。健康な場合は無害だが、体力や免疫力が低下した状態では、カンジダ皮膚炎、口腔カンジダ症などを引き起こす。

カンジダせいこうないえん【カンジダ性口内炎】
カンジダという真菌の増殖で起こる口内炎。舌や口腔粘膜などに白い苔状のものが広がり、剥がれると赤くただれ痛みが伴う。

かんしっかんしゅうちゅうちりょうしつ【冠疾患集中治療室】
同義 CCU（p.419）

かんしつせいはいえん【間質性肺炎】
肺胞の壁や周辺に炎症を起こした状態。炎症によって壁が厚くなり、肺が固くなる結果、呼吸困難を引き起こす。

かんじょういにゅう【感情移入】
相手の言葉や体験に対して、相手の感情に共感し、一緒に喜んだり悲しんだりすること。

かんじょうしっきん【感情失禁】
ささいなことで急に泣く、笑う、怒るなど激しい感情が表出する症状。脳血管疾患や脳血管性認知症などに見られる。別名、情動失禁。

かんじょうしょうがい【感情障害】
気分が落ち込んだり、躁状態になったりする精神疾患の一種。ICD-10の分類上は気分障害と呼ぶ。

かんじょうてんい【感情転移】
心理療法やカウンセリングの過程で、依頼者が過去に出会った人への感情や態度を当人でなくカウンセラーに向けること。

かんじょうどうみゃく【冠状動脈】
同義 冠動脈（p.87）

かんじょうどんま【感情鈍麻】
統合失調症などの症状のひとつで、意欲が低下して周囲の出来事に無関心となり、感情表現が乏しくなった状態。

がんせいひろう【眼精疲労】
眼の酷使により、かすみ、充血、痛みに加え、頭痛、肩こりなどの症状が現れること。原因は視力矯正不良、ドライアイ、緑内障、白内障など。

かんせつ【関節】
骨同士の連結部。互いに可動性を持ち連結した可動関節、しっかり結合して動かない不動関節、繊維軟骨でつながっている半関節がある。

かんせつうんどう【関節運動】
関節を曲げたり伸ばしたりすること。関節運動をしない状態が続くと拘縮の原因となる。

かんせつえき【関節液】
関節包という関節を覆う膜の内側にある透明で粘り気のある液体。関節がスムーズに動くよう潤滑液の働きをする。別名滑液。

かんせつえんじょぎじゅつ【間接援助技術】
社会福祉援助技術のなかの一区分。問題解決のために、利用者個人ではなく取り巻く地域、社会制度、機関などに働きかける技術。

かんせつかどういき【関節可動域】 !重要
肩、肘、股、膝などの関節を最大限に無理なく動かせる方向や範囲。運動機能に影響し、解剖学的位置からの角度で表す。略称はROM。

かんせつかどういきくんれん【関節可動域訓練】
関節可動域の拡大・維持のためのリハビリで、ROM訓練ともいう。痛みの有無を確かめながら、徐々に可動域を広げていく。

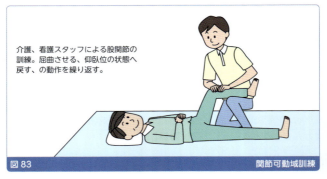

介護、看護スタッフによる股関節の訓練。屈曲させる、仰臥位の状態へ戻す、の動作を繰り返す。

図83　関節可動域訓練

かんせつかどういきテスト【関節可動域テスト】

体の関節について自動運動の可否や可動できる角度などを測定する。姿勢は仰向けまたは側臥位で、座位の場合は端座位で行う。別名 ROM テスト。

かんせつこうしゅく【関節拘縮】
同義 拘縮 (p.133)

かんせつリウマチ【関節リウマチ】 ⚠重要

関節に炎症が起こり腫れて痛む病気で、単にリウマチともいう。自己免疫疾患ともされ、中高年の女性に多い。進行すると関節の変形や微熱など全身症状が現れる。介護保険の特定疾病のひとつ。

かんせん【汗腺】

汗を皮膚の表面に分泌するための器官。毛包のアポクリン腺と、表皮のエクリン腺がある。発汗には、気化熱によって体を冷やし体温を調節する働きがある。

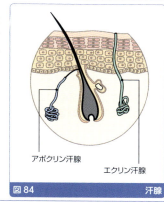

図84　汗腺

かんせん【感染】

体内に細菌やウイルスなどが侵入し増殖した状態。感染が原因で起こる病気を感染症という。

かんせんかんりにんていかんごし【感染管理認定看護師】

感染管理に対する熟練した技術と知識を用いて、高い水準の看護を実践する看護師。日本看護協会の審査に合格することで、認定される。

かんせんけいろ【感染経路】 P.86 図85

細菌やウイルスなどの病原体が人などの体内に侵入し、増殖、感染していく経路のこと。

かんせんしょう【感染症】

ウイルス、細菌などの病原体が体内に入り増殖することで引き起こされる病気の総称。体内の免疫力が高ければ症状は現れないが、抵抗力の低下した高齢者などは、肺炎や結核などに注意が必要となる。

感染経路	特徴	代表的な病原体
接触感染 (経口感染を含む)	病原体が付着した状態で手や指、食品、器具などを触り、他の人がそれらに接触することによって広がる	ノロウイルス、腸管出血性大腸菌、メチシリン耐性黄色ブドウ球菌(MRSA)、緑膿菌など
飛沫感染	せき、くしゃみ、会話などによって、病原体を含む唾液などの飛沫が空気中に広がり、それらを吸い込むことで感染する。飛び散る範囲は半径1mほど	インフルエンザウイルス、ムンプスウイルス、風疹ウイルス、レジオネラ属菌など
空気感染	空気中に漂う病原体を吸い込んで感染する。空気の流れにのるので広範囲に広がりやすい	結核菌、麻しんウイルス、水痘ウイルスなど
血液媒介感染	針の使い回しや不衛生な器具などによって病原体に汚染された血液や体液などが体内に入り感染する	B型肝炎ウイルス、C型肝炎ウイルス、ヒト免疫不全ウイルス(HIV)など

図85　感染経路

かんせんしょうのよぼうおよびかんせんしょうのかんじゃにたいするいりょうにかんするほうりつ
【感染症の予防及び感染症の患者に対する医療に関する法律】
同義 感染症法（p.86）

かんせんしょうほう【感染症法】
正式名称は感染症の予防及び感染症の患者に対する医療に関する法律。感染症の発生の予防、蔓延の防止を目的とする。伝染病予防法、性病予防法などが統合され1998（平成10）年制定。

かんせんたいさくいいんかい【感染対策委員会】　！重要
介護施設や病院などにおいて、感染管理体制の一環として設けられる委員会。感染症予防と感染症発生時の対応が主な役割。

かんせんばくはつ【感染爆発】
特定の感染症が人から人へと急激に蔓延し、広範囲で流行している状態。別名パンデミック。

かんせんよぼう【感染予防】　！重要
病原体の体内への侵入、増殖を予防すること。❶病原体除去のための消毒、滅菌　❷免疫力向上のための栄養摂取や休養、予防接種　❸感染経路遮断のための手洗いやうがい、などが基本。

がんそう【含嗽】
水や薬液などで口をすすぐこと。洗口法、うがい。

かんぞうがん【肝臓がん】
肝臓にできた悪性腫瘍。ウイルス性やアルコール性の慢性肝炎を放置すると、肝臓がんに進行しやすい。別名肝がん。

かんそく【患側】
体の麻痺のある側を指す。特に脳血管疾患などに後遺症で片麻痺が生じた場合に使われる。麻痺のない側は健側といい、区別する。

がんたいさくきほんほう【がん対策基本法】
がん対策を総合的・計画的に推進するための法律。2007（平成19）年施行。がんの予防と早期発見の推進、がん医療における地域格差の是正、研究の推進などの基本的施策が規定されている。

かんたいせいけいれん【間代性痙攣】
手足、顔、まぶたなどが震えるように小刻みに動く痙攣。筋の短時間での収縮と弛緩が反復する。てんかんの大発作時に多く見られる。

かんちょう【浣腸】 ⚠重要
肛門から直腸や結腸に液体を注入することで、便やガスの排除を促す行為、もしくはそのための薬剤そのもの。血圧の変動につながるため、心臓疾患のある人などは注意が必要。

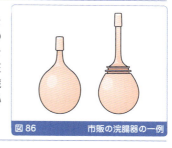

図86　市販の浣腸器の一例

かんどうみゃく【冠動脈】
心臓を取り囲む血管で、心筋へ酸素と栄養を供給する役割を持つ。この血流が悪くなると、狭心症や心筋梗塞を引き起こす。冠状動脈ともいう。

かんにゅうそう【陥入爪】
足指の爪の角が両側縁に深く食い込み、軟部組織に刺さった状態。そこに細菌感染が起こると、腫れや痛み、化膿などが生じ、歩行に支障をきたす場合がある。巻き爪の一種。

かんにゅうべん【嵌入便】 ⚠重要
直腸内に栓をしたように、大量の宿便が溜まり自力で出せなくなった状態。強度の便秘などが原因。高齢者に多くみられる排便障害。

かんねんほんいつ【観念奔逸】
思考障害の一種。思考の進み方が速まりいろいろな考えが次々に浮かぶが、まとまらない状態で、普段よりも多弁になる。躁病などに多い。

かんのう【間脳】
脳の一部で大脳半球と中脳の間にある。視床、視床上部、視床下

部などに分けられる。視床下部(ししょうかぶ)は自律神経系の中枢。

関連 視床（p.171）、視床下部（p.171）

カンピロバクター【campylobacter】
食中毒の病原菌のひとつ。加熱、殺菌処理が不十分な食肉、井戸水などから感染する。腹痛、下痢(げり)、発熱、関節炎といった症状が現れる。

カンファレンス【conference】
医師、ケアマネジャー、介護事業者などで行う会議。要介護者の状態の変化、新たな課題や問題点の確認などを検討する。

かんぽう【漢方】
医学体系のひとつ。中国伝来の伝統的な診断法に基づいて、天然の薬効成分を持つ生薬を処方し、体全体の不調和を是正する。

ガンマグロブリン【gamma globulin】
血液中のたんぱく質で、細菌やウイルスを攻撃する抗体を持ち、免疫に関与する。ガンマグロブリン製剤は川崎病の治療にも使用。

がんめんきんまひ【顔面筋麻痺】
神経の麻痺により顔の筋肉が思うように動かない状態。原因疾患(しっかん)が明らかな症候性顔面麻痺と、原因が不明な特発性顔面神経麻痺（ベル麻痺(まひ)）がある。 別名顔面神経麻痺(まひ)。

かんもく【緘黙】
言葉を発しない状態で、無言症ともいう。器質的な障害はないが、統合失調症、うつ病、認知症患者などに見られる。

かんりえいようし【管理栄養士】
栄養士業務のうち、より高度な知識と技術で給食の栄養管理や、療養を目的とした栄養指導などを行う専門職、国家資格名。

かんれいりょうほう【寒冷療法】
氷や湿布薬で炎症部分を冷やして消炎・鎮痛を図る療法。捻挫や筋肉疲労などの治療に有効。

かんれき【還暦】
満60歳のこと。生まれた年から60年経つと甲(きのえ)、乙(きのと)などの十干と干支の十二支が一周して戻ることが由来。

かんわケア【緩和ケア】 ⚠重要
疼痛(とうつう)や嘔気(おうき)をはじめ、不安、抑うつなど身体的・精神的苦痛を緩和し、QOL（生活の質）を維持・向上させる医療、介護。がん対策基本法には、早期からの緩和ケア提供が盛り込まれている。

かんわケアびょうとう【緩和ケア病棟】
人員や構造設備などについて厚生労働省が基準を定めている病棟で、主にがん患者などに緩和ケアを提供する。ホスピスともいう。

かんわりょうほう【緩和療法】 !重要
同義 緩和ケア（p.88）

がんをふせぐためのしんじゅうにかじょう【がんを防ぐための新12か条】

がん研究振興財団が示す日本人のためのがん予防法。2011(平成23)年改訂。国立がん研究センターの研究などをもとに、喫煙、飲酒、食事などの見直し、適切な検診などを提案している。

❶ たばこは吸わない
❷ 他人のたばこの煙をできるだけ避ける
❸ お酒はほどほどに
❹ バランスのとれた食生活を
❺ 塩辛い食品は控えめに
❻ 野菜や果物不足にならないように
❼ 適度に運動
❽ 適切な体重維持
❾ ウイルスや細菌の感染予防と治療
❿ 定期的ながん検診を
⓫ 身体の異常に気がついたら、すぐに受診を
⓬ 正しいがん情報でがんを知ることから

図87　　　　　　　　　　　　　　　　　　　　　　がんを防ぐための新12か条

きいせいにょうしっきん【奇異性尿失禁】
同義 溢流性尿失禁（p.20）

きおうれき【既往歴】
その人の過去の病歴のこと。または健康状態と共に記録したもの。診断や治療法、薬の処方などを決定するうえで重要な資料となる。現在の疾病に関しては現病歴といい、区別する。

きおくしょうがい【記憶障害】
見聞きしたことを覚え（記銘）、それを保持して、必要に応じて取り出す(想起)、といった各機能が衰えたり失われたりする障害。

きかいよく【機械浴】
利用者を、機械を使って入浴させる方法。いすに座ったまま、またはストレッチャーに寝たまま浴槽につかることができ、そのまま体を洗うこともできる。

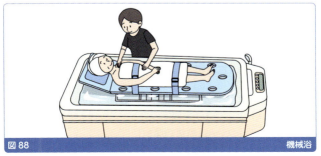

図88　　　　　　　　　　　　　　　　　　　　　　　　　　　　　　　　機械浴

きかん【気管】

喉頭から気管分岐部までの細長い器官で、空気の通り道。気管分岐部からは、気管支が左右の肺に続いている。

ぎがん【義眼】

病気や事故により、眼球が失われた際に用いられる人工の眼球。ガラスや合成樹脂などで作られる。障害者自立支援制度による補装具費支給の対象となる。

きかんカニューレ【気管カニューレ】 !重要

気管切開をした際に装着する人工呼吸器のチューブ。呼吸管理のために取り付ける。

関連▶カニューレ (p.77)

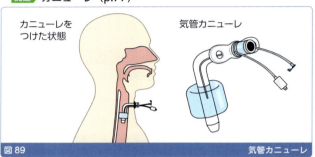

図89　　　　　　　　　　　　　　　　　　　　　　　気管カニューレ

きかんしえん【気管支炎】

細菌やウイルスにより気管支が炎症を起こし、発熱、呼吸困難、胸痛、激しい咳などがみられる病気。炎症が気管支の先にある肺まで広がった状態が肺炎。

関連▶肺炎 (p.325)

きかんしぜんそく【気管支喘息】 !重要

慢性的な気管支の炎症、気道の狭窄などが特徴の疾患。呼吸が苦しくなり、喘鳴や咳などの症状が起こる。アレルギーが原因となるが、外因となるアレルゲンが不明な場合も多い。感染や精神的ストレス、大気汚染などが誘発することもある。

関連▶喘息 (p.244)

きかんせっかい【気管切開】

のどを切り開き、気管に穴をあけること。何らかの原因で呼吸が困難になった際、気道確保のために行われる処置。切開口には気管カニューレなどの人工呼吸器のチューブを挿入する。

きかんないきゅういん【気管内吸引】

気管内にある異物や分泌物を取り除く処置。口や鼻からカテーテ

ルを挿入して吸引する。

きかんないそうかん【気管内挿管】
気道を確保するためや、誤飲の防止をするために行う処置。口や鼻からチューブを挿入する。

ききかいにゅう【危機介入】
事故、自然災害などの問題による危機状態からの脱出を目的とし、危機に直面した本人や家族に積極的に働きかける援助方法。

ききてこうかん【利き手交換】 !重要
麻痺、病気やけがによる切断など、利き手側が使えなくなった場合に、反対側の手を訓練して使えるようにすること。QOLの確保のために重要。

ききょようしき【起居様式】
住宅内での生活様式のこと。椅子やベッドなどを使う椅子座様式と、畳に直接座ったり布団を敷いて寝たりする床座様式がある。

きざい【起座位】
呼吸困難などが起こった際にとる座位のひとつ。上体を起こして座り、テーブルなどに置いたクッションや枕などを抱えるようにしてうつ伏せに座る体位。

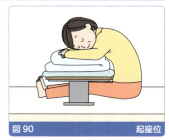

図90　起座位

きざこきゅう【起座呼吸】
臥位より起座位のほうが呼吸が楽になる状態。呼吸器疾患があると、仰臥位になったときに肺への血流が増して肺うっ血が起こり呼吸困難を招くことがある。

きざみしょく【きざみ食】 !重要
そしゃくする力が弱い人のために、食べ物を小さく刻んで食べやすくした食事。ただしただ刻んだだけでは十分ではなく、食欲が高まるような盛りつけや、飲み込みやすくするためにとろみをつけるなど、工夫が必要。

ぎし【義肢】
四肢を失った際に、その部分の機能や外観を補うための人工の手足のこと。大きく分けて、上肢を補う義手と、下肢を補う義足の2種類がある。

ぎし【義歯】 !重要
失われた歯を補う、人工の歯。一般的に入れ歯と呼ばれる。自分

で着脱できるものには総入れ歯と部分入れ歯がある。骨に穴をあけて接着するインプラント義歯も義歯の種類のひとつ。

ぎしそうぐし【義肢装具士】

義肢、装具の製作や、それらが身体に合うよう調整する専門の職業。1987年（昭和62年）の義肢装具士法の制定により創設された国家資格。

関連 義肢（p.91）

きしつせいせいしんしょうがい【器質性精神障害】

脳の病変が原因で起こる精神障害のこと。症状には、せん妄、認知症、健忘症候群、器質性妄想症候群、器質性幻覚症、器質性感情症候群、器質性パーソナリティ障害などがある。

関連 機能性精神障害（p.95）

ぎしのていれ【義歯の手入れ】 !重要

義歯の清掃。口腔内を清潔に保つために必須である。毎食後に外して歯ブラシで磨く。また寝る際にも外して磨いてから、洗浄液に浸しておく。

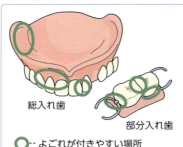

- 毎食後に手入れする。
- よごれが付きやすい部分は念入りに掃除する。
- 外した際は歯や口の中もケアする。
- 手入れ中に義歯を落とさないように注意する。水を張った洗面器やタオルの上などで磨くと落下しても壊れにくい。
- 一般的な歯ブラシか義歯用の歯ブラシを使う。
- 研磨剤入りの歯磨き剤は使わない。

図91　義歯の手入れ

きじゅ【喜寿】

77歳の別名および77歳を祝う賀礼。喜の字は草書体が七十七と読めることが由来。

ぎしゅ【義手】

上肢を失った際、その外観や機能を補うために用いる義肢。装飾用義手、能動義手、作業用義手、電動義手の4種類がある。障害者総合支援法の適用となる。

きじゅんがいとうかいごよぼうサービス
【基準該当介護予防サービス】

基準該当サービスで認められた介護予防サービスのこと。

関連 基準該当サービス（p.93）、介護予防サービス（p.59）

きじゅんがいとうきょたくかいごしえん【基準該当居宅介護支援】
基準該当サービスで認められた居宅介護支援。
関連 基準該当サービス（p.93）、居宅介護支援（p.104）

きじゅんがいとうサービス【基準該当サービス】
介護保険制度では、介護予防支援事業者として都道府県等の指定を受けるために、一定の条件を満たす必要がある。ただし一部を満たしていなくても、保険者である市区町村の判断で一定の水準を満たしていると認めた場合、被保険者に特例居宅介護サービス費等として支給される。これを基準該当サービスといい、居宅サービス、居宅介護支援、介護予防サービス、介護予防支援について認められている。
関連 基準該当介護予防サービス（p.92）、
基準該当居宅介護支援（p.93）

きじゅんがいとうしょうがいふくしサービス
【基準該当障害福祉サービス】
障害者自立支援法の対象となる指定要件の一部を満たさない場合でも、一定水準を満たすサービス提供事業者については、市区町村の判断で障害者自立支援法による給付対象とできる制度。

ぎそく【義足】
下肢を失った際、その外観や機能を補うために用いる義肢。股義足、大腿義足、下腿義足、膝義足、サイム義足（すねと足首のあいだの関節を切断した場合に使用）などがある。障害者総合支援法の適用となる。

きそたいしゃりょう【基礎代謝量】
生命維持のために消費する１日のエネルギー量のこと。性別、年齢、体重によって異なる。

きそねんきん【基礎年金】
すべての国民に共通して支給される年金。老齢基礎年金、障害基礎年金、遺族基礎年金の３種類がある。

きたくがんぼう【帰宅願望】
認知症の人が自宅や施設にいるときに「家に帰りたい」と訴えたり、実際に外に出ようとしたりする言動のこと。

ぎつうふう【偽痛風】
関節液内にピロリン酸カルシウムの結晶が沈殿し、関節の痛み、腫れ、こわばりなどが起こる病気。別名軟骨石灰化症。痛風は、血中の尿酸増加によって関節液内に尿酸ナトリウム結晶が生じる病気。
関連 痛風（p.277）

きつおん【吃音】
言語障害の一つ。なかなか言葉が出てこない、最初の音を繰り返す、言葉がつかえるなどの症状がある。

ぎっくりごし【ぎっくり腰】
腰に突然激しい痛みが起こり、寝返りもできなくなるなど、日常生活に支障をきたすまでになる。急性腰痛症。

きどう【気道】
口・鼻から肺までの空気の通り道で、鼻腔と咽頭上部を上気道、咽頭、気管、気管支を下気道という。

きどうかくほ【気道確保】 !重要
救急処置の一つで、気道を広げて呼吸ができるようにすること。意識を失った際、舌根の沈下や異物がつまって窒息することがあるため、これを防ぐために行う。気道確保としては、頭部を後ろに傾けて気道を広げたり、エアウェイを挿入する方法などがある。

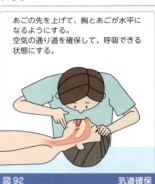

あごの先を上げて、胸とあごが水平になるようにする。
空気の通り道を確保して、呼吸できる状態にする。

図92　気道確保

きどうちょうりょく【気導聴力】
音の聴こえ方の一種。空気を伝わって外耳に入り、鼓膜を振動させ、内耳に伝わることで知覚される。これに対し、骨から伝わって聴こえる骨導聴力がある。

関連　骨導聴力（p.145）

きどうへいそく【気道閉塞】
気道が塞がれ十分呼吸ができない状態。食べ物の詰まり、意識消失による舌根沈下、気管狭窄、咽頭浮腫などが原因。すぐに気道を確保し人工呼吸を行う必要がある。

きとしんせん【企図振戦】 !重要
手や足を動かして目標物に触ったり、近づけようとしたりするときなどに起こる小刻みなふるえ。原因の一つとして、多発性硬化症や脳卒中による小脳の損傷がある。

きのうくんれん【機能訓練】
いわゆるリハビリテーションのこと。病気やけがなどで機能が失われた場合に、機能を回復させたり、強化するために行う運動療法や日常生活活動訓練。

きのうくんれんしどういん【機能訓練指導員】
介護保険施設等に配置される、機能回復訓練を行う指導員のこと。機能回復訓練指導員ともいう。理学療法士、作業療法士、言語聴覚士、看護師、柔道整復師、あん摩マッサージ指圧師のいずれかの有資格者。ただし日常生活等を通じて行う機能訓練の場合は、生活相談員や介護職員が兼務することもできる。

きのうしゅぎ【機能主義】
相談援助における機能主義とは、要援助者が自らの意思でサービスを選択して自己決定し、援助者は援助機関の機能を提供するという過程が個別援助機能とする考えを指す。

きのうしょうがい【機能障害】
病気やけがなどにより、脳や体本来の機能の一部に障害が起こること。肝機能障害、腎機能障害、認知機能障害など。

きのうせいせいしんしょうがい【機能性精神障害】
脳の病変がなく、精神機能の変化が原因で起こる精神疾患。統合失調症、気分障害、非定型精神病などの内因性精神障害や心因性精神障害がある。

関連 器質性精神障害 (p.92)

きのうせいにょうしっきん【機能性尿失禁】 ⚠️ 重要
膀胱や尿道、直腸などに障害がなく、運動機能や認知機能の低下が原因で起こる尿失禁。認知症でトイレの分からない人、身体が不自由でトイレに行くまでに時間がかかって漏れてしまう人、寝たきりの人などもこれに含まれる。

きのうてきしい【機能的肢位】
日常の動作において負担や不自由さが少ない関節の角度のこと。別名機能肢位、良肢位。

キーパーソン【key person】
社会福祉や医療の場において、支援を行う際に中心となる人物のこと。通常は家族や保護者だが、介護福祉士や医師、看護師、近隣の人など、対象者からもっとも信頼を得ている人が役割を果たす場合もある。

ギプス【gips】
患部を固定、保護するための、包帯を石膏で固めたもの。骨折した際などに用いる。

きぶんしょうがい【気分障害】
精神障害の一つ。気分が激しく浮き沈みして日常生活に支障をきたす。大きく双極性障害(躁うつ病)と大うつ病性障害(うつ病)に分けられる。

きぶんへんちょうしょう【気分変調症】
抑うつ感、食欲不振、不眠、気力の低下などが慢性的に続くが、うつ病より症状は軽い。従来は抑うつ神経症、神経症性抑うつ、心因性うつ病などと呼ばれていた。

きほんししん【基本指針（障害者総合支援法における）】
障害福祉サービスおよび相談支援ならびに市区町村および都道府県の地域生活支援事業の提供体制を整備し、自立支援給付および地域生活支援事業の円滑な実施を確保するための基本的な指針の通称。障害福祉計画の指針や理念などが記されている。

きほんチェックリスト【基本チェックリスト】 ⚠重要
市区町村が高齢者に対して行う健康診断の調査項目。社会参加、運動機能、栄養状態、口腔機能、閉じこもり、認知症、うつの程度・有無などを調べる。これにより、介護保険の介護予防の対象者を選別する。

きほんちょうさ【基本調査】
要介護認定申請後に認定調査員が自宅を訪れ、本人の心身状況について、調査員が該当するものを記録する調査。

きほんてきじんけん【基本的人権】
人間らしい生活をするうえで生まれながら誰もが持つ権利。基本的人権の尊重は日本国憲法の3大原則のひとつ。

きほんてきどうさのうりょく【基本的動作能力】
座る、立つ、歩く、起き上がる、寝返るなど、人間が生活を営むために必要な基本的な能力。

きめい【記銘】
新たな経験を受け入れて覚えこむこと。記銘、保持、追想（あるいは想起）と3段階ある記憶機能のうちの第1段階。

きめいりょく【記銘力】
新しい経験や物事を覚える能力。アルツハイマー病などを含む認知症では、数秒前、数分前のことを忘れてしまうなどの記銘力障害が起こる。

ぎゃくせいせっけん【逆性石けん】
石けんの一種。普通の石けんは陰イオンを持つ界面活性剤なのに対し、逆性石けんは陽イオンを持つ。石けんに比べ洗浄作用は弱いが殺菌力があるため、医療や介護の現場で使われる。

ぎゃくたい【虐待】 ⚠重要
立場や力が弱い人に対して精神的、肉体的暴力をふるうこと。親が子どもの世話をしないなどのネグレクトや、性的虐待、経済的虐待も含まれる。

ぎゃくデイサービス【逆デイサービス】
普段は介護施設で生活をしている高齢者が、日中地域の民家に戻って過ごす取り組み。

ぎゃくりゅうせいしょくどうえん【逆流性食道炎】
胃液が食道に逆流することで、食道の粘膜が炎症を起こす疾患。強い胸焼けや痛み、吐き気などが起こる。加齢で食道括約筋の機能が低下することなどが主な原因。

キャスターつきほこうき【キャスターつき歩行器】
キャスター（車輪）が付いた歩行器。前方に押すようにして進む。前輪型は前方の2脚のみ、四輪型は4脚すべてにキャスターが付いている。

ぎゃっこうけんぼう【逆向健忘】
障害を受ける前の一定期間の記憶が思い出せなくなっている状態。脳挫傷を起こした際などに起こることがある。別名逆向性健忘、逆向性健忘症、逆行健忘など。

キャッチセールス
街頭で通行人に声をかけた後に会社などに移動し、英語教材やエステなどの勧誘を行う行為。特定商取引法上は訪問販売である。

ギャッチベッド【gatch bed】 !重要
ベッドに寝たままの状態で、上体を起こしたり、膝を曲げたりできる機能を持つベッド。手動のものと電動のものがある。介護保険の福祉用具貸与種目に特殊寝台の名称で入っている。

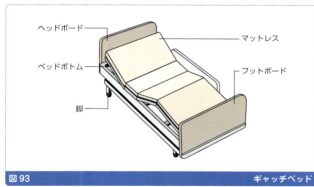

図93　ギャッチベッド

キャラバンメイト
自治体などが開催する認知症サポーター養成講座で講師役を務めるボランティア。所定の養成研修を修了し、登録する必要がある。
関連▶認知症サポーター（p.314）

キャリア【carrier】
感染症の細菌やウイルスに感染しているが、症状が出ていない人のこと。発病や他者に感染させる可能性がある。

キャリアパス【career path】
介護従事者の職業経歴(キャリア)の道すじ(パス)を明確にし、達成のために必要である給与体系、人事制度、職員のキャリア形成支援などの制度を整えること。

キュア【cure】
病気やけがを治療したり、傷病者を癒したりすること。

きゅう【灸】
伝統療法の一つ。火をつけたもぐさ(ヨモギの葉を精製したもの)で身体のつぼ(経穴)を刺激し、症状の改善を図る。医師以外の者が行うには灸師免許が必要。

きゅういんき【吸引器】 !重要
医療の場で用いられる、たんや唾液を吸引して取り除く機器。

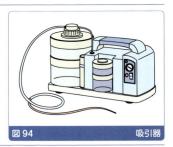

図94　吸引器

きゅうかく【嗅覚】
においを感じる感覚。感度は個人差が著しく、また高齢になると嗅覚が低下し、腐敗臭などに気づきにくくなることがある。

きゅうきゅういりょう【救急医療】
急病や事故などですぐ治療が必要な人に行う医療。

きゅうきゅうきゅうめいし【救急救命士】
国家資格の一つで、医師の指示のもとに救急救命処置を行うことができる。救急車に乗り込み、病院や診療所に搬送されるまでの間に、気道の確保や心拍の回復その他の処置を行う。

きゅうきゅうしょち【救急処置】
傷病者に対し、医師または救急隊員に引き継ぐまでに行う傷の手当てなどの応急措置や人工呼吸、AEDなどの救命処置。

きゅうごしせつ【救護施設】
身体上または精神上の障害が原因で日常生活を送るのが困難な人が、サポートを受けながら生活できる施設のこと。生活保護法に基づいて設置されている。

きゅうしょうじょう【球症状】
同義 球麻痺（p.100）

きゅうしんせいしやきょうさく【求心性視野狭窄】
視野が狭くなる症状の一つ。視野が全体的に周辺から中心に向かって狭くなる。緑内障や網膜色素変性症によって起こる。

きゅうせいアルコールちゅうどく【急性アルコール中毒】
大量飲酒により嘔吐、意識障害、血圧低下、呼吸数低下などが起こる状態。早急に処置を行わないと死亡することがある。

きゅうせいかいはくずいえん【急性灰白髄炎】
同義 ポリオ（p.371）

きゅうせいかんえん【急性肝炎】
急性の肝障害。肝機能が急激に悪化し、発熱、食欲不振、嘔吐、倦怠感、黄疸などの症状が出る。主に肝炎ウイルスが原因となる。
関連 ウイルス性肝炎（p.26）

きゅうせいきリハビリテーション【急性期リハビリテーション】 ⚠重要
病気の発症後すぐに、治療と並行して開始されるリハビリテーション。身体を安静状態に置くことで懸念される廃用症候群を予防し、早期に離床を促すために行う。具体的には、関節可動域訓練や良肢位の保持、体位変換など。
関連 回復期リハビリテーション（p.67）

きゅうせいじんふぜん【急性腎不全】
同義 腎不全（p.223）

きゅうせいようつうしょう【急性腰痛症】
同義 ぎっくり腰（p.94）

きゅうにゅうき【吸入器】
水や薬剤を霧状にし、口や鼻から吸い込ませて直接気道へ送るための機器。

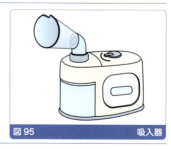

図95　吸入器

きゅうにゅうやく【吸入薬】
ネブライザーなどの機械を使用して吸引することで気道や肺に作用する液体状の薬。気管支喘息治療薬とも呼ばれる。気管支を拡張して呼吸を楽にする交感神経刺激剤、喘息発作を防ぐ抗コリン剤、炎症を抑えて喘息発作を防ぐ副腎皮質ホルモン剤などがある。

きゅうふかんり【給付管理】
介護保険制度に伴う業務の一つで、主に介護支援専門員が行う。要介護者が受けたサービスを確認し、給付額や利用者負担額を確定して国民健康保険団体連合会に報告する。

きゅうまひ【球麻痺】 !重要
延髄の障害によって起こる麻痺症状。球症状ともいう。舌や唇、咽頭、喉頭などが麻痺し、ものを飲み込めなくなったり、発音できなくなったりする。脳血管疾患などが原因となる。代表的な疾患として筋萎縮性側索硬化症（ALS）が挙げられる。

きゅうめいきゅうきゅう【救命救急】
命が危険な状態にあるときに行う処置のこと。具体的には、止血、気道確保、人工呼吸、自動体外式除細動器の使用、心臓マッサージなど。

きゅうめいきゅうきゅうセンター【救命救急センター】
救急医療を行う救急指定病院のうち、急性心筋梗塞、脳卒中、心肺停止、重度の頭部外傷など重篤な患者に高度な医療技術を提供する三次救急医療機関。

キューブラー・ロス【Elisabeth Kübler-Ross】
アメリカの精神科医。終末期にある患者が死を受け入れるまでの心理的な変化を5段階に分けて示した。

第1段階：否認	自分の余命を知り、その事実を受け入れられずに拒否し否定する
第2段階：怒り	受け入れきれない事実や症状に対して強い怒りや疑問を持つ。「なぜ自分は死ぬのか」など答えのでない問いが生じる
第3段階：取引	生きるために何かと取引をするかのように願う。神に祈ったり、「病気が治るのならば何でもする」など、奇跡を願う
第4段階：抑うつ	取引が無意味であるとわかり、絶望感に苛まれる。うつ状態になることもある
第5段階：受容	死を受け入れ、怒りや不安は平穏な気持ちに変わる。「死を自然に至る状態」だと思える心境になる

図96　　　　　　　　　　　　　　「死」を受け入れるまでの心の変化

きょういくふじょ【教育扶助】
義務教育に必要な教科書、学用品、通学用品、その他必要なものの支給。生活保護法に基づいて行われる。

きょういくリハビリテーション【教育リハビリテーション】
主に学齢期の障害児を対象とする教育的援助。日常生活に必要な運動機能、言葉、認知、情緒などを向上させ、自立を目指す。

きょういぞん【共依存】
互いに依存しあっている状態。一方は過剰に相手を頼り、一方は

世話をすることに生きがいを感じ、互いの自立を阻む。

ぎょうがい【仰臥位】
仰向けになって寝ている状態。背臥位ともいう。

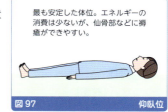

最も安定した体位。エネルギーの消費は少ないが、仙骨部などに褥瘡ができやすい。

図 97　　　　　　　　　　　　　仰臥位

きょうかいけんぽ【協会けんぽ】
同義 全国健康保険協会管掌健康保険（p.243）

きょうかん【共感】 ⚠重要
援助者が自分の主観でなく、相談者の立場で感じ、考え、積極的に相手の感情や思いを共有し理解する対人援助技術。

きょうぎかい【協議会】
障害者総合支援法に基づき地方公共団体が設置する機関。関係機関や団体、障害者などの福祉、医療、教育、雇用従事者などにより構成される。

きょうこうせいしょうがい【恐慌性障害】
同義 パニック障害（p.333）

きょうこつあっぱく【胸骨圧迫】 ⚠重要
心停止の際に行う救急処置で、いわゆる心臓マッサージのこと。胸骨の下端部を強く、速く、絶え間なく圧迫し心臓を収縮させる。
関連 図 198「心肺蘇生法の手順」（p.221）

きょうさいねんきん【共済年金】
地方公務員、国家公務員、私立学校教職員などが加入する共済組合が給付する年金。退職、障害、遺族の3つの給付がある。

きょうしきこきゅう【胸式呼吸】
息を吸うときに胸が膨らみ、息を吐くときに胸がへこむ呼吸運動。
関連 腹式呼吸（p.348）

きょうじょ【共助】
地域で互いに力を合わせて助け合うこと。高齢者などの生活支援において重要とされる。
関連 地域包括ケアシステム（p.267）

きょうしんしょう【狭心症】 ⚠重要
虚血性心疾患のひとつ。冠動脈が狭くなると血流が悪くなり、心筋が酸素欠乏状態になり起こる。胸痛が数分続く。発作時にはニトログリセリンを舌下に含む。

きょうずい【胸髄】
頸髄に続く脊髄の一部で12対の神経からなる。胸、腹部のコントロールをつかさどる。

関連 図218「脊柱と脊椎」（p.239）

きょうずいそんしょう【胸髄損傷】
胸髄に損傷を受けた状態。損傷した場所で症状は異なるが、主に体幹と両下肢が障害されて対麻痺になる。

きょうせい【共生】
障害や病気などを持つ人と持たない人が互いの違いを受け止めながら、互いに認め合い、ともに生きて行くこと。

ぎょうせいかいぼう【行政解剖】
犯罪または明らかな病気以外の異状死の場合、死因を調べるため主に監察医が解剖すること。法律により遺族の承諾は不要。

きょうせいてきよう【強制適用】
要件を満たす者は強制的に社会保険への加入が義務付けられるということ。健康保険、厚生年金保険、労災保険、雇用保険、介護保険などに加入することになる。

きょうちょく【強直】
骨、軟骨の変形や癒着に起因して関節が硬くこわばっている状態。慢性関節リウマチや血友病が原因となる。

きょうちょくせいけいれん【強直性痙攣】
筋肉の収縮が長く続き、四肢や体幹がこわばった状態になること。てんかんの大発作で見られる。

きょうつう【胸痛】 !重要
胸部の痛み。狭心症、心筋梗塞、解離性大動脈瘤、心臓神経症、肺梗塞、心膜炎に伴ってみられる症状。

きょうどう【協働】
介護職や看護職など違う職種同士がお互いの役割を理解し尊重しながら、協力してケアを行うこと。

きょうどううんどう【共同運動】
個々の関節を動かそうとすると、不随意運動により一定のパターンで他の関節も動く状態。脳梗塞やけがによる後遺症の一種。

きょうどうせいかつえんじょ【共同生活援助】
共同生活を行う住居で夜間や休日に相談や日常生活上の援助を受ける。障害者総合支援法の給付。グループホームともいう。

きょうどうせいかつかいご【共同生活介護】
共同生活を行う住居で障害者が受ける生活介護。障害者総合支援法の給付。2014（平成26）年度から共同生活援助に一元化。

きょうどこうどうしょうがい【強度行動障害】
噛みつき、頭突きなどの直接的他害、同一性の保持、多動、うなり、飛び出し、器物損壊などの間接的他害、自傷行為などが、通常考えられない頻度と形式で出現し、一般的な養育環境では対応が著しく困難な状態。

きょうはくしんけいしょう【強迫神経症】
同義 強迫性障害（p.103）

きょうはくせいしょうがい【強迫性障害】
不安にとらわれ強迫観念から不合理な同じ行為を繰り返す。不潔恐怖などがある。神経症のひとつで強迫神経症ともいう。

きょうようスペース【共用スペース】
介護施設などの敷地内で、ロビー、ラウンジ、浴室、庭など複数の人が共有して使用する場所。

きょけつせいしんしっかん【虚血性心疾患】
冠動脈の狭窄または閉塞によって心筋への血流が滞り心臓機能が障害される疾患。狭心症や急性心筋梗塞がある。

きょじゃくろうじん【虚弱老人】
要介護認定では自立に相当するが、病気や障害などで日常生活の一部に介助を要する高齢者。虚弱高齢者ともいう。

きょじゅうかんきょうせいび【居住環境整備】
要介護状態であっても、本人が持つ能力を活かしつつ安全に安心して住み続けられるように居住環境を整備すること。バリアフリー化、福祉用品の使用など。

きょじゅうサポートじぎょう【居住サポート事業】
賃貸住宅への入居が困難な高齢者や障害者に対し、家主などへの相談、助言や入居に必要な支援などを行う公的支援事業。別名住宅入居等支援事業。

きょじゅう、たいざいおよびしゅくはくならびにしょくじのていきょうにかかわるりようりょうとうにかんするししん【居住、滞在及び宿泊並びに食事の提供に係る利用料等に関する指針】
介護保険制度に基づき、介護事業者が利用者に居住、滞在、宿泊、食事提供サービスなど実施時の基準や料金などを記した指針。

きょじゅうひ【居住費】
介護保険施設に入所の際に支払う室料と光熱水費。全額自己負担。所得の低い人には補助がある。ホテルコストとも呼ばれる。
関連 特定入所者介護サービス費（p.294）

きょじょう【挙上】
持ち上げること。高くすること。

きょしょくしょう【拒食症】
摂食障害のひとつ。食べ物を受け付けない、食べてもすぐ吐くなどの症状が現れる。拒食と過食を交互に繰り返すことが多い。

きょたくかいご【居宅介護】 !重要
障害者等が居宅で受ける入浴、排泄、食事の介護などのサービス。障害者総合支援法による介護給付のひとつ。

きょたくかいごサービスけいかくひ【居宅介護サービス計画費】
居宅介護事業者が、要介護認定の申請代行、認定後のケアプラン作成、事業者と利用者との連絡調整などの居宅介護サービスを要介護者に提供したときの費用に対する保険給付。

きょたくかいごサービスひ【居宅介護サービス費】
居宅介護事業者が要介護者に居宅介護サービスを提供したときの保険給付。

きょたくかいごしえん【居宅介護支援】
居宅の要介護者が介護サービスを適切に利用できるよう支援する介護保険サービスのひとつ。介護支援専門員がケアプランを作成し、各事業者と連絡・調整を行い、介護サービスを提供する。

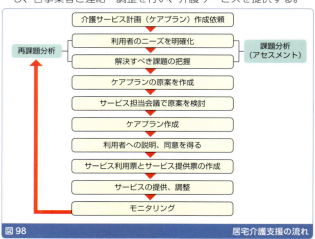

図98　居宅介護支援の流れ

きょたくかいごじゅうたくかいしゅうひ【居宅介護住宅改修費】
要介護者が、住居に手すりをつけたり、バリアフリー化したりする住宅改修費用に対して、介護保険制度に基づき、在宅サービスの支給限度額とは別枠で給付される。支払方法は、償還払い方式と受領委任払い方式があり、自治体によって異なる。

きょたくかいごふくしようぐこうにゅうひ
【居宅介護福祉用具購入費】
要介護者が、入浴や排泄時に使う福祉用具や特定福祉用具を購入したときに対する保険給付。購入費用を利用者が支払い、後日市区町村から償還払いの給付となる。

きょたくサービス【居宅サービス】
居宅の要介護者・要支援者に提供されるサービス。利用者の自宅や施設に通って受けられるサービスなどがある。

訪問介護 (ホームヘルプサービス)	居宅において、食事、排泄、入浴などの介護、日常生活上の世話などを訪問介護員が行う
訪問入浴介護	移動型の浴槽を居宅へ運び、入浴の介護をする
訪問看護	看護師などが生活の場を訪ねて看護ケアや療養生活の支援を行う
訪問リハビリテーション	理学療法士や作業療法士などが居宅を訪ね、自宅環境に即した理学療法、作業療法などを行う
居宅療養管理指導	自宅で医師、歯科医師、薬剤師などが療養上の管理や指導を行う
通所介護 (デイサービス)	通所介護事業所にて食事の提供、入浴、機能訓練などを行う
通所リハビリテーション (デイケア)	介護老人保健施設や病院などで、理学療法、作業療法などを行う
短期入所生活介護 (ショートステイ)	短期間入所した利用者に、食事、排泄、入浴などの介護や機能訓練を行う
短期入所療養介護	介護療養型医療施設などへ短期間入所した人に、看護、医学的な管理のもとで介護、機能訓練、医療を行う
特定施設入居者生活介護	有料老人ホームなどに入居している利用者に、食事、排泄、入浴などの介護、機能訓練、療養上の世話を行う
福祉用具貸与	厚生労働大臣が定める福祉用具を貸与する
特定福祉用具販売	福祉用具の中でも使い切りが基本で貸与が適さない、入浴や排泄のための用具を購入する費用が給付される

図99　居宅サービス

きょたくサービスけいかく【居宅サービス計画】　!重要
居宅の要介護者に提供するサービスの種類や内容などを定める計画。多くの場合、ケアマネジャーが作成するが、利用者本人や家族が作成することもできる。一般にケアプランという。

きょたくサービスけいかくさくせいいらいとどけでしょ
【居宅サービス計画作成依頼届出書】
利用者が居宅サービス計画の作成を事業者に依頼するとき、その旨を市区町村に届け出る際に記入する書式のこと。

きょたくサービスじぎょうしゃ【居宅サービス事業者】
介護保険の居宅サービスを提供する事業者。指定基準を満たして都道府県知事の指定を受ける必要がある。

きょたくしえんサービスけいかくひ【居宅支援サービス計画費】
居宅支援事業者が、要支援認定の申請代行、認定後のケアプラン作成、事業者と利用者との連絡調整などの居宅支援サービスを要支援者に提供したときの費用に対する保険給付。

きょたくしえんサービスひ【居宅支援サービス費】
居宅支援事業者が要支援者に居宅支援サービスを提供したときの保険給付。

きょたくしえんじゅうたくかいしゅうひ【居宅支援住宅改修費】
要支援者が、住居に手すりをつけたり、バリアフリー化したりする住宅改修費用に対して、介護保険制度に基づき、在宅サービスの支給限度額とは別枠で給付される。支払方法は、償還払い方式と受領委任払い方式があり、自治体によって異なる。

きょたくしえんふくしようぐこうにゅうひ【居宅支援福祉用具購入費】
要支援者が、入浴や排泄時に使う福祉用具や特定福祉用具の購入に対する保険給付。購入費用を利用者が支払い、後日市区町村から償還払いの給付となる。

きょたくせいかつしえんじぎょう【居宅生活支援事業】
障害者や高齢者が対象の居宅介護、デイサービス、短期入所、小規模多機能型居宅介護、複合型サービスなどの事業の総称。

きょたくほご【居宅保護】
生活保護制度において自宅で保護を受けること。生活扶助、住宅扶助、介護扶助、医療扶助が受けられる。

きょたくりょうようかんりしどう【居宅療養管理指導】 ⚠重要
医師、歯科医師、薬剤師、歯科衛生士、管理栄養士などが、居宅の要介護者を訪問して行う療養に関する管理・指導のこと。介護保険サービスの居宅サービスのひとつ。

きょたくりょうようかんりしどうひ【居宅療養管理指導費】
医師、歯科医師、看護師などが、通院困難な要介護者の自宅を訪れ療養上の管理や指導、助言などを行う行為に対する保険給付。

ギランバレーしょうこうぐん【ギランバレー症候群】
末梢神経の障害により、四肢の筋肉が麻痺し筋力低下やしびれなどを起こす自己免疫疾患。特定疾患(難病)のひとつ。

きりきず・すりきずのしょち【切り傷・擦り傷の処置】
流水で洗い、水分をガーゼ等で吸い取り、ガーゼ・ガーゼ付絆創膏で保護。軽微なものは医療除外行為とされるが、傷が深いとき

は受診するなど、傷の程度に応じた対応が必要となる。

きりつせいていけつあつ【起立性低血圧】
起き上がったり立ち上がった時に血圧が低下すること。めまい、立ちくらみなどが起こる。高齢者では転倒や骨折の原因になる。

きりつほじぐ【起立保持具】
体幹や下肢に障害がある人が立位の姿勢を保持することを補助する福祉用具。障害者総合支援法による補装具費の支給対象。

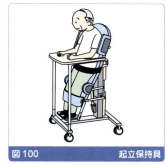

図100　　　　　　　　　起立保持具

きんいしゅく【筋萎縮】　!重要
筋肉がやせて細くなること。筋萎縮性側索硬化症などの神経性難病によるほか、高齢者では廃用症候群の症状として見られる。

きんいしゅくせいそくさくこうかしょう【筋萎縮性側索硬化症】
神経の変性によって全身の筋肉が急速に萎縮し、筋力が低下する神経性難病。運動機能が低下し、四肢麻痺、呼吸麻痺へと進行する。介護保険の特定難病のひとつ。略称はALSまたはアミロト。

きんき【禁忌】
してはいけないこと。医療分野では、病気を悪化させるなど有害である治療法や検査、医薬品の使用を禁じること。

きんきゅうそちにゅういん【緊急措置入院】
精神障害者が自身や他人を傷つける恐れがある場合に、本人の同意のあるなしに関わらず精神保健指定医の診断で精神科病院へ入院させること。精神保健福祉法に基づく。

きんきゅうつうほうシステム【緊急通報システム】 P.108 図101
急病などの緊急時に通報装置のボタンを押すと、決められた連絡先に通報されるシステム。訪問介護や介護施設などで、近くに介護従事者がいないときに使う緊急連絡手段の一種。

きんきゅうつうほうそうち【緊急通報装置】 P.108 図102
一人暮らしの高齢者や障害者が緊急事態の際にボタンを押すなどして近親者や監視センターなどにすぐに通報できる装置。

きんきょうごう【筋強剛】
同義　固縮（p.142）

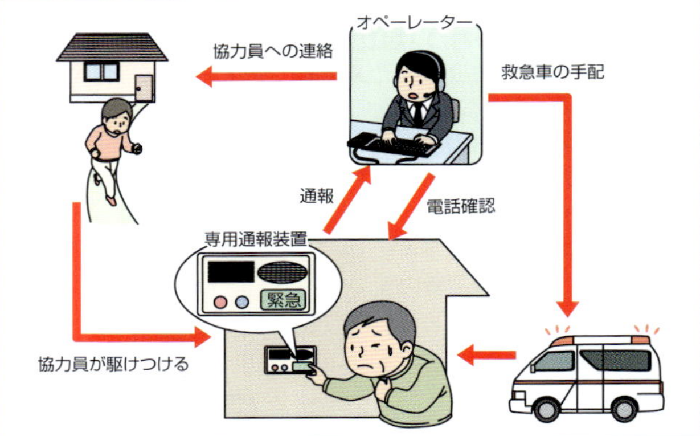

図101　緊急通報システム

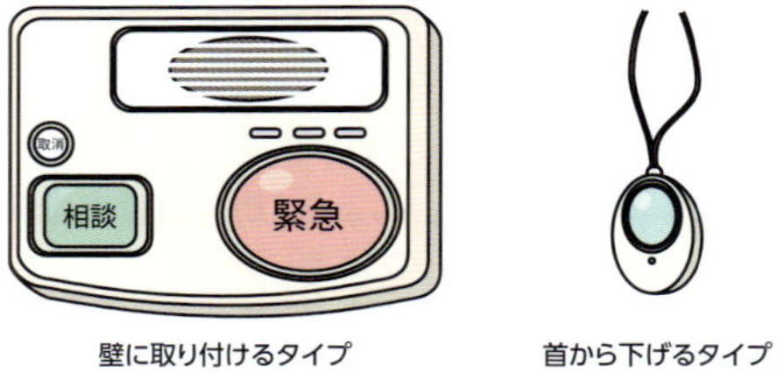

図102　緊急通報装置
壁に取り付けるタイプ　　首から下げるタイプ

きんきんちょうのいじょう【筋緊張の異常】
骨格筋の硬さや弾力の異常。痙縮や固縮を現す筋緊張亢進、弛緩を現す筋緊張低下がある。

きんけいれん【筋痙攣】
筋肉が局所的に収縮すること。こむらがえりともいう。高齢者は夜間、就寝中に多い。まれに神経性障害によることもある。

きんジストロフィー【筋ジストロフィー】
同義　進行性筋ジストロフィー（p.215）

きんだんしょうじょう【禁断症状】
アルコール、たばこ、覚せい剤やシンナーなどの薬物などの常用者が、摂取中断によって身体面や精神面に現れる症状。別名離脱症状。

きんにくちゅうしゃ【筋肉注射】
筋肉に打つ注射のこと。点滴に比べ薬液の吸収速度は遅いが、持続時間は長い。注射部位として肩、太もも、尻の筋肉がある。

きんむりょくしょう【筋無力症】
筋肉と神経の接合部に異常が生じて筋力が低下する病気。症状が眼のみの眼筋型と全身に現れる全身型がある。

きんりょくぞうきょうくんれん【筋力増強訓練】
失われた身体機能の回復や機能障害予防などを目的とした運動療法。無理をして過度に運動を行うとけがを招くため注意が必要。

くうしょ【空書】
聴覚障害者のコミュニケーションのひとつ。指で空中や手のひら、壁などに文字を書く。長い文章や複雑な内容には向かない。

くうふくじけっとうち【空腹時血糖値】
空腹のときの血糖値。糖尿病検査で用いられる。

クオリティオブライフ【quality of life】
同義 QOL（p.424）

くじょうのかいけつ【苦情の解決】
介護保険制度においては、国民健康保険団体連合会が利用者から苦情の申し立てを受け付け、事業者や施設に対し助言や指導を行うこととされている。社会福祉事業においては、経営者に解決に努める義務が課せられ、当事者間での解決が困難な場合は運営適正化委員会が解決に当たることとされている。

くすりとしょくひんのそうごさよう【薬と食品の相互作用】 ⚠重要
薬の効果が食品の影響を受けて、増強・低下すること。例えば、グレープフルーツ、納豆、牛乳、緑茶などの食品をとることを数時間控えなくてはならない薬もある。

くすりのいっぽうか【薬の一包化】
服薬する複数の薬を1回分ずつのパックにすること。飲み間違いのリスクがなくなり、1回の量を正しく服用することができる。
関連 服薬介助（p.350）

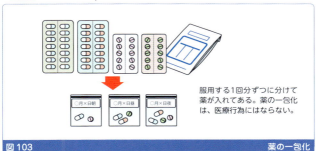

服用する1回分ずつに分けて薬が入れてある。薬の一包化は、医療行為にはならない。

図103　薬の一包化

くすりのさよう【薬の作用】
病気の治療や改善に寄与する薬の働きのこと。内服薬の成分は小腸で吸収されたのち、血流で運ばれ目的の部位で効果を発揮する。

くすりのそうごさよう【薬の相互作用】
複数の薬を服用したときに、一方の薬が他方の薬の作用に影響されて、効果が増強する、あるいは、低下すること。

くすりのふくさよう【薬の副作用】 ⚠重要
薬が及ぼす本来の目的とは違う有害な作用。どんな薬にも副作用の出る可能性はあり、現れ方には個人差がある。

くすりのほかんほうほう【薬の保管方法】
薬は温度や湿度によって効能が低下する場合があるので、缶や瓶など密閉性のある容器に入れ、湿気が少なく風通しのよい直射日光が当たらないところに保管する。冷所保存の指示がある場合は冷蔵庫で保存する。

くちすぼめこきゅう【口すぼめ呼吸】
口をすぼめ息を吐き出し、気管支を広げ呼気を出しやすくする。慢性閉塞性肺疾患などの場合、この呼吸法を身につけると良い。

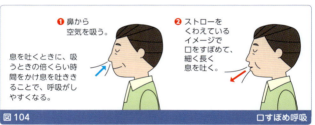

❶ 鼻から空気を吸う。
❷ ストローをくわえているイメージで口をすぼめて、細く長く息を吐く。
息を吐くときに、吸うときの倍くらい時間をかけ息を吐ききることで、呼吸がしやすくなる。

図104　口すぼめ呼吸

くっきょく【屈曲】 図105
関節運動のひとつ。首、肘、膝、手首足首などの関節を曲げ、その両側の部位が近づくようになる動作のことをいう。
関連 伸展（p.220）

くぶんしきゅうげんどきじゅんがく【区分支給限度基準額】
介護保険で居宅サービス、地域密着型サービスを受ける場合に設定されている給付金の限度額のこと。この限度額は利用者の要介護度によって段階的に決められている。

くぶんへんこう【区分変更】
要介護状態区分を変更すること。利用者の状態が著しく変化した場合に市区町村へ申請することで変更される。区分変更は利用者本人以外に、家族、ケアマネジャー、入所施設などが代理申請することも可能。

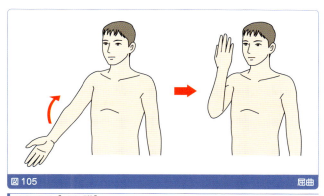

図105　屈曲

くもまく【くも膜】

脳を保護する髄膜のうちのひとつ。髄膜には硬膜、くも膜、軟膜があり、脳を衝撃から保護する役割がある。くも膜と軟膜の間にはくも膜下腔という空間があり、脳脊髄液が流れている。

くもまくかしゅっけつ【くも膜下出血】 !重要

くも膜下腔に出血がみられ、脳を圧迫する病気。出血の原因は脳動脈瘤によるものがほとんどで、激しい頭痛や吐き気、意識障害などの症状がみられる。

クライエント【client】

援助対象者のこと。社会福祉においては支援を求める相談者や来談者のことで、サービス利用者ともいう。心理療法においてはカウンセリングを受ける人のこと。

グラブバー【grab bar】

トイレや浴室に設置する手すりのこと。立ち座りの際に強く握れるよう、太さや材質が工夫されている。

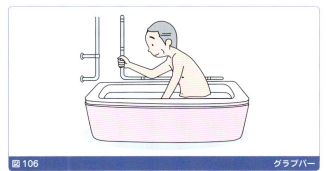

図106　グラブバー

クリティカルパス【critical path】
同義 クリニカルパス（p.112）

クリニカルパス【clinical path】
標準的治療、検査、手術などのスケジュールをまとめた入院診療計画書。患者には入院生活の理解を目的として渡すことが多い。

クリニック【clinic】
法律上の定義はないが、一般的に病床数が19床以下か入院施設のない医療機関を指す。別名診療所。

グリーフケア【grief care】
愛する人を死別などで失った後の長期にわたる大きな悲しみ（グリーフ）を共感し、精神状態を支えること。

クーリングオフせいど【クーリングオフ制度】
訪問販売、電話勧誘販売、分割販売などで商品やサービスを購入後、一定期間内は契約解除できる制度。通信販売は制度対象外。

グルーピング【grouping】
一定の法則により類似した条件のものを集めること。介護現場ではグルーピングで判断せず個人に合わせたサービス提供が重要。

グループアプローチ【group approach】
人間関係に関する問題などに対し、集団の持つ力を活用して問題解決を目指す各種アプローチの総称。

グループインタビュー【group interview】
司会者と参加者3～6人が座談会形式で会話を行い調査する方法。

グループスーパービジョン【group supervision】
指導者であるスーパーバイザーが複数の管理者であるスーパーバイジーに行う対人援助法（スーパービジョン）。

グループダイナミックス【group dynamics】
人の行動や思考は、集団に対してお互いに影響を与えるという集団特性のこと。社会心理学のひとつである集団力学。

グループホーム【group home】 !重要
認知症の要介護者が、介護スタッフから入浴や食事、排泄などの介助を受けながら共同生活をする1ユニット9人までの小規模施設。地域密着型サービスのうち在宅介護のひとつ。
同義 認知症対応型共同生活介護（p.314）

グループワーク【group work】
同義 集団援助技術（p.189）

くるまいす【車いす】 !重要
自力歩行が困難な高齢者や障害者などが移動するときに使う福祉機器。高齢者は介護保険法によるレンタル制度や障害者総合支援

法による購入費給付などの対象となる。障害のある子どもには、体の成長にあわせて作製する。

くるまいすかいじょ【車いす介助】
高齢者や障害者が使用している車いすの移動を介助すること。道路や階段の段差、坂の上り下りなどは事故が起こりやすいため、安全に移動できるように介助技術の習得が必要。

くるまいすダンス【車いすダンス】
車いすダンサーと立って踊る人がペアになるコンビスタイルと、車いすダンサー同士のペアで踊るデュオスタイルがある。各種目とも車いすダンサーの障害の程度によりクラス分けをする。

くるまいすのきほんこうぞう【車いすの基本構造】
枠組み（フレーム）、駆動輪とキャスター、座席、ハンドル、ブレーキなどの付属品により構成される。

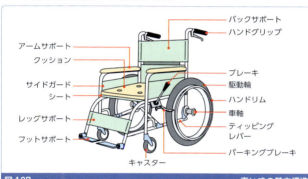

図107　車いすの基本構造

くるまいすふぞくひん【車いす付属品】
車いすを構成する枠組み（フレーム）、駆動輪とキャスター以外の部品。アームサポート、サイドガード、バックサポート、座席（シート）、フットサポート、レッグサポート、手押しハンドル、ブレーキなどがある。

くるまいすレベル【車いすレベル】
歩行機能に支障があり立った状態での移動は困難だが、車いすでの移動は可能な高齢者の状態。

クレアチニン【creatinine】
体内でクレアチンというアミノ酸が消費された後にできる老廃物。腎機能が低下すると、血中のクレアチニン量が増える。

クレアチニンクリアランス【creatinine clearance】⚠重要
腎機能検査のひとつ。血清中と尿中のクレアチニンの量を測定し、

腎臓の糸球体が老廃物などをろ過する機能が正常かどうかを調べる。

グレーチング【grating】
道路の排水路や歩道などにかける網状の蓋。介護施設のトイレ、浴室、テラスの入り口などの段差解消や水切りなどの目的で使う。

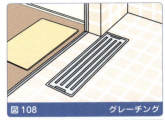
図108　グレーチング

クレペリンせいしんさぎょうけんさ【クレペリン精神作業検査】
用紙に書かれた数字を足し算し、練習の効果、疲労、作業曲線のパターンから、性格や精神機能の診断をする検査法。

クレンメ【klemme】
点滴や経管栄養などの滴下量や速度を調節する器具。別名クランプ。

クロイツフェルトヤコブびょう【クロイツフェルトヤコブ病】
脳にプリオンたんぱくが沈着して脳神経細胞に障害が起こる病気。認知症などの症状がみられ、発症から数ヵ月以内に寝たきりとなる。国の特定難病に指定されている。

クローズドクエスチョン【closed question】
同義　閉じられた質問（p.297）

クロックポジション【clock position】
視覚障害者に対し、物の位置を時計の短針に例え知らせる方法。食事介護中に配膳の位置を伝えるときなどに使う。

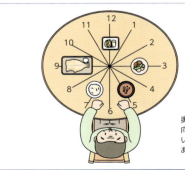

奥側を12時、手前側を6時の方向とする。ご飯の位置を教えたいときは「7時の方向にご飯があります」などと声掛けする。

図109　クロックポジション

クローヌス【clonus】
筋肉や腱を伸ばしたとき足や膝が規則的に筋収縮する不随意運動。

脳障害などによる中枢神経性障害で起こりやすい。別名簡代。

くんれんとうきゅうふひ【訓練等給付費】
障害者自立支援法による助成制度のひとつ。自立訓練、就労以降支援、就労継続支援、共同生活援助が対象となる。

ケア【care】
介護や看護のこと。広義では、配慮、気配りなど精神的な配慮や世話などの行為も含む。

ケアカンファレンス【care conference】 !重要
介護事業者、ケアマネジャー、サービス担当者、要介護者や家族などが集まり、問題の共有や介護サービスの要望などを確認する会議。介護サービス計画の作成前に実施する。
同義 カンファレンス（p.88）、サービス担当者会議（p.160）

ケアコールたんまつ【ケアコール端末】
援助が必要なときなど緊急時にオペレーションセンターへ通報する装置。夜間対応型訪問介護などで使う。

ケアサービスのみっつのきほんりねん【ケアサービスの三つの基本理念】
残存能力の活用、サービス継続性、自己決定の三つ。残存能力の活用は、利用者の残存機能を最大限に活用するサービスの提供。サービス継続性は、介護事業者と医療や福祉などの連携による一貫性のあるサービスの提供。自己決定は、本人の意思によるサービス選択を示す。

ケアチーム【care team】
保健、医療、福祉のサービス提供者が、対象者のケアを目的にチームを組むこと。

ケアつきじゅうたく【ケア付き住宅】
バリアフリー設計で、常駐スタッフが食事、家事サービスなどを提供する施設。法律上介護施設ではなく明確な基準はない。

ケアのこべつか【ケアの個別化】
高齢者の体調、生活状況、必要としている介助などを配慮し、個々のニーズに合わせ必要なケアを行うこと。

ケアのひょうじゅんか【ケアの標準化】
介護サービス内容や動作の手順などを統一し、サービス提供者が違っても同一サービスを提供できるようにすること。

ケアハウス
軽費老人ホームのひとつ。家族などと同居困難な要介護者を対象に、食事、入浴などの介助を行う福祉施設。入居時に所得制限がなく、比較的低額な料金で入居可能。

ケアハラスメント
介護従事者が、要介護者や家族から暴言、暴力、性的嫌がらせなど身体的または精神的嫌がらせを受けること。

ケアプラン【care plan】
要介護認定を受けた高齢者に、提供する介護サービスの内容や本人の負担額などを定める計画。ケアマネジャーが作成する。
同義 介護サービス計画（p.51）

ケアホーム【care home】
障害者が共同生活をしながら入浴・排泄・食事などの介護や家事サービスなどを受ける施設。2014（平成26）年度からグループホームに一元化された。

ケアマネジメント【care management】 ⚠重要
高齢者や障害者に対し、医療、介護、福祉の専門家や各機関が協力し、利用者のニーズに対応し、適切で効果の高いサービスを提供すること。

ケアマネジャー【care manager】
同義 介護支援専門員（p.52）

ケアワーカー【care worker】
高齢者や障害のある人に介護サービスを提供する介護従事者。

けいかくそうだんしえん【計画相談支援】
障害福祉サービスや地域相談支援の利用を希望する障害者に対し、相談支援専門員が利用者のニーズや要望を踏まえ、ケアプラン作成や計画の見直しなどを行うこと。

けいかくそうだんしえんきゅうふひ【計画相談支援給付費】
障害者総合支援法に基づき、指定特定相談支援事業所が障害者に対して、サービス利用支援や継続サービス利用支援を提供した場合に支払う給付のこと。

けいかくのじっし【計画の実施（介護過程における）】
利用者の個別の状態や要望を踏まえ、援助の方向性や内容を示した個別援助計画に基づいて介助を行うこと。

けいかくのしゅうせい【計画の修正（介護過程における）】
対象者に提供中の介護サービスについて、計画の進行状況、サービスの整合性などを確認し必要に応じて計画を修正すること。

けいかくのりつあん【計画の立案（介護過程における）】
サービス提供を希望する本人や家族から情報を収集して問題を明確化した後、問題解決を目指した介護計画を作成すること。

けいかんえいようほう【経管栄養法】 ⚠重要
口から食事を摂れないとき、鼻または腹部から胃にチューブを入

れ栄養を補給する方法。胃ろう、腸ろう、経鼻経管栄養がある。医療行為だが、2012（平成24）年から一定の研修を受けた介護職員なども従事できるようになった。

けいけんわんしょうこうぐん【頸肩腕症候群】
首、肩、腕にかけて痛みやコリの症状はあるが原因が不明の状態。

けいこうせっしゅ【経口摂取】
口から食べ物、飲み物、薬などを摂ること。

けいこうてきとうよほう【経口的投与法】
薬を口から飲む方法。のどや気管につまらないように注意する。食事の前後で薬の吸収量や吸収速度が大きく変わることがあるため指定された時間に服用する必要がある。

けいこうとうふかしけん【経口糖負荷試験】
糖尿病が疑われるとき行う検査のひとつ。空腹時にブドウ糖が溶けた水を飲み、前後の血糖値の変化を調べる。

けいざいれんけいきょうてい【経済連携協定】
物品やサービスの自由化に加え、人材の移動や投資など、経済活動を強化するため、国または地域間で行う取り決め。日本では、協定によりインドネシア、フィリピンおよびベトナムから看護師および介護福祉士候補者を受け入れている。略称 EPA。

げいじゅつりょうほう【芸術療法】
アートセラピーともいう。絵画や音楽などの創作的な芸術活動を通じ、心身を健康な状態へ導き、社会復帰を促す心理療法。

けいずい【頸髄】
首の骨の中に伝わっている神経の束。8つの神経髄筋があり、それぞれから脊髄神経が出ている。

けいずいそんしょう【頸髄損傷】
事故などで首の骨をけがしたときに骨内の頸髄が傷つき、運動機能や知覚機能の神経が麻痺してからだが動かない状態。

けいせいき【痙性期】
脳血管障害における急性期の次の経過段階。痙縮筋がみられるとともに上肢は屈筋群、下肢は伸筋群の緊張が亢進しやすい。

けいせいまひ【痙性麻痺】
脳卒中など脳の病気が原因で、手足の筋肉が硬直し、自分の意思どおり動かすことができない状態。

関連 弛緩性麻痺（p.166）

けいぞくかんご【継続看護】
病気や障害による看護対象者に対し、療養の場や健康状態が変化しても、一貫性のある継続した質の看護を提供すること。

けいぞくサービスりようしえん【継続サービス利用支援】
障害者が利用しているサービス等利用計画の利用状況を検証し、必要に応じて計画変更や関係者との連絡調整を行うこと。

けいちょう【傾聴】 !重要
相手の話に対して注意深く興味を持って聞き、良好な関係に導く方法。カウンセリングにおけるコミュニケーション法のひとつ。

けいちょうえいようざい【経腸栄養剤】 !重要
経口投与または胃や小腸に栄養チューブで投与する栄養剤。粉末と液体があり、たんぱく質、炭水化物、脂質などが含まれるが、含まれる栄養素や配合は、メーカーにより異なる。

けいつい【頸椎】
首の部分にある7つの骨。全体にゆるくカーブを描いているが、何らかの原因でまっすぐになると痛みやしびれなどが起こる。

けいついカラー【頸椎カラー】
頸椎の周りに巻く医療機器。首周辺を固定して頸椎への負担を分散し、痛みやしびれなど症状の悪化を防ぐ。

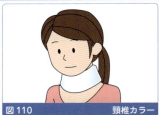

図110　　　　　　　　　頸椎カラー

けいどにんちしょうがい【軽度認知障害】
記憶、決定、理由づけ、実行などの認知機能のうちいずれかに問題があるが、日常生活に支障はない認知症の前段階。放置すると認知症に進行するため、早期の治療や対策が必要。略称MCI。

けいびけいかんえいよう【経鼻経管栄養】 図111
鼻から胃へ細いチューブを通し水分、栄養、薬を投与する方法。手術不要だが嚥下訓練などリハビリテーションに支障が生じる。

けいひさんそほうわどモニター【経皮酸素飽和度モニター】
同義　パルスオキシメーター（p.335）

けいびちょうかん【経鼻腸管】
嚥下障害などで口から栄養が十分摂れない場合、栄養を補給するために使うチューブ。鼻に通す経鼻チューブと、おなかに穴を開けて通す胃ろう、空腸ろうチューブがある。別名EDチューブ。

けいひないしきょうてきいろうぞうせつじゅつ
【経皮内視鏡的胃ろう造設術】
同義　内視鏡的胃ろう造設術（p.301）

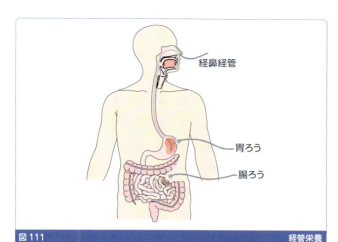

図111　経管栄養

けいひろうじんホーム【軽費老人ホーム】
家庭での介助困難な高齢者が、低料金で食事や生活援助を受ける福祉施設。食事提供と生活援助の提供を行うA型、生活援助のみ提供するB型、ケアハウスと呼ばれるC型がある。2008（平成20）年から順次ケアハウスに一元化されている。
関連　ケアハウス（p.115）

けいみん【傾眠】
意識障害（意識混濁）の段階のひとつ。周囲からの音や刺激などで目覚めるが再びうとうとと浅い眠りにつく状態。

けいれん【痙攣】
筋肉が意思とは関係なく突発的に収縮をくり返すこと。脳や脊髄など中枢神経の損傷によって生じる。全身性の場合と局所性の場合がある。

けいろうのひ【敬老の日】
「多年にわたり社会につくしてきた老人を敬愛し、長寿を祝う」ことを目的とした祝日。以前は毎年9月15日だったが、2003（平成15）年以降は、毎年9月の第3月曜となった。

げきしょうかんえん【劇症肝炎】
肝炎のうち、肝細胞の破壊が急激に進み、高度の肝機能不全や意識障害などが起こる状態。死亡例も多いため緊急治療が必要。

げけつ【下血】　⚠重要
肛門から赤黒い便や鮮赤色の血が混ざった便が出る症状。痔、大腸炎、がん、胃潰瘍、ポリープなどによる消化管の出血が原因。

ケーゲルたいそう【ケーゲル体操】
同義 骨盤底筋訓練（p.145）

ケースカンファレンス【case conference】
同義 ケアカンファレンス（p.115）

ケースきろく【ケース記録】
同義 介護記録（p.51）

ケーススタディ【case study】
介護における具体的事例をもとに、問題分析や解決案の検討などを行うことで、一般的な問題の解決や介助法を見出す方法。

ケースマネジメント【case management】
高齢者や障害者などの人格を尊重して自分らしい生活を過ごせるように、それぞれの利用者のケアについてマネジメントする技術。ケアマネジメントと同じ意味として使うこともある。

ケースワーカー【case worker】 ⚠重要
日常生活でさまざまな困難を抱えている状態の人を対象に、福祉分野における相談援助に携わる人たち。自治体の福祉課や福祉事務所の担当者に加え、民間の医療施設や福祉施設の相談員などを指すこともある。

ケースワーク【case work】
同義 個別援助技術（p.147）

けつあつ【血圧】
心臓の収縮により血管に血液が流れるときの圧力。心臓が最も収縮したときが最高血圧、拡張したときが最低血圧。

分類	収縮期(最高)血圧		拡張期(最低)血圧
至適血圧	< 120	かつ	< 80
正常血圧	< 130	かつ	< 85
正常高値血圧	130～139	または	85～89
Ⅰ度高血圧	140～159	または	90～99
Ⅱ度高血圧	160～179	または	100～109
Ⅲ度高血圧	≧ 180	または	≧ 110
(孤立性) 収縮期高血圧	≧ 140	かつ	< 90

図112　　　　　　　　　　　　　　　　　　　　　　　　　血圧

けつえき【血液】
全身へ酸素や栄養を運搬する液体。赤血球、白血球、血小板、血漿で構成され、細菌やウイルスなどの撃退、けがをしたときの止血などの働きも担う。

けつえきいっぱんけんさ【血液一般検査】
血液のうち、赤血球、白血球、血小板の数や機能を調べて健康状

態を確認する検査。

検査項目	基準値
赤血球数（RBC）	男性　438 〜 577　$\times 10^4 / \mu L$ 女性　376 〜 516
白血球数（WBC）	3500 〜 9700 / μL
ヘマトクリット値（Ht）	男性　40.4 〜 51.9　% 女性　34.3 〜 45.2
ヘモグロビン量（Hb）	男性　13.6 〜 18.3　g/dL 女性　11.2 〜 15.2
血小板数（Plt）	14.0 〜 37.9　$\times 10^4 / \mu L$

図 113　　　　　　　　　　　　　　　　　　　　　血液一般検査

けつえきがた【血液型】

赤血球の表面にある抗体の有無による分類で ABO 式や Rh 式などがある。異なる血液型の血液を輸血すると、体内で凝固してショック死することがある。

けつえきぎょうこそしざい【血液凝固阻止剤】

同義 抗凝固薬（p.130）

けつえきせいかがくけんさ【血液生化学検査】

血液から赤血球、白血球、血小板を除いた液体に含まれている成分の量を調べて健康状態を確認する検査。

検査項目	基準値
総たんぱく（TP）	6.5 〜 8.2　g/dL
アルブミン（Alb）	3.7 〜 5.5　g/dL
クレアチニン（CRE）	男性 0.65 〜 1.09　mg/dL 女性 0.46 〜 0.82
尿素窒素（BUN）	8.0 〜 20.0　mg/dL
トランスアミナーゼ （GOT（AST））（GPT（ALT））	10 〜 40　U/L 5 〜 45
γ-グルタミールトランス ペプチターゼ（γ-GTP）	男性 ≦ 79　U/L 女性 ≦ 48
アミラーゼ（AMY）	39 〜 134　U/L
総コレステロール（Tcho）	150 〜 219　mg/dL
HDL コレステロール（HDL-C）	男性 40 〜 80　mg/dL 女性 40 〜 90
LDL コレステロール（LDL-C）	70 〜 139　mg/dL
中性脂肪（TG）	50 〜 149　mg/dL
空腹時血糖	70 〜 109　mg/dL
HbA（1C）	4.6 〜 6.2　%
CRP（CRP）	≦ 0.30　mg/dL

図 114　　　　　　　　　　　　　　　　　　　　　血液生化学検査

けつえきとうせき【血液透析】

人工透析のひとつ。腎不全患者に対し、体外に出した血液を透析器（ダイアライザー）に通して血液内の老廃物や余分な電解質を取り除き、浄化された血液を体内に戻す治療法。1回4時間週3回行うのが一般的で、医療従事者の管理により透析施設で行う。

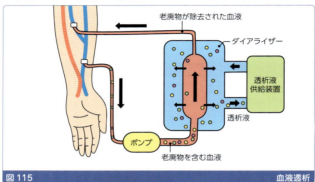

図115　　　　　　　　　　　　　　　　　　　　　　血液透析

けっかく【結核】 ⚠重要

結核菌が原因で起こる感染症の一種。初期の段階では咳、くしゃみ、発熱など風邪と症状が似ているが、肺の炎症が進行して化膿すると、壊死した細胞がリンパや血液の流れにのり、全身へ広がることもある。

けっかんせいにんちしょう【血管性認知症】

脳梗塞、脳出血、くも膜下出血などの脳血管障害が原因の認知症。
同義 脳血管性認知症（p.321）

けっかんぞうえいけんさ【血管造影検査】

血管の狭窄や血液のつまりの有無を調べる検査。動脈から目的の血管までカテーテルを通し、造影剤を流してX線撮影する。頭部、腹部、心臓などに行う。

けっこうしょうがい【血行障害】

血管の壁が硬くなる、血管が細くなる、血管が詰まるなどの理由で血液の流れが滞り、肩こりや頭痛などの症状が起こる状態。

けっしゅ【血腫】

体内の様々な部位で血液がたまり、凝固して瘤になっている状態。

けっしょう【血漿】

血液から赤血球、白血球、血小板を除いた液体成分。

けっしょうせいちのう【結晶性知能】 ⚠重要

学習や経験により蓄積される知識、理解力、判断力などのこと。

60代がピークと言われている。
関連 流動性知能（p.402）

けっせい【血清】
血漿から赤血球、白血球、血小板および血液凝固因子フィブリンを取り除いた液体成分。

けっせいアルブミン【血清アルブミン】
肝臓で作られるたんぱく質の一種。肝機能や栄養状態を知る指標となる。

けっせいコレステロール【血清コレステロール】
血液中のコレステロール量で、LDLコレステロールとHDLコレステロールがある。基準値より高いと動脈硬化や心疾患などの発症リスクが高くなる。

けっせいししつ【血清脂質】
血液中の脂質。中性脂肪、LCLコレステロール、HDLコレステロールなどの総称。血中バランスが崩れると動脈硬化のリスクが高くなる。

けっせき【結石】
体内でカルシウムなどの成分が固まったもの。胆道、腎臓、尿管、膀胱などにできると激しい痛みが起こる。

けっせん【血栓】 ⚠重要
血管内の血液の固まり。血液の流れが止まるため、脳血栓、心筋梗塞など発症のきっかけとなる。
関連 脳塞栓（p.322）

けっせんようかいやく【血栓溶解薬】
同義 t-PA（p.426）

けっせんようかいりょうほう【血栓溶解療法】 P.124 図116
脳梗塞患者に血栓を溶かすt-PA製剤を投与し、脳血流を回復させて脳機能損傷を防ぐ治療法。発症から3時間以内の薬剤投与が必要。

けったい【結滞】
脈のリズムが乱れ、脈と脈の間隔がバラバラになったり脈が飛んだりする状態。別名結代。

けっちょうストーマ【結腸ストーマ】
同義 消化器ストーマ（p.199）

けっとうち【血糖値】
血液中のブドウ糖の割合。数値が高い高血糖の状態が続くと糖尿病と診断される。

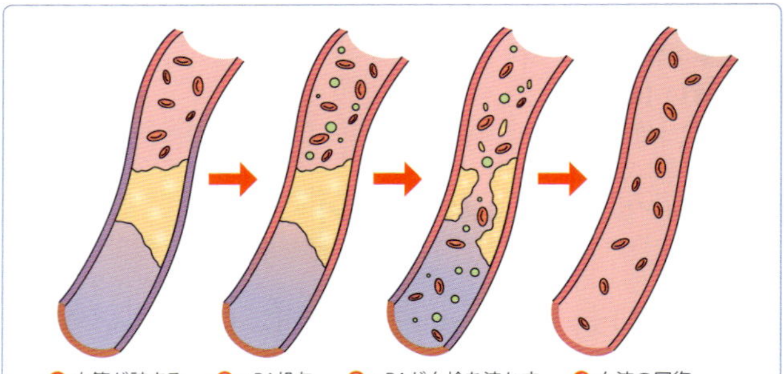

❶ 血管が詰まる　❷ t-PA投与　❸ t-PAが血栓を溶かす　❹ 血流の回復

図116　血栓溶解療法

けつにょう【血尿】
尿に血液が含まれる状態。膀胱炎、腎炎、腎臓結石、腎臓や膀胱がんなどの病気が原因。

けつべん【血便】
同義 下血（p.119）

げり【下痢】 !重要
便の水分量が多く泥状から水様になること。消化不良、細菌やウイルスによる感染症、甲状腺や消化器系の病気などで起こる。

ケリーパッド【Kelly pad】
ベッドなどで横になった状態で洗髪するときに使うゴム製の用具。

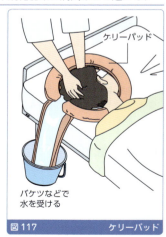

ケリーパッド

バケツなどで水を受ける

図117　ケリーパッド

げんえん【減塩】
食事の塩分量を減らすこと。塩分の摂り過ぎは高血圧を招き、さらに動脈硬化や心疾患のリスクが高くなることがわかっている。

げんかく【幻覚】
実際にないものをあると感じる状態。視覚のほか、聴覚、嗅覚、味覚、触覚などを含むこともある。

けんこうがたゆうりょうろうじんホーム【健康型有料老人ホーム】
要介護や要支援認定を受けていない自立状態の高齢者が入居して生活する施設。食事や入浴など生活支援サービスも提供可能だが、家事など可能な範囲で入居者自身が行う。

けんこうじゅみょう【健康寿命】
要介護や要支援状態でない自立した状態で、健康的に日常生活を過ごせる期間。

けんこうじょうたい【健康状態（ICFにおける）】
国際生活機能分類（ICF）のうち、生活機能低下を起こす原因のひとつ。疾病、体の変調、けが、妊娠、加齢など、さまざまなものを含む広い概念となっている。

けんこうじょうたいのはあく【健康状態の把握】
高齢者や障害者が何らかの活動をする際に、介護者が顔色、表情、姿勢などの観察や、体温、脈拍、血圧などの客観的データの測定を行い、要介護者の健康状態を十分理解すること。

けんこうしんさ【健康診査】
病気の予防や早期発見を目的とし、医師が各種検査によって受診者の健康状態を調べる医学的方法。健康診断ともいう。

けんこうぞうしん【健康増進】
健康状態をより良いものにして、健康寿命を延ばすこと。

けんこうぞうしんセンター【健康増進センター】
健康増進対策のために地域に設置された施設。生活状況の調査、医学的検査、体力測定などの結果に基づいて個人に応じた生活プログラムを提供し、実地指導を行う。

けんこうぞうしんのさんげんそく【健康増進の三原則】
運動、栄養、休養を指す。生活習慣の多くの構成要素から、比較的容易に実践できる部分を取り上げたもの。

けんこうぞうしんほう【健康増進法】
国民の健康維持や疾患予防などを目的に2002（平成14）年制定された法律。健康増進事業の推進、受動喫煙防止などが定められている。

けんこうチェック【健康チェック】
看護職員による血圧・脈拍・体温測定、顔色、食欲などの健康確認。訪問介護やデイサービスなどで行われる。

けんこうにっぽんにじゅういち【健康日本 21】
健康増進法により定める国民の健康増進の基本的方向や数値目標などの指針。「21 世紀における国民健康づくり運動」の通称。

けんこうほけん【健康保険】
病気やけがなどで入院、通院時に窓口で支払う自己負担が軽減される公的医療制度。民間企業に全国健康保険協会管掌保険と健康保険組合管掌保険がある。国民健康保険などを含む公的医療保険を指すこともある。

けんこうほけんほう【健康保険法】
労働者とその被扶養者の業務外の理由による疾病、負傷、死亡または出産に関して、保険給付を行うことを定めた法律。1922（大正 11）年制定。

げんごしょうがい【言語障害】 !重要
聞く、話す、読む、書くなどの言語コミュニケーションに支障がある障害。

げんごちゅうすう【言語中枢】
大脳にある言語機能を司る部位。話し言葉を聞いて理解するウェルニッケ中枢と言葉を発するブローカ中枢に分けられる。

げんごちょうかくし【言語聴覚士】
言語、聴覚、発声や嚥下などの障害軽減を目的とし、訓練、指導、助言などの援助を行う専門家。国家資格。略称 ST。

げんごてきコミュニケーション【言語的コミュニケーション】 !重要
話し言葉、文字、点字、手話などの言葉を使いコミュニケーションをとること。

関連 非言語的コミュニケーション（p.338）

げんごりょうほう【言語療法】
言語・聴覚機能に障害がある子どもや大人に対して、検査や評価、訓練などによって機能の発達や改善を促す療法。

けんし【検死】
医師が死体の外側を観察し、死斑、硬直、創傷の有無などを調べ、死因や死亡時刻、病死か変死かなどの事項について医学的判断を行うこと。

げんし【幻肢】
事故や病気などで手や足を失った人が、手足が存在しているように感じること。温かさや冷たさ、しびれなどの知覚が起こる。

げんし【幻視】
あるはずのない物が見える状態。レビー小体型認知症の初期症状のひとつ。

げんじつけんとうしきくんれん【現実見当識訓練】
同義 RO（p.424）

けんしょうえん【腱鞘炎】
腱と腱鞘の間に起こる炎症。痛み、腫れ、運動制限などが見られる。最も一般的に見られるのは、腱鞘が狭くなり腱が通過しづらくなる狭窄性腱鞘炎である。

けんそく【健側】
半身に麻痺がある利用者において、障害のない側のこと。
関連 患側（p.87）

げんちょう【幻聴】
ないはずの音が聞こえる状態。統合失調症の主な症状のひとつ。

けんちょうしきリフト【懸吊式リフト】
体を吊り上げてベッドから車いすへ移動させるときなどに使う介護用品の一種。

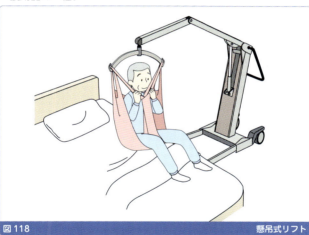

図118　　　　　　　　　　　　　　　　　　　　懸吊式リフト

けんとうしき【見当識】
現在の日付や時間、自分がいる場所などの基本的な状況を把握していること。

けんとうしきしょうがい【見当識障害】 ⚠重要
時間や季節感、現在の居場所などを把握できない状態で、進行すると人間関係もわからなくなる。認知症の中核症状のひとつ。

げんぶつきゅうふ【現物給付】
社会保険や公的扶助のうち、物品の支給やサービスの提供など金銭以外で支給されるもの。

けんぼう【健忘】
記憶障害の一種。一定期間の記憶を思い出せない状態。

けんりようご【権利擁護】
障害や高齢など身の周りのことが対応できない利用者に、法律、金銭、介護サービスなどが受けられるよう支援すること。

同義 アドボカシー（p.10）

けんりようごじぎょう【権利擁護事業】
認知症や障害など判断能力が不十分で日常生活に支障がある利用者に対し、福祉サービスなどの利用援助を行い生活支援すること。

ごいん【誤飲】
食べ物、飲み物、薬以外の異物を誤って飲み込んでしまうこと。

こうあつざい【降圧剤】 !重要
高血圧治療に使う薬。カルシウム拮抗薬、アンジオテンシンⅡ受容体拮抗薬、ACE阻害薬、利尿薬、β遮断薬がある。

こうい【更衣】
衣服を着替えること。介護現場では、洋服から寝間着への着替えや入浴後の着替えなどを指す。

こういきれんごう【広域連合】
複数の市区町村や特別区が、ニーズに対する柔軟かつ効率的なサービスへ対応するための広域行政を行うための組織。

こういしょう【後遺症】
病気やけがが治った後に、機能障害などが残っていること。脳梗塞発症後の手足の麻痺などがあげられる。

こううつやく【抗うつ薬】
脳内のセロトニンやノルアドレナリンなどの神経伝達物質を活性化し、気分の落ち込み、憂うつ感などうつ症状を軽減する薬。自律神経失調症、パニック障害、社会不安障害などにも使うことがある。

こうえきつうほうしゃほごほう【公益通報者保護法】
企業の内部告発を行った従業員が、解雇などの不利益な取り扱いを受けないよう保護を義務付ける法律。

こうおんしょうがい【構音障害】 !重要
舌、唇、喉など音を作るための器官や動きに問題があり発音がうまくできない状態。器質性、運動障害性、機能性に分けられる。

こうがい【口蓋】
口の中の天井の部分。前方部の3分の2を硬口蓋、喉の奥側の後方部3分の1を軟口蓋という。

関連 図119「口腔」（p.130）

こうがくいりょうがっさんかいごサービスひ
【高額医療合算介護サービス費】
医療保険と介護保険の両方を利用している世帯の自己負担を軽減する制度。1年間の合算自己負担額が基準額を超えた場合、超過分が按分されて支給されるが、そのうち介護保険から支給される費用。

こうかくえん【口角炎】
唇の両端の口角に炎症が起こり、腫れ、亀裂、かさぶたなどができた状態。

こうがくかいごがっさんりょうようひ【高額介護合算療養費】
医療保険と介護保険の両方を利用している世帯の自己負担を軽減する制度。1年間の合算自己負担額が基準額を超えた場合、超過分が按分されて支給されるが、そのうち医療保険から支給される費用。

こうがくかいごサービスひ【高額介護サービス費】
介護サービス利用時に1ヵ月に支払った利用者負担の合計額が一定額を超えたときに、超過額が払い戻される制度。負担上限額は所得により異なる。要支援者の場合、高額介護予防サービス費という。

こうがくしょうがいふくしサービスとうきゅうふひ
【高額障害福祉サービス等給付費】
世帯における障害福祉サービス(介護保険サービス含む)利用費や補装具購入費などの1ヵ月の合計自己負担額が、基準額を超えた場合に支給される超過分の費用。

こうがくりょうようひ【高額療養費】
1人の人が1ヵ月に同じ病院で支払った医療費の自己負担金が、一定額を超えた場合に支給される超過分の費用。

こうカリウムけっしょう【高カリウム血症】
血液中のカリウム濃度が高い状態。腎機能障害、腎機能に影響する薬などが原因。腎不全、不整脈などの症状が現れると生命に危険が及ぶため、早急な処置が必要。

こうカロリーゆえき【高カロリー輸液】
経口による栄養摂取ができない人、あるいは十分ではない人に、栄養補給を行うためのカロリーの高い輸液。糖質が多く含まれている。

こうがんざい【抗がん剤】
がん細胞の増殖を抑える薬。正常な細胞にも影響を与えるため副作用が起こる。点滴投与、注射、飲み薬などがある。

こうかんしんけい【交感神経】 ⚠️重要
自律神経の一種。緊張、興奮、不安などが強くなると神経の働きが活発になり、血管拡張、脈拍数増加などが起こる。
対義 副交感神経（p.347）

こうきこうれいしゃ【後期高齢者】
満75歳以上の高齢者。65から74歳までは前期高齢者という。寝たきりなど一定条件の65から74歳までの高齢者も含む。

こうきこうれいしゃいりょうせいど【後期高齢者医療制度】
満75歳以上または一定条件に該当する障害のある65歳から74歳までの高齢者を対象とした医療保険制度。医療施設の窓口で支払う医療費の自己負担が1割になるが、現役並みの所得がある場合は3割自己負担となる。高額療養費などは原則的に従来の老人保健制度と同様の給付を受けられる。

こうぎょうこやく【抗凝固薬】 ⚠️重要
血液を固まりにくくして血管のつまりを予防する薬。脳梗塞、心筋梗塞などの予防に使われる。服用中は出血が止まりにくいため注意が必要。抗凝固薬の一種ワルファリンは、納豆などビタミンKの多い食べ物を摂ると薬の効き目が著しく低下するため同時摂取が禁止されている。

こうくう【口腔】
口の中のこと。

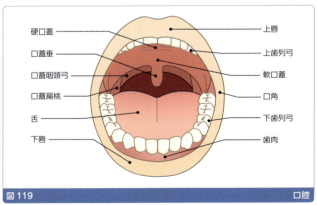

図119　　　　　　　　　　　　　　　　　　　　口腔

こうくうかんそうしょう【口腔乾燥症】
唾液の分泌が少なくなり、口の中が乾燥すること。加齢やストレスなどが原因で起こり、虫歯、歯周病、口臭、嚥下障害などの原因になる。ドライマウスとも呼ばれる。

こうくうケア【口腔ケア】
口の中を清潔にして虫歯や歯周病を予防すること。口腔内の乾燥や誤嚥性肺炎の予防が主な目的。口の機能の維持や向上を目的とした訓練を含むこともある。

こうくうけんおん【口腔検温】
舌の裏側のヒダの右または左に体温計を当てて口内の体温を測る方法。腋窩で測定が困難なときや基礎体温を測るときなどに行う。

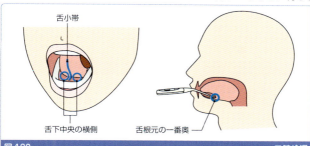

図 120　　　　　　　　　　　　　　　　　　　　　口腔検温

こうくうしっかん【口腔疾患】
虫歯や歯周病など口腔内に発生する疾病の総称。咀嚼力が低下するだけでなく、歯周病を放置すると、心臓病や糖尿病を引き起こす可能性もある。

こうくうないアフタ【口腔内アフタ】
口中にできる白または赤の吹き出物。痛みがあり重症になると発熱、リンパ節の腫れなどが現れることがある。

こうくうないほしつざい【口腔内保湿剤】
口腔の乾燥を緩和する液体やジェル。唾液の分泌減少、義歯の使用、口呼吸などで口中の乾燥がひどいときに使用する。

こうくうマッサージ【口腔マッサージ】 ⚠重要
誤飲防止や唾液の分泌促進のために行うマッサージ。口の内側に冷感を与えるアイスマッサージや、指で口内から頬をほぐすマッサージなどがある。

こうくうリハビリテーション
【口腔リハビリテーション】 P.132 図121
摂食嚥下や言語障害の軽減、口腔の機能維持を目的とした訓練。口、頬、舌のストレッチ、発音訓練、アイスマッサージなど。

ごうけいとくしゅしゅっせいりつ【合計特殊出生率】
1人の女性（15〜49歳）が、一生の間に平均して何人の子どもを産むかを示す人口統計の一種。

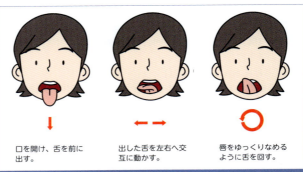

| 口を開け、舌を前に出す。 | 出した舌を左右へ交互に動かす。 | 唇をゆっくりなめるように舌を回す。 |

図121　舌の体操の例

こうけつあつ【高血圧】 ⚠重要
血圧が高い状態。収縮期血圧（最高血圧）140mmHg、拡張期血圧（最低血圧）90mmHg 以上のいずれかが続く状態。
関連 血圧（p.120）

こうげん【抗原】
同義 アレルゲン（p.13）

こうげんこうたいはんのう【抗原抗体反応】
抗原とそれに対応する抗体が特異的に結合して起こる反応。生体に有利な免疫反応、生体に不利なアレルギーやアナフィラキシーなどがある。

こうけんにん【後見人】
同義 成年後見人（p.237）

こうげんびょう【膠原病】
自己免疫異常により皮膚、内臓の結合組織、血管などに炎症が起こる病気の総称。皮膚筋炎、結節性多発動脈炎、関節リウマチ、混合性結合組織病、シェーグレン症候群などがある。

こうごしきほこうき【交互式歩行器】
歩行補助器の一種。左右の握り手を交互に動かして一歩ずつ移動を支援する。

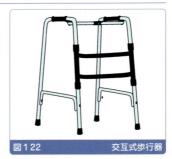

図122　交互式歩行器

こうコリンやく【抗コリン薬】 ⚠重要
神経伝達物質アセチルコリンの作用を抑えて副交感神経の働きを抑制する薬。抗パーキンソン病薬、抗精神病薬、一部の抗ヒスタミン薬、抗うつ薬、抗不安薬、胃薬などは抗コリン作用がある。

こうコレステロールけっしょう【高コレステロール血症】
血液に含まれているコレステロールの値が高い状態。脂質異常症（高脂血症）の一種。
関連 脂質異常症（p.170）

こうしけっしょう【高脂血症】
同義 脂質異常症（p.170）

こうししょう【光視症】
眼に光が当たっていないのに光の点滅を感じたり、暗いところで稲妻のような光が見えたりする症状。網膜剥離などが原因。

こうじのうきのうしょうがい【高次脳機能障害】
事故や脳疾患などの後、記憶、注意、遂行思考、社会的行動などに障害が起こり、日常生活や対人関係に支障がある状態。

- 情報が伝わりやすくするために、ゆっくり、簡潔に話をする
- 声掛けやアラームなどで開始の合図を出し、行動を促す
- 反復練習、メモの作成などを行い、個人でできることを増やす
- 家族、介護者で情報を共有し、連携を取る。全員がなるべく同じ対応をするよう心がける
- 日々の生活のなかでの不安に対し、相談を定期的に行う

図123　　　　　　　　　　　　　　　　高次脳機能障害・援助のポイント

こうしゅう【口臭】
口から呼気とともに発生する悪臭のこと。虫歯、唾液分泌量の減少、食物、歯槽膿漏、歯垢、体の病気などが原因となる。

こうじゅうじんたいこっかしょう【後縦靱帯骨化症】
背骨内の後縦靱帯が骨化し、脊髄内の脊柱管が狭くなり神経を圧迫して感覚障害や運動障害などを起こす病気。国の指定難病のひとつ。

こうしゅく【拘縮】 ⚠重要
筋肉や関節の動く範囲が通常より狭く、行動に制限がある状態。

こうしゅくよぼう【拘縮予防】
リハビリ体操などにより、関節が固まって起こる可動域の制限を防ぐこと。

こうじょ【公助】
国や地方自治体などの公的機関が援助すること。
関連 自助（p.171）、共助（p.101）

こうじょうせん【甲状腺】
頸部の前面にある蝶のような形をした内分泌器官。甲状腺ホルモンとカルシトニンを分泌している。

こうじょうせんきのうこうしんしょう【甲状腺機能亢進症】
甲状腺ホルモンの分泌が過剰になり、体重減少、疲れ、不眠、動悸、多汗、下痢などの症状が現れる。バセドウ病、無痛性甲状腺炎などが原因。

こうじょうせんきのうていかしょう【甲状腺機能低下症】
甲状腺ホルモンの分泌の減少とともに全身機能が低下し、眠気、記憶障害、抑うつ、体重増加、疲れなどがある状態。慢性的に続くと認知症の一因になると考えられている。先天性甲状腺機能低下症（クレチン症）、慢性甲状腺炎（橋本病）などが原因。

こうじょうせんしげきホルモン【甲状腺刺激ホルモン】
下垂体前葉から分泌されるペプチドホルモンで、甲状腺ホルモンの分泌を促進する。チロトロピンともいう。

同義 TSH（p.431）

こうじょうせんホルモン【甲状腺ホルモン】
甲状腺から分泌され、全身の代謝を高くするホルモン。

こうしん・こうがいれつ【口唇・口蓋裂】
生まれつき唇や口蓋に裂け目がある状態。

こうしんにんてい【更新認定】 !重要
介護保険によるサービスを受けるための更新手続き。有効期間満了日の60日前から30日前までに市区町村の窓口で行う。

こうせいいりょう【更生医療】
18歳以上の身体障害者が障害を除去・軽減するなどの更生に必要な医療。それに対し自立支援医療費を支給するもの。

こうせいざい【抗生剤】
同義 抗生物質（p.135）

こうせいしっこう【構成失行】 !重要
左右の頭頂葉の損傷により、物を上手に作ることができない症状。認知症の主な症状のひとつ。

こうせいしんびょうやく【抗精神病薬】
脳の過剰なドーパミンの分泌を調整し、幻覚、妄想、興奮、焦燥など精神病様症状を抑える働きをする薬。

こうせいしんやく【向精神薬】
中枢神経に作用して精神に影響を与える薬。抗うつ薬、抗不安薬、睡眠導入剤、抗精神病薬などがある。

こうせいねんきんほけん【厚生年金保険】
民間企業の従業員などが加入する年金制度。国民年金による支給額に老齢厚生年金、障害厚生年金、遺族厚生年金が加算される。

こうせいぶっしつ【抗生物質】
特定の種類の細菌増殖を抑え感染症を治療する薬。有効性のない細菌やウイルスが原因の感染症に対しては効果を示さない。誤った使い方をすると抗生物質が効かない耐性ができることがある。

こうたい【抗体】
細菌やウイルスなどが外から侵入したときに体を守るために体内で作られる物質。細菌類の感染や病気の発症を防ぐ。

こうだほう【叩打法】
手のひらやこぶしで肩などを叩くマッサージ法の一種。

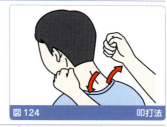

図 124　　　　　　　　　　　　叩打法

こうちゅうせいしぼうけっしょう【高中性脂肪血症】
血液に含まれる中性脂肪の割合が高い状態。脂質異常症（高脂血症）の一種。動脈硬化の進行を早める原因になる。

こうてきふじょ【公的扶助】
社会保障制度の一種。公的機関が税金を財源に最低限の生活を保障する経済的援助。生活保護などが該当。

こうてんかんやく【抗てんかん薬】
てんかんの治療薬。痙攣性発作や精神発作を抑える働きをする。

こうてんせいめんえきふぜんしょうこうぐん
【後天性免疫不全症候群】
ヒト免疫不全ウイルス（HIV）感染によって起こる、免疫機能が低下する病気。輸血や血液製剤の投与、性的接触、母乳による感染などが原因となる。略称は AIDS。

こうとう【喉頭】
気管の入り口にあり喉頭蓋や声帯などの器官の総称。呼吸、物を飲み込む、発声の働きを担う。

関連 咽頭（p.25）

こうどういじょう【行動異常】
妄想、幻覚、徘徊、不潔行為、暴力を含めた反社会行動などを指す。認知症の周辺症状（BPSD）に見られる脳機能の低下に起因する。

こうどうえんご【行動援護】
知的障害や精神障害によりコミュニケーションや行動に支障がある利用者を対象に、行動時の危険を回避できるように外出時の援助や移動介護などのサービスを提供すること。

こうとうがい【喉頭蓋】
物を飲みこむときに喉頭と気管の入り口を防ぐ蓋。誤嚥を防ぐ働きがある。

こうとうがん【喉頭がん】
前頸部の中央にある喉頭部にできる悪性の腫瘍。声のかすれ、呼吸困難、乾いた咳などの症状が見られる。

こうどうしょうがい【行動障害】 !重要
興奮、徘徊、暴言、暴力、不眠、治療拒否、不眠など日常生活において支障がある行動全般。以前は問題行動または異常行動と呼ばれていたが、要介護者の立場による行動を理解していないという問題から、現在は行動障害という呼び方が一般的である。

こうどうひょうかスケール【行動評価スケール】
レクリエーション・プログラムによって、参加者の日常行動がどのように変わってきたのかを観察し、評価するツール。

こうどうもくひょう【行動目標】
行動評価の指針となるもののひとつ。歩く、書く、言う、飲む、取る、まねる、食べる、投げるなどの具体的な動作や行為を通じて、特定の行動を示す目標。

こうどうりょうほう【行動療法】
問題となる患者の行動は誤った学習によるものと考え、学習理論に基づいて、状況にふさわしい行動へと改善する精神医学療法。

こうどせんしんいりょう【高度先進医療】
厚生労働大臣が承認した高度な医療技術を用いた治療。承認を受けた特定の医療機関でのみ行われる。健康保険の適用外。

こうないえん【口内炎】
口腔粘膜の炎症の総称。細菌やウイルスへの感染、ビタミン欠乏、ストレス、歯ブラシなどの粘膜への刺激などが原因となる。

こうにょうさんけっしょう【高尿酸血症】
血中の尿酸値が高い状態。痛風、尿管結石、腎機能低下などの原因。肥満、脂質異常症、高血圧症などの発症リスクが高くなる。

こうねんきしょうがい【更年期障害】
自律神経失調症のひとつで日常生活に支障がある状態。加齢に伴うホルモンバランスの乱れにより、体や精神に不調が現れ、体のほてりや、大量の汗などの症状がある。

こうパーキンソンびょうやく【抗パーキンソン病薬】
パーキンソン病の治療に使う薬。主な副作用は吐き気、眠気など。長期使用で幻覚や妄想などが現れることがある。

こうはんせいはったつしょうがい【広汎性発達障害】
社会性やコミュニケーション能力に支障がある障害。アスペルガー症候群、高機能自閉症、自閉症、ADHD（注意欠陥多動性障害）などに分けられる。2013（平成25）年に公表されたDSM-5では自閉症スペクトラム障害という名称に変わった。

こうひじゅうリポたんぱくコレステロール【高比重リポたんぱくコレステロール】
高比重リポたんぱくに含まれるコレステロールで、動脈硬化を引き起こす血管壁のコレステロールを除去する。善玉コレステロールとも呼ばれる。略語はHDL-C。

こうヒスタミンやく【抗ヒスタミン薬】
アレルギー症状の原因となるヒスタミンの作用を抑制する薬。じんましん、鼻炎、喘息などの治療に用いられる。

こうひふたんいりょう【公費負担医療】
国で指定した病気や患者の条件により、国または地方自治体が公費で医療費の一部または全額を助成する制度。

こうひふたんいりょうせいどとかいごほけん【公費負担医療制度と介護保険】
保険優先の公費負担医療制度による給付と介護保険による給付が重なる場合、介護保険からの給付が優先し、その利用者負担分のみ公費負担医療制度から給付される。

こうふあんやく【抗不安薬】
中枢神経に作用して過剰な不安や緊張を抑え、心身の不調を軽減する薬。

こうふきん【交付金】
国や地方公共団体が、公益上必要がある場合に関係機関や団体などに交付する財政援助資金。

こうまくかけっしゅ【硬膜下血腫】　⚠重要
頭部外傷により、頭蓋骨の内側を覆う硬膜と脳の間に血が貯まる病気。高齢者の場合、認知症と似た症状が現れることがある。頭部のけがの直後に現れる急性と、けがから1、2ヵ月後に現れる慢性がある。

こうれいかしゃかい【高齢化社会】
総人口のうち65歳以上の高齢者が7％以上の社会。14％を超えると高齢社会という。

こうれいかりつ【高齢化率】
総人口のうち 65 歳以上の高齢者が占める割合。

こうれいしゃいりょうかくほほう【高齢者医療確保法】
高齢期に対し適切な医療の確保を図ることを目的とした法律。医療費適正化推進のための計画作成や健康診査の実施などを規定。後期高齢者医療制度の発足に伴い、2008（平成 20）年に「老人保健法」から現在の名称に変更された。

こうれいしゃえんかつにゅうきょちんたいじゅうたく
【高齢者円滑入居賃貸住宅】
高齢者の入居を拒まない賃貸住宅として、都道府県知事あるいは指定登録機関に登録された住宅。2011（平成 23）年に、サービス付き高齢者向け住宅に一本化された。

こうれいしゃかいごしせつにおけるかんせんたいさくマニュアル
【高齢者介護施設における感染対策マニュアル】 ⚠重要

高齢者介護施設における感染症のリスクや感染症対策に関する基本的な知識などをまとめたもの。

こうれいしゃかいたいさくきほんほう【高齢社会対策基本法】
高齢社会対策を推進し、経済社会の健全な発展と国民生活の安定向上を目的とする法律。1995（平成 7）年公布。

こうれいしゃぎゃくたい【高齢者虐待】
家庭や施設などで高齢者に対し肉体的または精神的嫌がらせを行うこと。性的虐待、財産の不当処分、介護放棄なども含む。

身体的虐待	殴る、蹴るなど、身体的外傷を負う恐れのある行為
心理的虐待	怒鳴る、無視するなど精神的外傷を負う恐れのある行為
経済的虐待	利用者の金銭を勝手に使うといった、財産にかかわる行為
ネグレクト	介護、世話の放棄、長時間の放置
性的虐待	利用者にわいせつな行為をすること、させること

図 125　　　　　　　　　　　　　　　　　　　高齢者虐待の種類

こうれいしゃぎゃくたいのぼうし、こうれいしゃのようごしゃにたいするしえんとうにかんするほうりつ
【高齢者虐待の防止、高齢者の養護者に対する支援等に関する法律】
同義 高齢者虐待防止法（p.138）

こうれいしゃぎゃくたいぼうしほう【高齢者虐待防止法】 ⚠重要
高齢者への虐待防止や介護者への支援を目的とした法律。高齢者への虐待を発見した場合の市区町村への通報義務、被虐待高齢者の保護措置、介護者への相談・指導・助言などの支援措置などを規定。

こうれいしゃ、しょうがいしゃとうのいどうとうのえんかつかのそくしんにかんするほうりつ
【高齢者、障害者等の移動等の円滑化の促進に関する法律】
同義 バリアフリー新法（p.335）

こうれいしゃすまいほう【高齢者住まい法】
2001（平成13）年制定。高齢者向け賃貸住宅の登録制度や、終身建物賃貸借制度の設立、バリアフリー設備を有する優良な居住の供給促進など、高齢者が安心、安全に生活できる居住環境の確立を目的としている。高齢者住居安定法などとも呼ばれる。

こうれいしゃせんようちんたいじゅうたく【高齢者専用賃貸住宅】
高齢者円滑入居賃貸住宅のうち、高齢者対象の住宅として、都道府県知事あるいは指定機関に登録された住宅。2011（平成23）年に、サービス付き高齢者向け住宅に一本化された。

こうれいしゃのいりょうのかくほにかんするほうりつ
【高齢者の医療の確保に関する法律】
同義 高齢者医療確保法（p.138）

こうれいしゃのきょじゅうのあんていかくほにかんするほうりつ
【高齢者の居住の安定確保に関する法律】
同義 高齢者住まい法（p.139）

こうれいしゃほけんふくしすいしんじゅっかねんせんりゃく
【高齢者保健福祉推進10ヵ年戦略】
同義 ゴールドプラン（p.150）

こうれいドライバー【高齢ドライバー】
65歳以上の運転手のこと。人口高齢化による高齢ドライバーの増加に伴い、事故件数が増加している。

こうわほう【口話法】
相手の口の形や表情から言葉を読み取る方法。聴覚障害者のコミュニケーション法のひとつ。

ごえん【誤嚥】
食べ物や唾液などが誤って気管に入ってしまうこと。
関連 誤嚥性肺炎（p.139）

コエンザイムきゅーてん【コエンザイムQ10】
栄養素からエネルギーを作るときに働く補酵素の一種。血液のポンプ機能を向上させ、動悸、息切れ、むくみを緩和させる医薬品に配合されている。最近では、化粧品や健康食品などにも使われている。

ごえんせいはいえん【誤嚥性肺炎】 ⚠重要
誤嚥した飲食物や唾液が気管から肺に届き、肺炎を起こした状態。

ごえんぼうし【誤嚥防止】
嚥下機能が低下している人が誤嚥を起こさないように、対策すること。

口腔のケア	嚥下反射を促すために、アイスマッサージや、舌を動かす体操などを行う
食事に集中できる環境づくり	テレビを見たり新聞を読みながらの食事は意識が逸れるため、やめる
正しい姿勢を心がける	背筋を伸ばし、顎を引いた状態で座る。椅子やテーブルの高さも調節する
飲み込みやすい調理	細かく刻む、やわらかく煮る、とろみをつける、などを心がける
口へ入れる分量に注意する	一口の量が多くなりすぎないように気を付ける

図126　　　　　　　　　　　　　　　　　誤嚥防止対策

ごかん【五感】
外界からの刺激によって生じる視覚、聴覚、味覚、嗅覚、触覚の5つの感覚。

こかんせつ【股関節】
太ももの付け根にある関節。

こき【古希】
満70歳を迎えるのは稀だという由来からお祝いすること。

こきざみほこう【小刻み歩行】　!重要
つま先立ちになり、狭い歩幅のすり足で歩く状態。パーキンソン病の症状や抗精神病薬の副作用などで起こりやすい。

こきゅうきかんせんしょう【呼吸器感染症】
鼻から喉頭までの上気道が炎症を起こし、咳、くしゃみ、鼻水、発熱などがある状態。

同義　風邪（p.72）

こきゅうきけい【呼吸器系】
呼吸に関係のある器官の総称。鼻、咽頭、喉頭、気管、肺、胸郭などを指す。

こきゅうきしっかん【呼吸器疾患】
呼吸器系の器官の病気。風邪、気管支炎、肺炎、肺結核、肺がんなどがある。

こきゅうきん【呼吸筋】
呼吸を行うための筋肉の総称で、横隔膜、頸部の筋肉、内肋間筋、外肋間筋などがある。胸郭の拡大や縮小を行う。

こきゅうほう【呼吸法】
呼吸をすることにより、心身の安定や機能向上、健康維持を目指す訓練方法。

こくさいしっぺいぶんるい【国際疾病分類】
WHO勧告による国際的な統一基準。死因や疾病を分類する。最新版は1990(平成2)年採択の第10版。略称ICD。

こくさいしょうがいしゃねん【国際障害者年】
国際連合が指定した国際年のひとつで、1981(昭和56)年を指す。「完全参加と平等」をテーマとし、「障害者の社会参加」および「障害のない人と同等の生活の享受」を目指した。

こくさいしょうがいぶんるい【国際障害分類】
WHOが公表した障害分類の国際的な統一基準。2001(平成13)年に「国際生活機能分類(ICF)」に改訂された。略称ICIDH。

こくさいせいかつきのうぶんるい【国際生活機能分類】
2001(平成13)年にWHO会議で採択された国際障害分類の改訂版。生活機能障害・健康の国際分類。略称ICF。

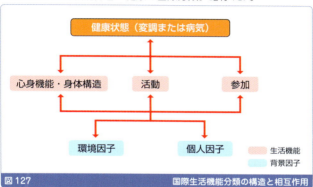

図127　国際生活機能分類の構造と相互作用

こくせいちょうさ【国勢調査】
国によって行われる人口およびその属性を調べる全数調査で5年ごとに行われる。調査項目には、人口の基本的属性、配偶関係、就業状態、居住状況などがある。

こくち【告知】
情報を通知、提供すること。医療においては、医師ががんなどの深刻な病名を患者に知らせる際に用いられる。

こくほれん【国保連】
同義▶ 国民健康保険団体連合会(p.142)

こくみんけんこうほけん【国民健康保険】
自営業者など社会保険に加入していない人が対象の健康保険。市区町村や職能単位で構成する健康保険組合。

こくみんけんこうほけんだんたいれんごうかい【国民健康保険団体連合会】
国民健康保険の保険者である市区町村と国民健康保険組合が共同で設立する公法人。都道府県ごとに設立する。略称は国保連。

こくみんけんこうほけんほう【国民健康保険法】
国民健康保険事業の健全な運営を確保し、社会保障と国民保健の向上に貢献することを目的とした法律。1958（昭和 33）年制定。

こくみんせいかつセンター【国民生活センター】
商品やサービスなどに対する消費者からの苦情、問合せ、相談などに専門相談員が対応する独立行政法人。

こくみんねんきん【国民年金】
公的年金の一種で 20 歳から 64 歳の全国民が加入する。所定の条件を満たすと老齢年金、障害年金、遺族年金が給付される。

ごけんぼう【語健忘】
同義 喚語困難（p.82）

こころのケア
「日常生活における心理的な安定と活性化のための支援」と定義される。「お世話をする」という意味のケア（care）という言葉から、精神科医の治療とは別の働きかけを指す。

こしかけべんざ【腰掛便座】
トイレでの腰掛けや立ち上がりを介助する福祉用品。和式便器の上に置き腰掛式に変換する型、洋式便器の上に置き高さを補う型、電動やスプリング式で立ち上がりを補助する型、便座やバケツなどの形で移動可能である型（ポータブルトイレ）などがある。

ごじゅうかた【五十肩】
肩関節周辺の炎症が原因で、肩の痛みや運動に支障のある状態。
同義 肩関節周囲炎（p.74）

こしゅく【固縮】
筋肉が持続して強くこわばる状態。脳血管障害などの後遺症やパーキンソン病の症状として現れることが多い。

ごじょ【互助】 !重要
お互いに助け合うこと。近隣同士の助け合い、ボランティア、NPO などによる支援などを指す。

こしょく【個食・孤食】
家族が違う食事を食べること。または個人で食事を摂ること。栄養バランスの乱れや食事中のコミュニケーション不足などの問題がある。

こじんいんし【個人因子 (ICF における)】 ⚠重要
国際生活機能分類（ICF）の背景因子を構成する2つの因子のひとつ。年齢、性別、人種、職業、体力、習慣、ライフスタイル、困難への対処方法などがある。
関連 国際生活機能分類（p.141）

こじんじょうほうほご【個人情報保護】
行政機関や個人情報を扱う事業者が、本人の了解なしに個人情報を第三者に伝えてはいけないこと。2005（平成17）年個人情報保護法が全面施行された。

コスメティックセラピー【cosmetic therapy】
メイクをしたり、ヘアスタイル、洋服、アクセサリーなどで美しく装ったりすることによって、気分の高揚、不安の低減などの心理的効果を得る療法。

ごだいえいようそ【五大栄養素】
たんぱく質、脂質、炭水化物（糖質）の三大栄養素に、ビタミン、ミネラルを加えたもの。人間が生きていくうえで欠かせない栄養素である。

こだいもうそう【誇大妄想】
自分の現状を過大評価し、他人より地位・財産・能力などが優れていると思い込むこと。統合失調症や躁病などの症状のひとつ。

ごダブリューいちエイチ【5W1H】
When(いつ)、Where(どこで)、Who(誰が)、What(何を)、Why(なぜ)、How(どのように)の頭文字を取ったもの。記録をとる際に重要な事項。この要素を意識して記録をまとめることで、介護の課題や目的を明確にし、足りない情報などを確認できる。また、引き継ぎや状況説明の際に役立つ。

When（いつ）	日付や時間帯以外にも「入浴後」「起床してすぐ」など、状況がわかるように
Where（どこで）	「自室」だけでなく「自室のベッドの上」「床で」など、具体的に
Who（誰が）	名前だけでなく、その人の立場もわかるように
What（何を）	誰にでもわかる言葉で、覚えている限り細部まで
Why（なぜ）	憶測を記載・報告する場合は、必ずその旨を明確にする
How（どのように）	言動はできるだけ細かく忠実に

図128　客観的に状況を伝えるためのポイント

こっかくきん【骨格筋】
姿勢を保持したり体を動かしたりする筋肉で、骨格に付着している。筋線維に横紋があることから、横紋筋とも呼ばれる。

こっかくけい【骨格系】
全身すべての骨と、骨をつなぐ関節や靭帯、軟骨などの総称。

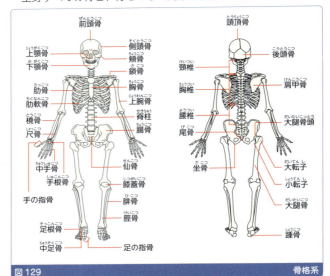

図129　　　　　　　　　　　　　　　　　　　　　　　骨格系

こつけいせいふぜんしょう【骨形成不全症】
生まれつき骨が弱く骨折しやすいことで骨の変形や痛みなどの症状がある遺伝性の病気。

こつじゅう【骨重】
骨密度のこと。一定量の骨に含まれるカルシウムやマグネシウムなどのミネラル成分量を示すもので、骨の強度を表す指標のひとつ。

こつずい【骨髄】
骨の内腔を満たす柔らかい組織。本来は赤色で、赤血球、白血球、血小板を産生する造血器官だが、加齢によって脂肪に置換されて黄色くなり、造血機能を失う。

こつずいいしょく【骨髄移植】
提供者（ドナー）から正常な骨髄細胞を採取し、白血病や再生不良性貧血など血液難病患者の静脈に移植する治療法。

こっせつ【骨折】
外からの強い力などにより、骨が折れること。症状には痛み、内出血、腫脹、変形などがある。

こつそしょうしょう【骨粗しょう症】 ⚠️重要
骨の内部がスポンジのような網目状になって骨の強度が低下し、骨折しやすくなる病気。閉経後の女性ホルモンの急減が主な原因。

こつどうちょうりょく【骨導聴力】
頭の骨の振動が内耳に伝わって感じる音を示す聴力。鼓膜を振動させたときの聴力である気導聴力と比較し難聴の原因を探る。
関連 気導聴力 (p.94)

こつなんかしょう【骨軟化症】
ビタミンDの欠乏などにより、骨が軟らかくなって変形する病気。骨折、筋力低下、関節痛、腰痛などの症状がある。骨成長前の小児に起こる場合は、くる病と呼ばれる。

こつばん【骨盤】
左右の寛骨、仙骨、尾骨で構成される腰部の骨。分界線によって大骨盤と小骨盤に分かれ、小骨盤内には膀胱、直腸、生殖器などの臓器がある。

こつばんていきんぐん【骨盤底筋群】
膀胱、尿道、子宮、直腸などの骨盤内の臓器を下から支えている筋肉群。排尿、排便のコントロールを行う働きもある。

こつばんていきんくんれん【骨盤底筋訓練】
骨盤の底で膀胱や子宮などを支える筋肉を鍛え、尿漏れや膣周辺に子宮や筋肉が脱落する骨盤臓器脱を防ぐ目的で行う運動。

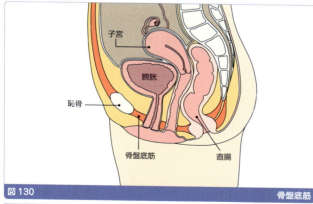

図130　骨盤底筋

コップホルダー【cup holder】
コップを持ちやすくするために使う自助具。握る力がなかったり指が曲がらなかったりする人のために、手のひらにひっかけて持つタイプもある。

こつみつど【骨密度】 ⚠️ 重要

骨に含まれるカルシウムなどの量。骨の強度を示す指標。骨密度が低い状態は骨粗しょう症であり骨折のリスクが高くなる。

こつみつどけんさ【骨密度検査】

エックス線や超音波を使って骨密度を測定する検査。加齢とともに起こる骨密度の低下は骨粗しょう症の原因となるため、定期的な測定が必要になる。

こていがたかいだんしょうこうき【固定型階段昇降機】

住宅の階段に設置した固定のレール上をいすが走行して階段を昇降する機械。

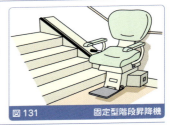

図131　固定型階段昇降機

こていしきつめきり【固定式爪切り】

爪切りが台に固定され、爪切りを持てない人も使用できる自助具の一種。

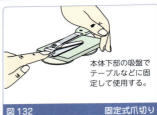

本体下部の吸盤でテーブルなどに固定して使用する。

図132　固定式爪切り

こていしきほこうき【固定式歩行器】

前方に置いた歩行器を両手で持ち上げて前へ動かしながら前進するタイプの歩行器。

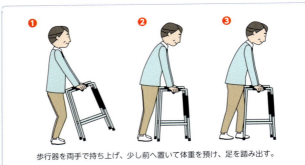

歩行器を両手で持ち上げ、少し前へ置いて体重を預け、足を踏み出す。

図133　固定式歩行器

こていせっちがただんさかいしょうき【固定設置型段差解消機】

建物や地面に機械を埋め込んで設置する段差解消機。テーブル下のパンタグラフの伸び縮みにより昇降する。

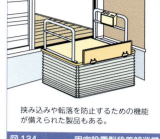

挟み込みや転落を防止するための機能が備えられた製品もある。

図134　固定設置型段差解消機

コーディネーター【coordinator】

人と人、人と情報などを結び付け、仕事の流れを円滑にする調整者。社会福祉援助においては、他職種間の調整などを行う。

こてんてきじょうけんづけ【古典的条件付け】

同義　レスポンデント条件付け（p.407）

こどくし【孤独死】　!重要

一人暮らしの人が、病気などにより誰にも看取られず自宅などで亡くなること。死亡から発見まで日数がかかることが多い。別名孤立死。

ことばかけ【言葉かけ（レクリエーションにおける）】

レクリエーション時に、プレイしている人に対して励ましの言葉などをかけて援助すること。ゲームの進行に合わせて声をかけ、場の雰囲気を高めることも含まれる。

ごねんせいぞんりつ【5年生存率】

がんと診断されてから5年後に生存している人の割合。乳がん以外のがんは、初回治療から5年経過すると治癒したとされるため、「完治する確率」として使われることが多い。

こぶりほこう【小振り歩行】

左右の松葉杖を同時に前に出し、その後小さく跳躍するように、両足を松葉杖の手前まで振り出す歩き方。速度はあまり速くないが、安定性に優れている。

こべつえんじょかつどう【個別援助活動】

個別援助技術を活用し、援助を必要とする個人や家族を対象に行われる社会福祉援助活動のひとつ。見守り、声かけ、家事援助などを行う。

こべつえんじょぎじゅつ【個別援助技術】

社会事業の一種。精神的、肉体的または社会的問題をかかえる個

人や家族に個別に接し、社会資源を用いて問題解決を目指す社会福祉の援助技術。

こべつえんじょけいかく【個別援助計画】 !重要

ケアマネジャーが作成したケアプランに基づき、介護事業者が対象者の課題に対しての援助の方向性や内容を具体的に示したもの。訪問介護計画や通所介護計画など。

関連 ケアプラン（p.116）

こべつケア【個別ケア】

在宅や施設でのサービス利用者の尊厳を守るため、一人ひとりの生活スタイルや個性に合わせて支援する方法。

こべつしえんけいかく【個別支援計画】

同義 訪問介護計画（p.363）

コミュニケーション【communication】

言葉、文字、表情、身振りなどの記号を通じて、情報や意思を相互に伝達、交換すること。記号によって、言語的または非言語的コミュニケーションに分類される。

コミュニケーションエイド【communication aid】

言語障害などでコミュニケーションに支障がある場合の支援をする機器。文字盤型の会話補助装置、録音した音声を発声する装置、パソコンを使うものなどがある。

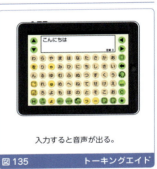

入力すると音声が出る。

図135　トーキングエイド

コミュニケーションしえんじぎょう【コミュニケーション支援事業】 !重要

市区町村が実施する障害者への支援サービス。手話通訳者派遣事業、手話通訳設置事業、要約筆記者派遣事業の3事業がある。障害者自立支援法に基づく地域生活支援事業の一種。

コミュニケーションしょうがい【コミュニケーション障害】

自分の意思の伝達や相手の意思の理解が困難な状態。視覚・聴覚障害、脳卒中などによる失語症、知的障害などが原因で起こる。

コミュニケーションひょうか【コミュニケーション評価】

リハビリテーション計画を設定する際に、指標となるもののひとつ。聴覚・言語障害者の機能や回復の程度を見ることを目的とする。

コミュニティオーガニゼーション【community organization】
地域の問題に対し、地元住民が中心になり活動し解決・解消しようとする地域援助技術の一種。

コミュニティケア【community care】 ⚠重要
障害や高齢など援助が必要な人や家族に対し、可能な限り自立した生活ができるように行政機関や地域が支援すること。
同義 地域ケア (p.266)

コミュニティソーシャルワーク【community social work】
地域において誰もが安心して暮らせるように、生活上の困難を抱える個人や家族に対する個別支援、またそれらの人々の生活環境の整備などを行う活動を指す。

コミュニティディベロップメント【community development】
地域の問題を住民自ら解決できるよう専門的知識を持つコミュニティワーカーが地域組織化などの活動により援助する活動。

コミュニティベイスドリハビリテーション【community based rehabilitation】
同義 地域リハビリテーション (p.269)

コミュニティワーカー【community worker】
社会福祉協議会の福祉活動指導員・専門員、福祉事務所職員などの地域援助に当たる専門職。住民参加による地域組織化活動や住民への福祉教育などを行う。

コミュニティワーク【community work】
同義 地域援助技術 (p.265)

こむらがえり
同義 筋痙攣 (p.108)

コメディカル【co-medical】
医師以外の医療従事者。看護師、薬剤師、臨床検査技師、理学療法士、作業療法士、栄養士など。

コメディカルスタッフ【co-medical staff】
医師、歯科医師以外の医療従事者の総称。看護師、薬剤師、臨床検査技師、作業療法士、歯科衛生士など。パラメディカルスタッフともいう。

ごようしょうこうぐん【誤用症候群】
不適切な運動や誤った装具の使用などが原因で骨、関節、軟部組織などに障害が起こること。

こようほけん【雇用保険】
社会保険のひとつで、労働者が失業した場合に一定額の給付を行うもの。再就職が前提で、再就職の意思がない場合は給付を受け

ることができない。

ごらくがたかいごほけんじぎょうしょやしせつ【娯楽型介護保険事業所や施設】

パチンコ、麻雀、ルーレット、トランプなど娯楽性の高い設備やゲームを用いる介護サービス。別名カジノ型介護保険事業所、アミューズメント型介護保険事業所。

こりつし【孤立死】

同義 ▶ 孤独死（p.147）

コルサコフしょうこうぐん【コルサコフ症候群】

アルコール依存症、頭部外傷、一酸化炭素中毒、老人性認知症などに見られる中枢神経疾患。記銘力障害、失見当識、逆行健忘、作話などの症状がある。

コルセット【corset】

腰周りに着用して動きを制限したり矯正したりする器具。

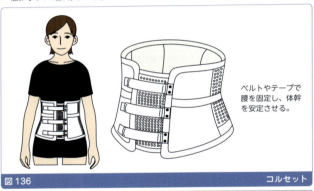

ベルトやテープで腰を固定し、体幹を安定させる。

図136　コルセット

ゴールドプラン

1989(平成元)年旧厚生省（現厚生労働省）が制定した「高齢者保健福祉推進10ヵ年戦略」の通称。高齢化社会対策の指針として策定されたが、1999（平成11）年に「ゴールドプラン21」に引き継がれた。

ゴールドプランにじゅういち【ゴールドプラン21】

1999（平成11）年に策定された「高齢者保健福祉5ヵ年計画」の通称。介護サービスの基盤整備と生活支援対策などが盛り込まれ、具体的な施策としてグループホーム整備などが示されている。

コレクティブハウジング【collective housing】

キッチンや談話室、庭などの共有スペースと、個人専有のスペースを備えた集合住宅のこと。

コレステロール【cholesterol】
血液中の脂質の一種で、主に肝臓で作られる。細胞膜やホルモンなどの材料となり、悪玉（LDL）コレステロールと善玉（HDL）コレステロールがある。
関連 脂質異常症（p.170）

コロストミー【colostomy】
同義 消化器ストーマ（p.199）

ころもがえ【衣替え】
季節に応じた衣服に着替える慣習のこと。一般的には6月1日と10月1日。介護施設などでは、季節を感じたり体調を管理したりするためにも大切になる。

こんきょにもとづくいりょう【根拠に基づく医療】
治療や検査は、臨床研究による有効性や安全性の証明を基に行われるべきだとする科学的根拠に基づいた医療のこと。

こんきょにもとづくかいご【根拠に基づく介護】 ⚠重要
専門知識を活用し、客観的で科学的な思考プロセスに基づき行う効率的な介護のこと。

こんごうせいなんちょう【混合性難聴】
音を伝える器官（外耳から中耳まで）と、音を感じる器官（内耳から神経まで）の両方が障害されて起こる難聴のこと。
関連 伝音性難聴（p.284）、感音性難聴（p.80）

コンサルテーション【consultation】
援助業務を行う際に、サービス利用者の生活上の問題に応じて、医師などの医療関係者や弁護士など、関連領域の専門家の助言や意見を求め、援助に役立てること。

こんすい【昏睡】
意識障害の程度を示す語で、最も重度のものをいう。意識が消失し、精神活動が停止している状態。刺激にも全く反応しない。

こんちしゅじゅつ【根治手術】
病気を完全に治すことを目的とした手術。がんの場合は、病巣だけでなく、転移の可能性がある周囲のリンパ節まで切除する。

コンチネンス【continence】
英語で「節制」や「自制」を意味する言葉。転じて、「失禁を克服する」という意味で使われている。

コンピテンシー【competency】
ある職務や作業において、常に高い成果をあげる優秀な人に共通する行動や思考の特性。組織の人事制度などに活用される。

コンピテンス【competence】
ある物事に対する能力、才能、資格、競争力などのこと。

コンビネーションシステム
養護老人ホーム、特別養護老人ホーム、ケア付き住宅などの居住施設と医療機関などとの組み合わせを考慮し、同一敷地内で高齢者の健康の変化にいち早く対応しようとする考え方。ワンセットプランとも呼ばれる。

コンピューターだんそうさつえい【コンピューター断層撮影】
同義 CTスキャン（p.419）

コンプライアンス【compliance】 ⚠重要
法令や規則を遵守（じゅんしゅ）すること。医療においては、薬の服用など、患者が医師等の指導・助言に従って行動することをいう。

コンフリクト【conflict】
意見や感情、利害の衝突、葛藤、対立などの概念。医療分野では、医療事故などの結果、患者と医療従事者間で起こる対立を指す。

コンフリクトマネジメント【conflict management】
介護に対する意見や見解の違いについて、組織の活性化や成長の機会と積極的に捉えて、問題解決を図ろうとする考え方。

こんめい【昏迷】
意識障害の程度を示す語で、外界の状況は認識しているが、動かず、刺激に反応のない状態。統合失調症やうつ病などで起こることがある。

こんもう【昏蒙】
意識障害の程度のひとつ。軽度の意識低下があり、外部からの呼びかけや刺激には反応するが、すぐに深く眠ってしまう状態。

ざい【座位】
座った姿勢のこと。半座位、長座位、椅座位、端座位などの種類がある。

さいアセスメント【再アセスメント】 !重要
ケアマネジメントの一過程。提供したサービスのモニタリングを行い、新たに生じた課題に対して計画や目標設定を見直すこと。

ざいいどうレベル【座位移動レベル】
床に座ったまま、手と膝を使い、這って平面移動できる状態。移動能力の分類のひとつ。

さいがいふくしこういきしえんネットワーク 【災害福祉広域支援ネットワーク】
災害が発生した際に広域的な人材派遣を行うなど、要援護者に対する緊急対応を目的とした、民間法人等による広域的な福祉支援のための連携体制。

さいかだいぶんせき【再課題分析】
同義 再アセスメント (p.153)

さいこうけつあつ【最高血圧】
心臓が収縮して血液を全身に送り出すときに、血管にかかる圧力。収縮期血圧ともいう。
関連 血圧 (p.120)

サイコセラピー【psychotherapy】
同義 心理療法 (p.224)

ざいさんかんり【財産管理】
成年後見人制度では、認知症などで判断能力が衰えた人の財産を後見人が適切に管理すること。税金や医療費などの支払い、保険金の請求、不動産管理などを行う。

ざいせいあんていかききん 【財政安定化基金（介護保険における）】
市町村の介護保険財政を安定させるために、都道府県に設置される基金。保険料未納や給付費増大などによる保険財政赤字を回避するために、資金の交付や貸付けを行う。

さいせいいりょう【再生医療】
失われた体の器官や組織を再生し、機能を回復させる医療技術。皮膚細胞から作られたiPS細胞などの研究が、世界的に進められている。

ざいたくいりょう【在宅医療】 !重要
通院が困難な患者が自宅で受ける医療。医師、訪問看護師、理学療法士などが定期的に訪問し、診療や看護、リハビリなどを行う。

ざいたくかいご【在宅介護】
高齢者や障害者を自宅で介護すること。要介護者は、家族による介護や介護サービスの提供を受けながら、住み慣れた環境で生活を送ることができる。

ざいたくかいごしえんセンター【在宅介護支援センター】
自宅で生活する要介護高齢者や家族からの相談に応じて、必要な助言や援助を行い、保健・福祉サービスが受けられるように調整を行う機関。

ざいたくかいごしゃリフレッシュじぎょう
【在宅介護者リフレッシュ事業】
在宅で認知症や寝たきりの高齢者の世話をする介護者を対象とした事業。心身のリフレッシュ、相談援助などを受ける機会の提供、介護者同士の交流などを目的とする。

ざいたくかんご【在宅看護】
病気や障害のある人が住み慣れた自宅で療養できるように、家族などの看護者が自宅で看護すること。

ざいたくかんわケア【在宅緩和ケア】 ⚠重要
生命に関わる病気を抱える在宅療養患者に対し、肉体的な痛み、不安や悩みなどを緩和する医療。QOL(クオリティ・オブ・ライフ)の改善を目的とする。

ざいたくサービス【在宅サービス】
自宅で生活する要介護者などを対象としたサービス。訪問介護・看護、通所介護、短期入所、福祉用具貸与・購入などで保険給付が受けられる。

ざいたくさんそりょうほう【在宅酸素療法】 図137
慢性的な呼吸器疾患があり、継続的な酸素吸入が必要な患者が、在宅時や外出時に酸素を吸入できる治療法。固定型や携帯型の機器を使用する。略称はHOT。

ざいたくじこちゅうしゃ
【在宅自己注射】
患者自身や家族が自宅で注射を打つこと。糖尿病患者が行うインスリン注射のほか、ヒト成長ホルモン製剤や血液凝固因子製剤の注射などがある。

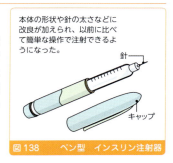

本体の形状や針の太さなどに改良が加えられ、以前に比べて簡単な操作で注射できるようになった。

図138　ペン型　インスリン注射器

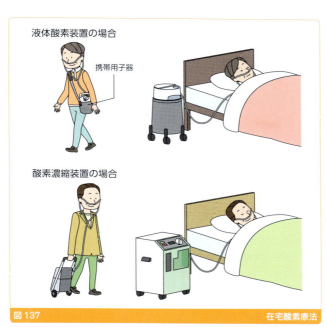

図137　在宅酸素療法

ざいたくじこどうにょう【在宅自己導尿】

神経因性膀胱(ぼうこう)や前立腺肥大症などにより、排尿に障害のある人が、自分でカテーテルを尿道から膀胱(ぼうこう)に入れ、尿を排泄する方法。感染症などの危険性があるため、訓練が必要となる。

ざいたくじんこうこきゅうりょうほう【在宅人工呼吸療法】

自力呼吸が難しい要介護者に対して、自宅で人工呼吸器を装着して呼吸を補助する治療法。気管を切開する侵襲的な方法と、マスクを使用する非侵襲的な方法がある。

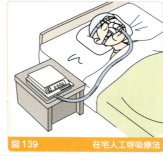

図139　在宅人工呼吸療法

ざいたくせいぶんえいようけいかんえいようりょうほう
【在宅成分経管栄養療法】

消化管機能障害や意識障害、重度の嚥下(えんげ)障害などで経口摂取がで

きない在宅患者に対し、経鼻、経腸、胃ろうなどにより栄養食を注入する療法。

ざいたくターミナルケア【在宅ターミナルケア】 ⚠️重要
在宅療養の末期のがん患者や高齢者が終末期に受ける医療。延命を目的とした治療ではなく、肉体的な痛みの緩和や精神的苦痛のケアが行われる。

ざいたくホスピスケア【在宅ホスピスケア】
同義 在宅ターミナルケア（p.156）

ざいたくりょうようしえんしんりょうじょ【在宅療養支援診療所】
在宅療養患者を対象に、24時間往診や訪問看護サービスを提供できる体制などを整えた医療機関。

ざいたくレクリエーション【在宅レクリエーション】
家の中で、お茶や食事、会話などを楽しむレクリエーション活動。高齢者や障害者は楽しみが制限されていることから、こうした屋内での活動も大切になる。

さいていけつあつ【最低血圧】
心臓が拡張して血液が全身から心臓に戻るときに、血管にかかる圧力。拡張期血圧ともいう。

さいにょうき【採尿器】
術後や寝たきりで動くことができない人の排尿時に使用される容器。男性用は口が円筒型、女性用は朝顔型をしている。

さいねん【再燃】
勢いを再び盛り返すこと。医療分野では、治療中に進行が止まったり良くなっているように見えたりした病状が悪化すること。

さいはつ【再発】
同じ事態がまた発生すること。医療分野では、いったん完治した病気がまた起こること。

ざいバランス【座位バランス】
座った状態のバランスを保持する能力。平衡機能や筋力が低下すると、バランスを保つことが難しくなる。
関連 座位保持（p.156）

さいぼうしん【細胞診】
病変部の細胞を採取し、顕微鏡で観察して病気の診断を行う検査。がん検査によく用いられる。

ざいほじ【座位保持】 ⚠️重要
起き上がり座ったままの状態を保つこと。寝たきりの生活を防ぐには、この姿勢の維持を心がけることが大切になる。

ざいほじそうち【座位保持装置】

障害のため座位をとれない人が、安定した正しい座位を保てるように体幹を支える装置。

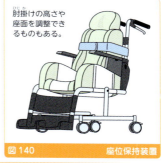

肘掛けの高さや座面を調整できるものもある。

図140　座位保持装置

さいみんりょうほう【催眠療法】

心理療法のひとつ。患者を催眠状態にして潜在意識に働きかけ、普段は気付かない悩みやストレスの原因を探り、精神的な不調を改善する。

サインげんご【サイン言語】

コミュニケーション方法のひとつ。言葉を使わず、手や指の動きで相手に伝える。

サーカディアンリズム【circadian rhythm】

約24時間周期の体内時計により変動する、睡眠、覚醒、血圧、体温などの人間の生体リズム。

さぎょうようぎしゅ【作業用義手】

特定の作業を行うために特殊な形状に設計された義手。先端の手先具を曲鉤型やもの押さえ型に交換できるものもある。

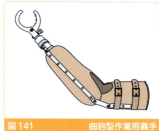

図141　曲鉤型作業用義手

さぎょうりょうほう【作業療法】 ⚠重要

リハビリテーションのひとつ。精神的・肉体的な障害のある人に対して、日常生活動作、仕事、手芸、レクリエーションなどの作業を通し、心身の機能の改善、および社会適応能力の回復を図る療法。

さぎょうりょうほうし【作業療法士】

国家資格のひとつ。作業を通じて障害者の身体的・精神的機能回復の訓練を行う専門職。略称はOT。

さくご【錯語】
失語症の症状のひとつで、言おうとした言葉とは別の言葉が出てしまうこと。音の一部が違ったり、全く意味の異なったりする単語などの表出が見られる。

サクセスフルエイジング【successful aging】
老いることを受け入れ、社会生活に適応していくこと。主観的に幸福を感じ、豊かな老年期を迎えることを指す。

さくわ【作話】 !重要
実際には経験していないのに、本当に経験したかのように話すこと。認知症の高齢者などででよく見られる。本人は非現実だという自覚がない。

さこつ【鎖骨】
肩甲骨と胸骨をつなぐ左右一対の骨。人間の体を上から見ると、ゆるくS字状に曲がっている。

ざこつ【坐骨】
骨盤を形成する寛骨の一部で、左右一対からなる。座ったときに最下部になり体幹を支える。

ざこつしんけいつう【坐骨神経痛】
坐骨神経への圧迫によって、臀部から大腿にかけて鋭い痛みやしびれなどの症状がおこる状態をいう。

さしこみべんき【差し込み便器】
自力で移動するのが困難な患者が、ベッド上で使用する便器。仰向けのまま、臀部の下に差し込んで使用する。

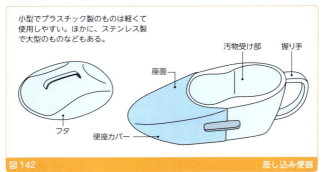

図142　差し込み便器

させい【嗄声】
声がかれる・かすれる・しわがれるなど、声の音質に異常がある状態。風邪や喉頭炎、ストレス、手術などによる、声帯や声帯筋肉の障害で起こる。

ざせきしょうこうき【座席昇降機】 ⚠️重要

座席を上下させる装置。座席を上げて、立ち上がりをサポートしたり、床からいすに座った状態にしたりするために使われる。

ざせきしょうこうしきくるまいす【座席昇降式車いす】

座席が上下する車いす。電動と手動があり、車いすへの乗り降りがしやすいように、座面シートが床まで下がる。

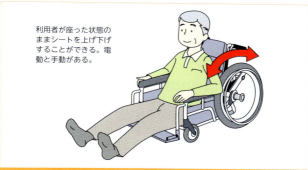

利用者が座った状態のままシートを上げ下げすることができる。電動と手動がある。

図143　座席昇降式車いす

サテライトがたしせつ【サテライト型施設】

地域密着型介護老人福祉施設や介護老人保健施設などで、本体施設とは別の場所に設置する定員29人以下の小規模施設。

サテライトがたしょうきぼかいごろうじんほけんしせつ【サテライト型小規模介護老人保健施設】

本体事業所以外に設置した地域密着型小規模介護老人保健施設。機能訓練室や浴室などの設備や、医師、看護師、介護職員などの職員は本体事業所と共有することが可能。

サテライトがたとくていしせつ【サテライト型特定施設】

介護事業所施設区分のひとつ。本体事業所以外に設置した地域密着型小規模施設。サテライト型小規模多機能型居宅介護事業所、サテライト型有料（または軽費）老人ホーム、サテライト型介護福祉施設などがある。

サテライトがたとくよう【サテライト型特養】

住み慣れた土地で生活することができる、地域密着型介護老人福祉施設。本体である大規模施設の一部を別の場所に移し、運営されている。

サテライトケア【satellite care】 ⚠️重要

市区町村と介護保険施設が連携し、本体施設とは別の地域に小規模な施設を設け、多機能なサービスを提供すること。

サテライトほうしき【サテライト方式】
特別養護老人ホームなどの運営法人が、本体施設とは別のところで通所型の介護施設やリハビリテーション施設を設ける方式。小規模で地域密着型のケアを提供できる。

サービスかんりせきにんしゃ【サービス管理責任者】
指定の事業所や障害支援施設で、障害福祉サービスの管理を担当する者。利用者の個別支援計画の策定、サービス提供プロセスの管理、職員への指導などを行う。

サービスたんとうしゃかいぎ【サービス担当者会議】
同義 ケアカンファレンス（p.115）

サービスつきこうれいしゃむけじゅうたく【サービス付き高齢者向け住宅】
福祉サービスの提供、バリアフリー環境、安否確認などが整った高齢者向け賃貸住宅。2011（平成23）年の高齢者住まい法改正により創設された。都道府県知事への登録が必要。

サービスていきょうじぎょうしゃ【サービス提供事業者】
介護保険制度や障害者支援制度により、要介護者にサービスを提供する事業者。都道府県知事あるいは市区町村長の指定が必要。

サービスていきょうせきにんしゃ【サービス提供責任者】
訪問介護サービスの責任者。訪問介護員や介護支援員の統括、利用者とサービスの契約や計画の話し合いなどを行う。

サービスていきょうひょう【サービス提供票】
要介護者に提供する1ヵ月分のサービス内容や時間などを記載した帳票。ケアプランに基づいて作成され、居宅介護支援事業者が各サービス業者に交付する。

サービスとうりようけいかく【サービス等利用計画】 !重要
障害者が適切な障害福祉サービスを十分に利用できるように、相談支援事業者が作成する総合的な計画。

サービスりようしえん【サービス利用支援】
障害者の心身の状況や環境などを考え合わせ、サービス利用申請時に「サービス等利用計画案」を作成し、支給決定後に指定障害福祉サービス事業者との連絡調整と「サービス等利用計画」の作成を行うこと。

サービスりようひょう【サービス利用票】
要介護者が利用する1ヵ月分のサービス内容や時間、実績などを記入する帳票。居宅介護支援事業者が利用者に交付する。

サプリメント【supplement】
ビタミンやミネラル、たんぱく質、食物繊維などの成分を含む栄

養補助食品。錠剤やカプセル型などになっているものを指す。
関連 栄養機能食品（p.31）

サポートバー【support bar】
調理やトイレ、入浴などの日常的な生活動作をする際に、寄りかかったり、つかまったりできる手すりのこと。

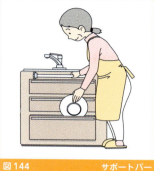

図144　サポートバー

サマリー【summary】
患者の退院・転院時などに介護をスムーズに続けられるように、自宅や転院先に提出される書類。病歴、投薬内容、看護上の問題点などが記載されている。看護要約ともいう。

さむらいしょうほう【士商法】
資格取得のためと勧誘し、高額な通信講座費用や教材費用を支払わせる悪徳商法。士が付く資格を対象にしたものが多いことから、こう呼ばれる。資格商法ともいう。

ざやく【坐薬】
肛門や膣などに挿入する固形の薬剤。体温や分泌液で徐々に溶ける。解熱鎮痛剤や鎮静剤、痔の治療で使われる消炎剤などがある。

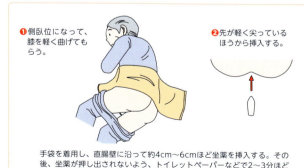

❶側臥位になって、膝を軽く曲げてもらう。

❷先が軽く尖っているほうから挿入する。

手袋を着用し、直腸壁に沿って約4cm～6cmほど坐薬を挿入する。その後、坐薬が押し出されないよう、トイレットペーパーなどで2～3分ほど肛門を軽く押さえる。

図145　肛門への坐薬の挿入

サルモネラきん【サルモネラ菌】 ⚠重要
食中毒の原因菌のひとつ。肉類や卵で多く確認される。中毒症状としては、高熱、下痢、腹痛、嘔吐などが見られる。

さんざい【散剤】
粉末状の薬剤。錠剤やカプセル剤に比べて吸収が良く、投与量も調整できる。

さんさしんけいつう【三叉神経痛】
顔面の感覚を脳に伝える三叉神経に痛みが生じ、顔に急に激痛が走ること。食事、洗面、風に当たる、顔に触れるなどの際に起こる。

さんさんくどほうしき【3-3-9度方式】 ⚠重要
日本で用いられている意識レベルの分類法。覚醒の程度により意識レベルを大きく3段階に分け、さらにそれを3段階に分類して合計9段階で表したもの。

Gread Ⅰ 刺激をしなくても覚醒している	1	意識清明に見えるが、ぼんやりしているようで意識清明といいきれない。
	2	見当識障害がある。
	3	自分の名前や血液型などが言えない。
Gread Ⅱ 刺激により覚醒する	10	呼びかけに応じて、簡単に開眼する。
	20	大声で呼びかけたり体をゆすったりすると開眼する。
	30	痛み刺激を加えながら呼びかけ続けるたりすることでかろうじて開眼する。
Gread Ⅲ 刺激をしても覚醒しない	100	痛みのある刺激に対して払いのけようとする。
	200	痛みのある刺激で顔をしかめたり、手足を少し動かしたりする。
	300	痛みのある刺激に全く反応しない。

図146　　　　　　　　　　　　　　　　　3-3-9度方式

さんじいりょう【三次医療】
脳卒中、心筋梗塞、交通事故など緊急入院治療が必要なケースに対応する、特殊な専門医療や高度先進医療。がん診療連携拠点病院や救命救急センター、特定機能病院などがその役割を担う。

さんじゅ【傘寿】
数え年で80歳（満79歳）のこと。またはそのお祝いを指す。

さんじよぼう【三次予防】
すでに現れている病気の予防策。悪化や再発、合併症を防止し、リハビリテーションで機能回復・維持を図り、社会復帰を促す。予防医学の分類のひとつ。

さんそきょうきゅうき【酸素供給器】
在宅酸素療法時の酸素供給に使用される機器。酸素濃縮器、液化酸素装置、酸素用高圧ガスボンベがある。

さんそのうしゅくき【酸素濃縮器】
酸素供給機の一種で、空気中の酸素を高濃度に圧縮する機器。在宅酸素療法で使用する。

さんそようこうあつガスボンベ【酸素用高圧ガスボンベ】
酸素供給機の一種で、酸素を詰めた携帯用ボンベ。在宅酸素療法を受けている患者が外出時に使用する。

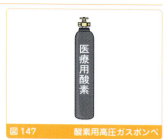

図147　酸素用高圧ガスボンベ

さんそりょうほう【酸素療法】
体内に酸素を十分取り込めない呼吸器・循環器疾患などの患者に対し、継続して酸素吸入を行う療法。

ざんぞんきのう【残存機能】 ⚠️重要
病気や加齢などにより障害を負った人に残されている機能。この能力をできる限り活かして介護を行うことが、日常生活の自立支援に結びつく。

ざんぞんのうりょく【残存能力】
障害のある人が残された機能を使って発揮できる能力のこと。自助具を導入したり援助をしたりする際には、残存能力を損なわないように配慮する。

さんだいえいようそ【三大栄養素】
人間が生きるうえで欠かせない栄養素のうち、最も重要とされている糖質（炭水化物）、たんぱく質、脂質を指す。

さんだいかいご【三大介護】
身体介護サービスのうち食事、入浴、排泄に対する介助のこと。

さんだいしいん【三大死因】
がんと呼ばれる悪性新生物、心疾患、肺炎のこと。脳血管疾患は、2014（平成26）年時点で、死因の第4位。

さんだいせいかつしゅうかんびょう【三大生活習慣病】
がん、脳血管疾患、心疾患。これらの病気は、日本人の死因の約6割を占めている。

さんていきじゅん【算定基準】
厚生労働省が設定した、介護保険の保険給付を算定するための基準。サービスの内容・種類、利用時間、要介護度などを単位という基準で表し、その単位数と単価を掛けて金額に換算する。

さんどうさほこう【三動作歩行】

杖を使い3動作法で歩行する方法。❶杖を健側側に持ち1歩分前に出す ❷患側の足を1歩出す ❸健側の足を出すの三動作で行う。

関連 二動作歩行（p.307）

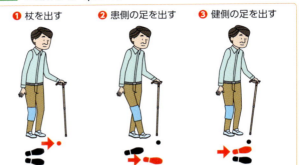

❶ 杖を出す　❷ 患側の足を出す　❸ 健側の足を出す

図148　三動作歩行

ざんにょう【残尿】

尿意をもよおし排尿した後も、なお膀胱に尿が残っている状態。膀胱炎、脊髄損傷、前立腺肥大などで見られ、感染症や結石の原因になることもある。

さんはんきかん【三半規管】

同義 半規管（p.336）

さんりんほこうしゃ【三輪歩行車】

歩行補助が必要な場合に用いる歩行車の一種。前一輪、後二輪のもので、ハンドル部分のブレーキで速度を調整することができる。

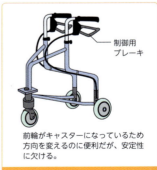

制御用ブレーキ

前輪がキャスターになっているため方向を変えるのに便利だが、安定性に欠ける。

図149　三輪歩行車

じあえんそさんナトリウム【次亜塩素酸ナトリウム】

家庭用塩素系漂白剤の主成分で、ノロウイルス、インフルエンザウイルスなどの消毒に有効。希釈してトイレ、浴室、リネン類などの除菌に使用される。

しい【肢位】 !重要
手足の位置や関節の角度。日常の動作に不自由が少ない肢位を良肢位、支障をきたす肢位を不良肢位という。

ジェネリックいやくひん【ジェネリック医薬品】
医薬品、医療機器等の品質、有効性及び安全性の確保等に関する法律の定める基準や規制に合格し、薬効や安全性が先発医薬品と同じであると認められた薬。後発医薬品ともいわれ、一般的に先発医薬品より安価である。

しえん【支援】
介護における支援とは、基本的な日常生活能力がある人に対し、入浴など身の周りの世話など一部を介助すること。

ジェンダー【gender】
社会的、文化的に捉えた性差。男らしさ、女らしさなどと表現され、生物学的な性とは異なる。

じかい【耳介】
耳の外耳の一部で、外から見える耳の部分。外界の音を反射し耳孔に入れる集音器の役割をしている。耳殻ともいう。

関連 図366「耳の構造」(p.378)

しかえいせいし【歯科衛生士】
歯科予防措置、歯科診療の補助、歯科保健指導などを行う専門職、またはその国家資格。

しかえいせいしどう【歯科衛生指導】 !重要
虫歯や歯周病を予防するため、正しい口腔ケアの方法を指導すること。介護サービス等で提供される。

しかくしょうがい【視覚障害】
視力・視野障害、色覚異常など、視覚機能に障害が生じること。全く見えない状態や見えにくい状態などがあり、日常生活に不自由をきたす。

	見え方	移動
全盲	光を感じる事もできず、全く物が見えない。	自宅内でも移動の際に不自由する。
光覚弁	光を感じる光覚はあり、明暗の区別はつく。	全盲と同様、自宅内でも不自由する。
手動弁	目の前の手の動きを認識できる。	慣れた自宅内などでも注意が必要。
指数弁	目の前の指の本数を数えることができる。	慣れた自宅内ならかろうじて移動できる。

*視力が0.01を超える人は、慣れた自宅内などでの移動はできる。屋外では白杖を使用するなどの注意が必要。

図150　視力と移動

しかくしょうがいしゃようほじょきき【視覚障害者用補助機器】
視覚障害者の生活や行動を補助するための機器。歩行用の白杖、視覚補助用の拡大鏡、コミュニケーション用の点字器、点字タイプライター、身辺補助具の盲人用時計やテープレコーダー、音声電卓などがある。

しかくちゅうすう【視覚中枢】
大脳皮質の左右後頭葉にある、視覚を司る神経中枢。眼球がとらえた視覚情報は、視神経を通じて視覚中枢に伝達される。

じがどういつせい【自我同一性】
同義 アイデンティティ（p.7）

じかん【耳管】
耳の奥と鼻の奥をつなぐ管。鼓膜の外側と内側の気圧のバランスをとる役割がある。

関連 図366「耳の構造」（p.378）

じかんてきしゅうきせい【時間的周期性】
同じことが一定の時間の間隔ごとに繰り返されること。

しかんせいまひ【弛緩性麻痺】 !重要
運動麻痺のひとつで、筋肉の緊張が緩み運動機能が失われた状態。脳卒中や脳梗塞、脊髄損傷などで見られる。

関連 痙性麻痺（p.117）

しかんブラシ【歯間ブラシ】
歯と歯の間を清掃する、虫歯・歯周病予防のための細いブラシ。歯ブラシでは落としにくい歯垢を効率よく除去する。

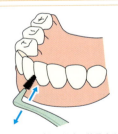

歯と歯の隙間が広い場合に使用する。様々なサイズがあるので、利用者に適したものを選ぶ。

図151　歯間ブラシの使い方

じかんよたくせい【時間預託制】
ボランティアなどのサービス提供時に報酬を受け取らず作業時間を預託（＝貯蓄）し、後日サービスが必要になったときに預託時間分のサービスを受けられる制度。

しきかくいじょう【色覚異常】
視覚障害のひとつで、色に対する感覚が正常ではない状態。色の

識別ができない色盲と識別しにくい色弱に分けられる。また、先天性と後天性がある。

じききょうめいだんそうさつえい【磁気共鳴断層撮影】
同義 MRI（p.422）

しきじゃく【色弱】
色を識別する感覚が弱い状態。色覚異常のひとつ。

しきもう【色盲】
赤、緑、青を感じる視細胞のどれかが機能しないため、色の識別ができない状態。色覚以上のひとつ。

しきゅうがん【子宮がん】
子宮に発生する悪性腫瘍で、子宮の頸部にできる子宮頸がんと体部にできる子宮体がんがある。女性のがんの中でも発生率が高い。

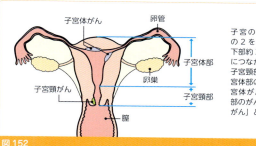

図152　子宮がん

しきゅうきんしゅ【子宮筋腫】 ! 重要
子宮の平滑筋細胞が増殖してできる良性の腫瘍。月経困難、月経過多、貧血、下腹部痛などの症状が見られるが、無症状の場合もある。

しきゅうげんどきじゅんがく【支給限度基準額】
介護保険でサービスを利用したときに給付されるひと月の上限額。それを超えるサービスの利用は全額自己負担となる。
関連 区分支給限度基準額（p.110）、福祉用具購入費支給限度基準額（p.349）、住宅改修費支給限度基準額（p.188）

しきゅうだつ【子宮脱】 ! 重要
子宮の一部または全部が膣の中や外に出てしまった状態。骨盤底筋群の筋力が弱くなったり傷ついたりすることが原因となる。骨盤臓器脱のひとつ。

しきゅうたい【糸球体】
腎臓内のボーマス嚢の中にある毛細血管の塊。流れ込んだ血液中の不要な水分、塩分、糖分などをろ過することで尿が作られる。

しけつ【止血】
出血を止めること。出血部分をガーゼなどで押さえる直接圧迫法が基本。そのほか傷口より心臓に近い動脈を押さえる間接圧迫法、傷口より心臓に近い動脈を止血帯で縛る緊縛法がある。

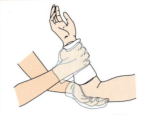

清潔なハンカチなどを患部に直接当て、強く圧迫する。手に血液が付着しないようビニール袋などを使うと感染症の防止になる。

図153　　　　　直接圧迫止血

しこう【歯垢】
歯の表面に付着した細菌の塊からなる堆積物。虫歯や歯周病の原因となるだけでなく、歯周病から心筋梗塞などの重大な病気につながることもある。プラークともいわれる。

しこうしょうがい【思考障害】
判断力、推理力、批判力、分析力などに障害が起こること。統合失調症などで見られ、思考途絶や思考奪取などがある。

じこうそくせん【耳垢塞栓】　!重要
耳垢が溜まって、外耳道（耳の穴）に栓を作った状態をいう。難聴、めまい、耳鳴り、耳閉感などの症状が起こる。

じこかいじ【自己開示】
自分に関する情報を他の人に言葉で伝える方法で、相談援助におけるコミュニケーション技法のひとつ。援助者が利用者に対して自己開示することにより信頼関係を構築できる。

じこがいねん【自己概念】
自分自身が自分に対して持っているイメージ。自己像のこと。

じこかくち【自己覚知】　!重要
援助者が自分の能力や考え方、価値観、感情、態度などの傾向を理解し、コントロールすること。それにより利用者に偏見や先入観を持たずに援助ができる。

じこけってい【自己決定】
福祉サービスの利用者が、自分の意思でどのような援助を受けるかを判断して決定すること。介護保険制度の基本理念のひとつ。

しごこうちょく【死後硬直】
死後に筋肉硬直すること。死後3〜6時間以降に始まり、20〜30時間後に最大限硬直、70〜90時間以降は筋肉が緩解する。

じこじつげん【自己実現】
利用者の生き方、価値観、能力などを踏まえ、その人が持つ可能性を最大限に発揮できる状態。介護の現場では、利用者の意向を尊重し自己実現を追求する行動が求められる。

じこせきにん【自己責任】
利用者自身が、提供を受ける介護サービスを選択して決定することに対する本人の責任。

じこたいさくいいんかい【事故対策委員会】
介護保険施設や規模の大きい事業所に設置が義務づけられている、要介護者の安全を守るための組織。リスクマネジメント委員会ともいう。

じこどうにょう【自己導尿】
同義 在宅自己導尿（p.155）

しごのケア【死後のケア】
エンゼルケアともいわれる。死亡確認後、死後硬直が始まる前に、本人や家族の意向に配慮しながら、内容物の排泄、清拭、化粧や身だしなみを施すなどの処置を行う。

じこひょうか【自己評価】
同義 エバリュエーション（p.33）

じこほうこく【事故報告】 ⚠重要
介護サービス提供中に転倒や誤飲などの事故が起こった場合、要介護者の家族や市区町村に対して、事業者が行う必要がある報告のこと。

じこめんえきしっかん【自己免疫疾患】
免疫機能の異常により自分の細胞や組織を異物と勘違いし、体がそれらを攻撃することで起こる病気。関節リウマチや全身性エリテマトーデス、血管炎などがある。

しじきていめんせき【支持基底面積】
体を支える面積のこと。両足の間隔が支持基底面積となり、介護者が支持基底面積を広く取ると、安定して介護を行うことができる。

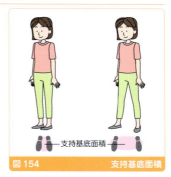

図154　支持基底面積

ししつ【脂質】
5大栄養素のひとつ。体の主なエネルギー源であり、1gあたり9kcalのエネルギーを産生。細胞膜やホルモンなどの材料になる。

ししついじょうしょう【脂質異常症】
血液中の総コレステロール、LDLコレステロール、中性脂肪のいずれかが過剰、またはHDLコレステロールが不足している状態。動脈硬化の要因となる。従来は高脂血症と呼ばれていた。

ししつこうじょうのせきむ【資質向上の責務】
介護福祉士の義務規定のひとつ。社会福祉士および介護福祉士法は「社会福祉及び介護を取り巻く環境の変化による業務の内容の変化に適応するため、介護等に関する知識、及び技能の向上に努めなければならない」と定めている。

ししまひ【四肢麻痺】 !重要
両手両足の麻痺。頸髄の損傷や脳の障害、筋疾患などにより、両手両足の運動機能や知覚機能に障害が起こる。

ししゅうびょう【歯周病】
歯垢内の細菌が原因となり、歯を支えている歯槽骨や歯茎に起こる炎症性疾患。歯肉炎や歯周炎などの総称。歯を失う主要な原因とされる。

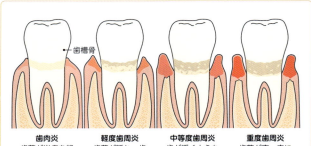

歯肉炎 歯肉が炎症を起こし、出血が増える。

軽度歯周炎 歯茎が腫れ、歯と歯茎の溝が4mm程に。歯槽骨が溶け始めることもある。

中等度歯周炎 歯が浮くような違和感があり、痛んで膿がでることもある。歯茎が下がり歯が長く見えるようになる。

重度歯周炎 歯茎が真っ赤になり、歯はグラグラして上手く噛めない状態。出血もひどくなる。

図155　歯周病の進み方

ししゅんきやせしょう【思春期やせ症】
思春期に摂食障害により体重が標準より大幅に下回る状態。放置すると月経不順、卵巣や子宮の発育障害、脳萎縮、精神症状などが現れ、突然死することもある。

じじょ【自助】 ⚠重要
他人の力に頼らずに、できることは自分の力で行うこと。共助、公助、互助、自助それぞれの視点から見ることで、地域包括ケアシステムの構築、理解に役立つ。
関連 共助（p.101）、公助（p.133）、互助（p.142）

ししょう【視床】
間脳の一部で、視覚、聴覚、痛覚、味覚などの感覚刺激を大脳皮質に伝える中継点となる。
関連 図305「脳の構造」（p.320）

ししょうかぶ【視床下部】
間脳の一部で、自律神経である交感神経と副交感神経の調節を行っている。また、下垂体ホルモンの分泌調整の中枢でもある。
関連 図305「脳の構造」（p.320）

じしょうたがいこうい【自傷他害行為】
自分を傷つけたり自殺を図ったり、他人に危害を加えたりすること。精神・知的障害などを抱える人に見られる。精神保健福祉法に基づく措置入院や緊急措置入院の際の要件。

じじょぐ【自助具】
体の不自由な人が、日常動作を自力で容易に行えるように作られた補助具。バネで開く箸、ホルダー付きスプーン、ボタンエイドなどがある。

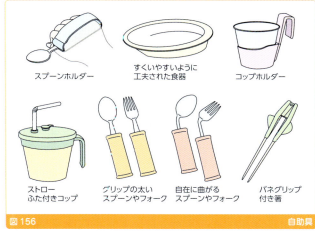

図156　自助具

じじょグループ【自助グループ】
同じ困難や障害、病気のある人が、悩みの分かち合いや連携のた

め自発的に集まったグループのこと。障害者やアルコール依存症者の団体などがある。

ししんけい【視神経】
視覚をつかさどる神経のこと。眼球の奥の網膜で感じた視覚情報を脳へ伝える働きをする。

しせつかいごサービスひ【施設介護サービス費】
要介護者が施設で介護サービスを受けたときの費用に対する保険給付。食事費用などの標準負担額と自己負担分の1割を引いた額が給付される。

しせつかいごしえん【施設介護支援】
介護サービスが利用者の課題やニーズに合わせた見直しや改善を行い、より効果の高い施設介護支援サービスを図る一連の過程。

しせつサービス【施設サービス】
施設サービス計画に基づき、要介護者が介護保険施設で受けるサービスのこと。介護福祉施設サービス、介護保険施設サービス、介護療養施設サービスの3種類がある。

関連 介護保険施設（p.56）

しせつサービスけいかく【施設サービス計画】
施設に配置されている介護支援専門員が、入所者ごとに作成する介護サービス計画のこと。介護保険施設で入所者にサービスを提供する際に作成する。

しせつにゅうしょしえん【施設入所支援】
施設に入所する障害者に対し、夜間を中心に、入浴、排泄、食事などの介護をはじめとした必要な日常生活上の支援などを行う。

しせつホスピス【施設ホスピス】
介護保険施設や緩和ケア病棟などにおけるホスピスケアのこと。がん末期の患者などを対象とした、疼痛管理や精神面のサポートに重点を置いた終末期医療を中心に行う。

しぜんぜんめい【死前喘鳴】 ！重要
気道内に分泌物がたまり、ゴロゴロという音がのどの辺りからする状態のこと。死が切迫した人によくみられる。

しぜんはいべんほう【自然排便法】
大腸の働きに任せ、自然に排便させたものをパウチ（ストーマ袋）で受け止め、たまったら捨てる人工肛門（ストーマ）の便の管理方法のひとつ。排便を促すために腰背部に温罨法を施したり、腹部マッサージを行ったりする。

しそうのうろう【歯槽膿漏】
同義 歯周病（p.170）

じそうようくるまいす【自走用車いす / 自操用車いす】

利用者自らが、健側の足と手で操作して動かす車いすのこと。後輪につけられたハンドリムやブレーキを操作する腕の力が必要となる。介助者による操作も可能。

関連 図 107「車いすの基本構造」(p.113)

じぞくてきがいらいふくまくとうせき【持続的外来腹膜透析】

同義 CAPD (p.419)

じぞくてきけいたいがたふくまくとうせき
【持続的携帯型腹膜透析】

腹腔透析法の一種。6～8時間おきに腹腔に刺したカテーテルとバックをつなぎ、腹腔内の透析液を排出した後に新しい透析液を体内に入れる。バックは交換時以外カテーテルとつなぐ必要はない。略称 CAPD。

したいけんあんしょ【死体検案書】

死亡を証明する書類のひとつ。最終診察後 24 時間以内で、死因が診療中の傷病以外の場合は、医師（歯科医師は不可）が死体を検案し、作成しなければならない。

したいふじゆう【肢体不自由】

身体障害の種別のひとつ。手足の麻痺や欠損、筋力低下、運動失調、不随意運動、関節の疼痛や可動域制限などの機能障害を指す。

しちょうそんかいごほけんじぎょうけいかく
【市町村介護保険事業計画】

介護保険給付を円滑に実施するために、市町村が策定する介護保険事業計画。法律で 3 年を 1 期とする計画策定が義務付けられ、計画に基づき介護保険料が設定される。

しちょうそんとくべつきゅうふ【市町村特別給付】 ⚠重要

介護保険において、全国一律に給付される介護給付・予防給付以外の、市町村が条例で独自に定める給付のこと。移送や配食などのサービスがある。

関連 横出しサービス (p.396)

しちょうそんほけんセンター【市町村保健センター】

市町村に設置された、住民の健康相談や保健指導、健康診査、予防接種、精神保健、認知症予防などの事業を行う地域保健推進機関の拠点となる施設のこと。

しちょうそんろうじんふくしけいかく【市町村老人福祉計画】

今後必要となる老人福祉サービスの量を把握し、整備するために市町村が定める計画のこと。介護保険事業計画と一体で策定される。

しちょうねつ【弛張熱】
38℃以上の体温が1日中続き、日内変動が1℃以上で上下する熱のこと。化膿性疾患や敗血症などが原因でみられる。

しつがいこつ【膝蓋骨】
膝の前面にあり、膝関節を構成する円形の骨のこと。一般的には膝の皿といわれている。

しっきん【失禁】 ⚠重要
自分の意思によらず、尿や便が漏れる状態。尿道や膀胱などの機能的な障害や、排泄に関係する神経系の障害によるものなどがある。

関連 尿失禁（p.310）

シックハウスしょうこうぐん【シックハウス症候群】
住宅建材や家具の接着剤、溶剤から発生する化学物質などが室内の空気を汚染することで起こる健康障害のこと。目や皮膚への刺激、倦怠感、頭痛など症状はさまざま。

しつけんとうしき【失見当識】
同義 見当識障害（p.127）

しっこう【失行】
高次脳機能障害のひとつ。行為を行う意思があり、運動機能にも異常はないが、自分の意図した動作がうまくできない状態。

しつごしょう【失語症】
高次脳機能障害のひとつ。発声器官や聴覚には異常はみられないのに、言葉の読み書き、発話などが困難になる障害。大脳の言語中枢の損傷により起こる。

ブローカ失語 （運動性失語）	言語は理解できるが、自分のことを上手く話せず話し方がたどたどしくなってしまう。右片麻痺を伴うことが多い。
ウェルニッケ失語 （感覚性失語）	すらすらと話すことはできるが、言語を理解することができず言い間違いなどが増え、理解しづらい言葉になってしまう。右片麻痺を伴うことは少ない。
全失語	言語を理解することや言葉を話すこと、読み書きもほとんどできなくなってしまう。言葉を発するとしても残語や意味不明なものがほとんど。右片麻痺を伴う事が多い。
健忘失語	言語を理解することはよくできるが、名詞などが思い出せず上手く言葉に出来なくなってしまい、回りくどい話し方になる。
伝導失語	言語を理解することはよくできるが、「みかん」を「ねかん」と言うなど言葉の音を間違える事が多くなってしまう。特に復唱では言い誤りが目立ち、訂正しようとすることで会話が中断される。

図157　　主な失語症のタイプ

しっしん【失神】
脳への血流の低下が原因により、一時的に意識を失うこと。不整脈や出血、過度の興奮などで起こる。脈拍、呼吸、血圧に注意し、すぐに測定を行う。

しっしん【湿疹】
発疹、赤み、水疱や痛み、激しいかゆみを伴う皮膚の炎症。アトピー性皮膚炎、脂漏性皮膚炎、かぶれなどで湿疹がみられる。皮膚の乾燥により湿疹が出ることが多いので、特に高齢者では保湿などの手入れが重要になる。

関連 ドライスキン（p.298）

しっちょう【失調】
体の機能の調節や調和がうまくとれない状態。運動や神経の失調、栄養失調など。筋力があっても調和がとれず、歩行困難となる場合もある。

しっちょうせいほこう【失調性歩行】
歩幅にバラつきがあり、歩くと体がふらつく状態。脳機能障害などが原因。別名蹣跚歩行、よろけ歩行。

しっともうそう【嫉妬妄想】
妄想の一種で、配偶者が浮気をしているなどと思い込んでしまう状態。統合失調症やアルコール依存症、アルツハイマー型認知症などでみられることがある。

しつないきこう【室内気候】
室内の温度、湿度、気流などを総合した室内環境のこと。要介護者などのいる室内では、温度22±2℃、湿度50〜60%、気流0.5m/secが基準となる。

しつにん【失認】 ！重要
高次脳機能障害のひとつ。視覚や聴覚、触覚に異常はないのに、見聞きしたもの、触ったものなどを正しく認知できない状態のこと。

しっぷ【湿布】
あん法療法のひとつで、炎症や血行不良などの治療のため、湯や冷水、薬液などに浸した布を患部に当てること。冷湿布と温湿布がある。

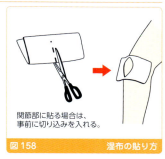

関節部に貼る場合は、事前に切り込みを入れる。

図158　湿布の貼り方

じつむしゃけんしゅう【実務者研修】 ⚠重要
2016（平成28）年度以降、介護福祉士の資格取得（実務経験ルート）において必須条件となる研修のこと。3年以上の実務に加え、450時間、6ヵ月以上の受講が義務づけられる。

しつめい【失明】
病気やけがなどにより、今まで見えていた目が、見えなくなること。生まれつき目が見えない場合には使用しない。

しつもんのぎほう【質問の技法】
カウンセリングの技法。相手が自由回答する開かれた質問と、「はい」「いいえ」または一言で答える閉ざされた質問がある。

していかいごりょうようがたいりょうしせつ
【指定介護療養型医療施設】
主に医療法人が運営する、都道府県の指定を受けた介護施設。医学的管理下でのケアが必要な要介護者が生活し、食事や排泄介助などの介護サービスや医療処置やリハビリなどを行う。別名療養病床。

していかいごろうじんふくししせつ【指定介護老人福祉施設】
社会福祉法人や地方自治体などが運営する、都道府県の指定を受けた介護施設。寝たきりなど重度の介護を必要とする要介護者が生活し、食事や排泄介助などの介護サービスなどを行う。別名特別養護老人ホーム、略して特養とも呼ぶ。

していきょたくかいごしえんじぎょうしゃ【指定居宅介護支援事業者】
都道府県の指定を受けた事業者。ケアマネジャーが在籍し、要介護認定者のケアプランの作成や連絡調整などを行う。

していきょたくサービスじぎょうしゃ【指定居宅サービス事業者】
都道府県の指定を受けた居宅サービス事業者。利用者との契約に基づき訪問介護や通所介護などを提供する。

していサービス【指定サービス】
介護保険と障害者総合支援法で、都道府県知事の指定を受けた事業者によって提供されるサービスのこと。

していじぎょうしゃ【指定事業者】
国や地方自治体にサービスを提供できる事業者であると指定を認められた事業者のこと。社会福祉分野では、介護保険の指定居宅サービス、障害者総合支援法の指定障害福祉サービスなどの各事業者がある。

していしちょうそんじむじゅたくほうじん
【指定市町村事務受託法人】 ⚠重要
介護保険に関し、市町村が給付の新規認定や更新認定等の調査な

どを委託できる法人のこと。都道府県知事により指定される。

していつうしょリハビリテーション【指定通所リハビリテーション】
都道府県の指定を受けたリハビリテーション施設。介護老人保健施設、病院、診療所のいずれかであり、理学療法士、作業療法士、言語療法士、看護職員、介護職員のいずれか専従職員と専任の常勤医師の配置が義務化されている。

していとくていせつにゅうきょしゃせいかつかいご
【指定特定施設入居者生活介護】
都道府県の指定を受けた有料老人ホームや軽費老人ホームなどで、入居者の食事や入浴などの日常生活上の介助や機能訓練などを提供する。

していのとりけし【指定の取り消し】
介護保険法などに違反した介護サービス事業者に対し、都道府県の指定を取り消す行政処分。処分を受けた介護サービス事業者は、新たに指定を受けることができず、傘下の介護サービス事業所も、指定の更新を受けることができない。

していほうもんかんごステーション【指定訪問看護ステーション】
保健師、看護師、准看護師、理学療法士、作業療法士または言語聴覚士が、居宅で介護を受ける対象者の自宅へ訪問して療養上の世話および必要な診療の補助を行う、都道府県の指定を受けた事業所。別名指定訪問看護事業所。

していほうもんにゅうよくかいご【指定訪問入浴介護】
都道府県の指定を受けた事業所が、入浴が困難な在宅対象者の自宅に浴槽を持ち込み、入浴介護サービスを提供すること。

シーティング【seating】 !重要
主に車いす上で適切な座位姿勢を保持すること。快適な姿勢を保持することで、障害の悪化や褥瘡などの予防につながる。

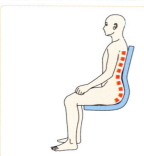

背中や腰、臀部などが緩やかなS字のラインになるよう支える。

膝の関節に無理がないよう調節しながら足底を床に着ける。臀部がきちんとおさまるように腰掛け、骨盤が後ろに倒れないよう気を付けながら、胸が楽に張れるよう、背中のカーブを上手く支えるように調節する。

図159　シーティング　調節のポイント

じどういいん【児童委員】
子育てに関する相談や、保健・福祉に関する援助・指導などを行う民間ボランティアのこと。都道府県知事の指揮監督を受け民生委員が兼務し、児童家庭福祉活動を行う。

じどううんどう【自動運動】
拘縮予防のために行うリハビリテーションのひとつ。自分の意思と力で体の障害のある部分や筋肉を動かす。他動運動とセットで行うとより効果的。

じどうぎゃくたい【児童虐待】　!重要
児童の保護者等によって行われる身体的・心理的・性的虐待、ネグレクト。

身体的虐待	殴る、蹴る、投げ落とす、激しく揺する、やけどを負わせる、溺れさせる、拘束するなど
心理的虐待	言葉による脅し、無視、兄弟間での差別的扱い、児童の前でのドメスティックバイオレンスなど
性的虐待	性器を触る、触らせる、ポルノグラフの被写体にするなどの性的行為、またそれらを見せつけることなど
ネグレクト	家に閉じ込める、食事を与えない、不潔にする、病気になった際に病院へ連れて行かないなど

図160　　児童虐待の種類と内容

じどうぎゃくたいのぼうしなどにかんするほうりつ【児童虐待の防止等に関する法律】
同義　児童虐待防止法（p.178）

じどうぎゃくたいぼうしほう【児童虐待防止法】
「児童虐待の防止等に関する法律」の略称で、2000（平成12）年に制定された法律。児童虐待の禁止・予防に関する国や地方公共団体の責務、虐待を受けた児童等に対する保護・支援などを定めている。

じどうさいにょうき【自動採尿器】
同義　自動排泄処理装置（p.178）

じどうそうだんしょ【児童相談所】
都道府県や指定都市に設置が義務付けられている児童福祉の相談機関。相談に対する支援や調査のほか児童・家庭への指導、児童の一時保護などを行う。

じどうたいがいしきじょさいどうき【自動体外式除細動器】
同義　AED（p.417）

じどうはいせつしょりそうち【自動排泄処理装置】　図161
排尿や排便を自動で吸引する装置のこと。尿や便の経路となる部分が分割でき、要介護者やその介護を行う者が容易に使用できる。

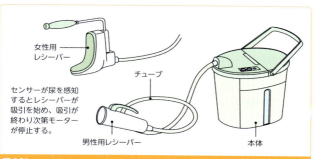

図161　自動排泄処理装置

じどうふくしし【児童福祉司】！重要
「児童福祉法」に基づいて、市区町村などの自治体に属する児童相談所に配置される専門職員で、任用資格。児童の保護、福祉に関する相談に応じ、必要な調査や支援を行う。

じどうふくしほう【児童福祉法】
1947（昭和22）年に制定された、児童福祉に関する基本法。理念や基本的事項、児童福祉を担当する機関に関する事項、各種施設・事業に関する事項などを定めている。

シナプス【synapse】
脳の神経細胞間をつないでいる構造のこと。脳では、膨大な数の神経細胞が回路を形成し、刺激を伝達することで情報を処理している。

しにいたるかてい【死に至る過程】
リンとアダムソンによると、❶がんなどで、死亡の数週間前まで機能は保たれ、以後急速に低下　❷心臓や肺などの臓器不全で、時々重症化しながら徐々に機能が低下　❸老衰などで、長い間にわたり徐々に機能が低下という3つのパターンが考えられる。

しのうくんれんし【視能訓練士】
視機能の検査や回復に向けた矯正・訓練を行う専門職のこと。国家試験合格後、厚生労働大臣の免許を受ける。略称はORT。

しのきょういく【死の教育】
ターミナルケアの際に、安らかな臨終を迎えるため、患者とその家族に行われる支援や指導のこと。精神的負担を軽減することが目的。

しのさんちょうこう【死の三徴候】！重要
死の判定の際に従来から用いられている方法。呼吸の停止、心臓の停止、瞳孔拡散（対光反射の消失）の3つの反応停止をいう。

しのじゅよう【死の受容】
死への恐れや不安、人生が終わる不安などを緩和し、生きることの意義を深く考え、自分らしい人生をまっとうできるようにする心理プロセスのこと。

しのていぎ【死の定義】
一般に「死の三徴候」をもって、死と判断される。また臓器移植法では、臓器提供の意思表示などがあれば、脳死の場合でも死と判断される。
関連 死の三徴候（p.179）

しびれ【痺れ】 ！重要
触覚、痛覚など知覚神経の障害で起こる感覚異常。病気の初期症状で起きることも多いため注意が必要。運動麻痺、感覚鈍麻・消失などの場合がある。

しぶんもう【四分盲】
左右いずれかの目において、上の視野または下の視野が欠損した状態。別名4分の1半盲。

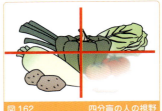

図162　四分盲の人の視野

じへいしょう【自閉症】
言語の発達の遅れやコミュニケーション能力、対人関係に困難が生じる発達障害のひとつ。多動や奇声などの行動をとることがある。

じへいしょうスペクトラムしょうがい【自閉症スペクトラム障害】
同義 広汎性発達障害（p.137）

しへき【嗜癖】
特定のものや行動などへの欲求が強く、依存性が生じた状態のこと。酒、たばこ、薬物、ギャンブルなどへの嗜癖がある。依存症ともいう。

しほうかいぼう【司法解剖】
犯罪性のある死体やその疑いのある死体に対し、死因を究明するために行う解剖。死体解剖保存法に基づき、知事の任命を受けた監察医が行う。遺族の了承を得て解剖することが多い。
関連 行政解剖（p.102）

しぼうエネルギーひりつ【脂肪エネルギー比率】
1食、または1日の食事の総摂取エネルギーに占める脂肪の割合。「日本人の食事摂取基準」（2015年版）によると、一般成人30～

69歳の脂肪エネルギー比率の目標量は20〜30％となっている。

しぼうかん【脂肪肝】
飲酒や肥満、糖尿病などが原因で、肝細胞に中性脂肪が異常に蓄積した状態のこと。慢性肝炎、肝硬変に移行することがある。

しぼうさん【脂肪酸】
脂質の構成成分のひとつ。動物性脂質の飽和脂肪酸（酪酸など）、魚類や植物性脂質の不飽和脂肪酸（オレイン酸など）に分けられる。

しぼうしんだんしょ【死亡診断書】
死亡を証明するための書類のひとつ。診察後24時間以内に患者が死亡した場合や、死亡に立ち会った医師（歯科医師を含む）が作成する。死亡診断書と死亡届を市区町村へ提出し、火葬許可証を受けとる。

しぼうとどけ【死亡届】
死亡者について、死亡の事実を知った日から7日以内に、市区町村役場に届け出る義務がある書類。死亡診断書または死体検案書を添付する。

しみぬき【染み抜き】
洗濯やドライクリーニングで落ちない汚れを、薬品や溶剤などを使い落とすこと。時間が経つと落ちにくくなるので早めに行う。

しみん【嗜眠】
意識障害の程度を表す用語で、強い刺激を与えると一時的に目覚めるが、刺激を止めると睡眠状態に戻ってしまう状態のこと。

しみんこうけんにん【市民後見人】 ⚠重要
成年後見制度における一般市民による後見人のこと。親族後見人と専門職後見人（弁護士、司法書士、社会福祉士等）の中間に位置づけられている。

シムスい【シムス位】
うつ伏せと横向きのあいだの姿勢。下側の手は後ろに伸ばし、上側の足の膝は深く、下側の足の膝は軽く曲げる。

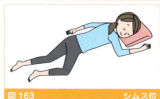

図163　　　　　　　　　　シムス位

しや【視野】
目を動かさずに自然に見える範囲のこと。一般的に耳側95〜100度、鼻側と上方60度、下方70度までが正常とされる。

シャイ・ドレーガーしょうこうぐん【シャイ・ドレーガー症候群】
治療法が確立できていない、原因不明の自律神経変性疾患。起立

性低血圧、排泄障害や小脳症状、パーキンソン症状などがみられる。介護保険では特定疾病。

しゃかいさんか【社会参加】
孤立しがちな高齢者や障害者が地域住民などと交流を保ち、外出したり社会活動に参加したりすること。

しゃかいしげん【社会資源】 ⚠重要
社会福祉において、援助や介助に役立つ制度や組織、人材などあらゆる資源の総称。法人や行政機関等のフォーマルなものと、家族やボランティア等のインフォーマルなものがある。

しゃかいせいかつぎのうくんれん【社会生活技能訓練】
認知行動療法のひとつで、社会生活能力を養う訓練。対人関係の対応方法や、社会生活における自立に必要な技能を学ぶリハビリテーション。SSTともいう。

しゃかいてあて【社会手当】
児童手当、児童扶養手当、特別児童扶養手当、特別障害者手当、障害児福祉手当、福祉手当の6つの手当で構成される社会保障。

しゃかいてきにゅうしょ【社会的入所】
施設などへ入所の必要性がない障害者や高齢者が、引き取り拒否や家庭の事情などにより施設で生活する状態。

しゃかいてきにゅういん【社会的入院】
医学的な治療は終了し、入院治療の必要がないにもかかわらず、介護や住環境、地域社会の受け入れの問題から、退院できずにそのまま病院で生活している状態のこと。

しゃかいてきふり【社会的不利】
機能や能力の障害の結果として社会的不利益を受けること。障害を理由とした公共機関の利用や入店拒否、就学や就職拒否など。

しゃかいてきリハビリテーション【社会的リハビリテーション】 ⚠重要
世界保健機関（WHO）によるリハビリテーション領域の4分類のひとつで、経済的・社会的困難を減らし、障害者の社会参加を援助するもの。

しゃかいふくし【社会福祉】
高齢者、障害者、児童などの生活を支援するため、医療、住宅、教育などの公的扶助や必要な制度の整備などを行うこと。

しゃかいふくしうんえいかんり【社会福祉運営管理】
同義 ソーシャルアドミニストレーション（p.250）

しゃかいふくしえんじょぎじゅつ【社会福祉援助技術】
利用者に社会福祉サービスを提供する際に必要な対人援助技術の総称。利用者の課題解決に向けた支援を行う。個別援助技術、集

団援助技術、地域援助技術が代表的。

しゃかいふくしきそこうぞうかいかく【社会福祉基礎構造改革】
社会福祉制度を利用者の視点で築いていくことを目的として、中央社会福祉審議会で示された改革と、2000（平成12）年から2003年に実施された構造改革をいう。社会福祉法や介護保険、支援費制度の制定・導入などが行われた。

しゃかいふくしきょうぎかい【社会福祉協議会】
住民の福祉向上を目的に、福祉事業の調査、企画、助成、普及を行う社会福祉法に基づく公益法人。全国の都道府県・市区町村に設置されている。

しゃかいふくしし【社会福祉士】
社会福祉に関する専門知識や技術をもって、精神や身体に障害がある人の相談、指導、その他の援助業務を行う人のこと。国家試験に合格した後、厚生労働大臣の免許を受ける。

しゃかいふくししおよびかいごふくししほう【社会福祉士及び介護福祉士法】 !)重要
社会福祉士、介護福祉士の資格、業務内容、義務規定を定め、その業務の適正化と、社会福祉の増進への寄与を目的とした法律。1987（昭和62）年に制定。

しゃかいふくしじぎょう【社会福祉事業】
社会福祉を目的とするすべての事業の総称。第1種社会福祉事業と第2種社会福祉事業がある。

しゃかいふくしせつ【社会福祉施設】
高齢者、障害者、児童などに日常生活の支援、技術指導など福祉サービスを提供する保護施設、児童福祉施設、障害者施設など。

しゃかいふくししゅじ【社会福祉主事】
都道府県や市町村の福祉事務所に在籍し、保護・援助を必要とする人のため、相談や指導を行う職員のこと。また、その職の任用資格をいう。

しゃかいふくしせいさく【社会福祉政策】
一般的には、生活保護法、身体障害者福祉法、知的障害者福祉法など、主に高齢者、障害者、児童などの支援を目的とした政策。広義の場合は、社会保障、雇用保障、医療、教育、住宅保障などを含む。

しゃかいふくしほう【社会福祉法】
2000（平成12）年に施行された、社会福祉事業の全分野の共通的基本事項を定めた法律。福祉サービス利用者の利益の保護や地域福祉の推進などを目的としている。

しゃかいふくしほうじん【社会福祉法人】
社会福祉事業を行うことを目的とした公益法人。事業経営の基盤強化や透明性の確保、サービスの質の向上などが求められる。

しゃかいふっき【社会復帰】
病気やけが、障害などで社会活動が困難であった人が、機能訓練や職業訓練を行い、再び社会人としての活動を再開すること。

しゃかいふくしろっぽう【社会福祉六法】
同義 福祉六法（p.349）

しゃかいほけん【社会保険】 !重要
疾病・老齢・失業・死亡などの事故に備えて加入者が保険料を支払い、保険事故が起こった場合に給付を受けられる公的保険制度。医療保険、労働者災害補償保険、雇用保険、介護保険、年金保険の5種類がある。

しゃかいほけんほうしき【社会保険方式】
社会保障制度を運営するために必要な基本的財源を、被保険者の負担する保険料、公費、利用者の自己負担で賄う財政方式。

しゃかいほしょう【社会保障】
国民の生活を生涯にわたって国が保障する制度。日本では社会保険、社会福祉、公的扶助、保健医療・公衆衛生の各制度からなる。

しゃかいほしょうしんぎかい【社会保障審議会】
厚生労働省所管の審議会のひとつ。厚生労働大臣の諮問機関で、社会保障、人口問題などに関する調査審議や意見の陳述を行う。

しゃかいモデル【社会モデル】 !重要
障害者が社会的不利な立場にあるのは、社会環境に原因があるとする考え方。障害者が社会に完全参加できるよう、環境を変化させることを重視している。

しゃかいリハビリテーション【社会リハビリテーション】 !重要
病気やけがなどで障害のある人が、自分の能力を最大限に活かし社会参加を実現する能力の取得を目的とした社会生活技術訓練。

しやきょうさく【視野狭窄】 図164
視野が狭くなる視野障害のこと。中心に向かって視野が狭まるものを求心性視野狭窄という。緑内障などで起こり、つまづいたり人などにぶつかることが増える。

じゃくし【弱視】
同義 ロービジョン（p.414）

じゃくねんせいにんちしょう【若年性認知症】 !重要
64歳までに発症した認知症のこと。脳血管性、アルツハイマー型のものが多いが、前頭側頭型やレビー小体型などでも見られる。

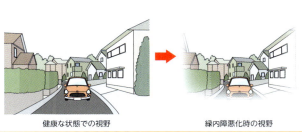

健康な状態での視野　　　　　　　緑内障悪化時の視野

図164　　　　　　　　　　　　　　　　　　　　　　視野狭窄

しゃこうめがね【遮光眼鏡】
まぶしさの原因となる紫外線や光線を効果的に遮り、対象物を見やすくするレンズを付けた眼鏡のこと。網膜色素変性症などによる視覚障害者には、障害者総合支援法における補装具費が給付される。

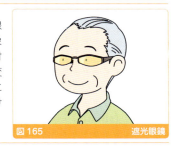

図165　　　　　　　　　　遮光眼鏡

ジャーゴン【jargon】
失語症の症状のひとつで、発語が多くすらすら話しているが、その意味や内容は理解できない状態。ウェルニッケ失語(感覚失語)でよくみられる症状。

しやしょうがい【視野障害】
視野が狭くなったり、部分的に欠損したりする障害のことで、視野狭窄や中心暗点、半盲などがある。

しゃっこつ【尺骨】　!重要
手首から肘までの前腕にある2本の骨のうち小指側の骨のこと。

しゃっこつえんいたんこっせつ【尺骨遠位端骨折】
手首の位置での尺骨の骨折。高齢者が転倒して手をついたときなどによく起こる。

しゃっこつしんけいまひ【尺骨神経麻痺】
尺骨神経が麻痺により機能しなくなる状態。外傷などが原因。「鷲手」と言われる指が曲がった状態になる。

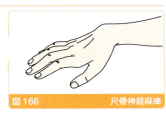

図166　　　　　　　　尺骨神経麻痺

しゃほうせっきんほう【斜方接近法】

ベッドから車椅子に移る際、車椅子を健側でベッドに対して30〜45度の角度で設置する。健側の手足を使って移乗しやすくなる。

関連 側方接近法（p.249）、直角接近法（p.276）

シャワーチェア【shower chair】

高齢者や障害者が入浴する際、シャワーを浴びたり、身体や頭髪を洗う際に座る。介護保険では購入に対し補助がある。

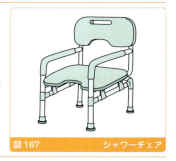

図167　シャワーチェア

シャワーよく【シャワー浴】

浴槽による入浴が難しいときなどに、シャワーを浴びて体を清潔に保つこと。体力の消耗や負担が少ない。

シャント【shunt】

血液透析を行う際などに、十分な血流量を得るため、人工的に腕の動脈と静脈をつなぎ、動脈から静脈へ直接血液を流すこと。

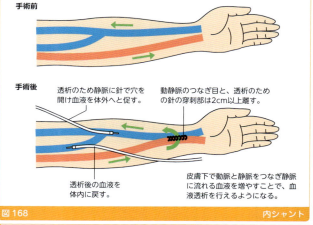

図168　内シャント

しゅうかつ【終活】

生のエンディングを考えることで自分らしく生きる活動のこと。葬儀や墓などの事前準備も含む。

じゅうかんきょうせいび【住環境整備】
高齢者や障害者が地域で生活を継続できるように住環境を整備すること。住宅そのものの整備だけでなく、交通や町全体のバリアフリーも含まれる。

しゅうきせいししうんどうしょうがい【周期性四肢運動障害】
睡眠中に手や足の筋肉に痙攣が瞬間的に起こり、眠りが中断される。高齢者によく見られる。

しゅうしゅうへき【収集癖】
認知症高齢者に見られる行動のひとつ。他者にとっては、価値のないように見えるものを手当たり次第に集めてくる。本人にとっては意味があるので、否定せずに見守る。

しゅうしゅくきけつあつ【収縮期血圧】
同義 最高血圧（p.153）

じゅうしょうきんむりょくしょう【重症筋無力症】
自己免疫疾患のひとつ。神経からの刺激が筋肉に伝わりにくくなり筋肉の力が弱くなる。顔や手足の筋肉から進行し、呼吸筋が侵される。特定疾患治療研究事業の対象疾患。

じゅうしょうしんしんしょうがいじ(しゃ)【重症心身障害児(者)】
重度の肢体不自由と重度の知的障害が重複している人をいう。日常生活の全面的な介助が必要だが、コミュニケーションはとれることが多い。

じゅうしょちしゅぎ【住所地主義】
住民基本台帳上の住所のある市町村の運営する保険の被保険者となること。国民健康保険や国民年金、介護保険など社会保険において住所地主義がとられている。

じゅうしょちとくれい【住所地特例】
介護保険などで、介護保険施設などに入所する際、自宅から施設のある市町村に住所を移転した被保険者について、移転する前の市町村を保険者とする特例措置のこと。

じゅうたくかいしゅう【住宅改修】 P.188 図169
介護保険のサービスのひとつ。要介護者等が手すりの設置など住宅改修を行った際に住宅改修費が支給される。一定の限度額内でかかった費用のほとんどが償還払いされる。
関連 住宅改修費支給限度基準額（p.188）

じゅうたくかいしゅうのしきゅうしんせい【住宅改修の支給申請】
介護保険を利用して住宅改修する場合の手続き。ケアマネジャーなどに相談して、申請書類を添えて、市町村に事前申請する。工事終了後に正式申請すると費用が支給される。

❶	手すりの取り付け	転倒防止、安全な移動や移乗を目的として、廊下、トイレ、浴室、玄関までの階段やスロープなどに設置する。
❷	段差の解消	廊下と各部屋間の段差や、道路から玄関までの段差または傾斜を解消する。敷居を低くする工事、浴室の床をかさ上げする工事、屋内外でのスロープの設置など。
❸	滑り防止、移動の円滑化などのための、床材または通路面の材料の変更	畳敷きの居室を板製床材・ビニル系床材などへ変更する、浴室を滑りにくい床材へ変更する、廊下や階段といった通路面を滑りにくい舗装材へ変更するなど。
❹	引き戸などへの扉の取り替え	引き戸やアコーディオン・カーテンなどへの交換、扉の撤去、ドアノブの変更や戸車の設置など。引き戸等の新設（扉位置の変更等より費用が低い場合のみ）。※ただし、自動ドアの動力部分の費用は給付対象とはならない。
❺	洋式便器などへの便器の取り替え	和式便器から洋式便器への取り替え。 ※和式便器から暖房便座、洗浄機能等が備わっている洋式便器への取り替えは給付対象。元からある洋式便器へのこれらの機能の付加は対象外。汲み取り式から水洗化または簡易水洗化の工事も対象外となる。
❻	その他上記の住宅改修に付帯して必要となる住宅改修	・手すりを取り付けるための地下補強工事。 ・浴室の段差解消に伴う給排水設備工事。 ・床材変更のための地下の補修、補強、または通路面の材料変更のための路盤整備工事。 ・扉の取り替えに伴う壁や柱の改修工事。 ・便器の交換に伴う給排水設備工事や床材の変更工事。 ・スロープ設置などに伴う転落防止対策のための工事。

図169　住宅改修の種類

じゅうたくかいしゅうひ【住宅改修費】
同義　居宅介護住宅改修費（p.104）

じゅうたくがたゆうりょうろうじんホーム【住宅型有料老人ホーム】
食事や生活支援などのサービスを提供する高齢者向けの入居施設。特定施設入居者生活介護の指定はないため、自立状態の人も利用が可能。介護サービスを希望する場合は、利用者や家族が外部事業者との契約により訪問介護などの在宅サービスが利用できる。

じゅうたくかいしゅうひしきゅうげんどきじゅんがく
【住宅改修費支給限度基準額】
住宅改修費が給付される限度額。要介護度にかかわらず一定額が定められており、一部は自己負担する。原則は一人一回の利用であるが、転居したり要介護度が著しく重くなった場合は、改めて支給申請できる。

じゅうたくないじこ【住宅内事故】
住宅内で起こる事故で、交通事故より死亡数が多い。不慮の溺死及び溺水、転倒・転落、不慮の窒息など。別名家庭内事故。

じゅうたくふじょ【住宅扶助】
生活保護の扶助のひとつ。被保護者に住居の賃借費、補修費など

が給付される。原則として金銭給付。

しゅうだんえんじょぎじゅつ【集団援助技術】
社会福祉援助技術のひとつ。集団の持つ特性や利点を活用し、要援助者の抱える問題解決を目指す。ソーシャルグループワーク、グループワークの訳語。

しゅうだんくんれん【集団訓練】
リハビリテーション法のひとつ。数名のグループで簡単な体操や筋力トレーニングストレッチなどを行う。

しゅうだんりきがく／しゅうだんりきどう【集団力学／集団力動】
同義 グループダイナミックス（p.112）

しゅうだんリハビリテーション【集団リハビリテーション】
集団で行うリハビリテーション。孤独に陥りがちな高齢者や障害者が仲間とともに楽しく行えるという利点がある。

しゅうだんレクリエーション【集団レクリエーション】
援助のために集団で行われるレクリエーション。大勢の人の交流により共感的理解、信頼感、共同意識などが生まれ、個人の成長・自己実現とともに集団としても成長が期待できる。

しゅうちゅうちりょうしつ【集中治療室】
同義 ICU（p.421）

じゅうどうせいふくし【柔道整復師】
骨折、脱臼、打撲などのけがに対し、整復法、固定法、後療法の施術を行う国家資格保持者。別名ほねつぎ、接骨師。

じゅうどしょうがいしゃとうほうかつしえん
【重度障害者等包括支援】
障害者総合支援法による介護給付。重度の障害者に複数のサービスを組み合わせて包括的に提供する。

じゅうどしょうがいしゃよういしでんたつそうち
【重度障害者用意思伝達装置】
会話や筆談、キーボード操作ができない重度障害者向けのコミュニケーション機器。舌や呼気を使い会話や家電の操作を行う。障害者総合支援法の補装具費の対象。

じゅうどほうもんかいご【重度訪問介護】 重要
障害者総合支援法による介護給付。常に介護を必要とする重度の四肢不自由者に対し居宅で入浴、排泄、食事の介護、生活に関する相談や助言、外出時の移動支援等を行う。

じゅうにしちょうかいよう【十二指腸潰瘍】
十二指腸の粘膜に潰瘍ができた状態。腹痛、嘔吐、吐血などの症状が現れ、進行すると穿孔が起こることがある。

しゅうにょうき【収尿器】
同義 尿器（p.310）

じゅうねんほう【柔捻法】
指と手のひらで筋肉に圧力を加えてもむ方法。マッサージの手法のひとつ。

じゅうどしょうがい【重度障害】
同義 重複障害（p.275）

しゅうへんしょうじょう【周辺症状】
認知症による行動と心理症状のこと。記憶障害や判断力障害などの中核症状に、本人の性格や生活環境などの要因が加わって二次的に出てくる症状で、BPSDとも呼ばれる。暴力、暴言、徘徊、拒食などの行動障害と、妄想、せん妄、幻覚、うつなどの精神障害がある。個人の状況によって症状が異なることが多い。
関連 中核症状（p.271）

しゅうまつき【終末期】
死が近づいた時期を指す。治療しても回復する見込みがない。一般的に数週間ないし、およそ6ヵ月程度を指す。

しゅうまつきのかいご【終末期の介護】
同義 ターミナルケア（p.261）

しゅうめい【羞明】
まぶしさを異常に感じる状態。白内障、網膜色素変性症、緑内障、難病性網膜症、視神経萎縮などで起こる。

しゅうろういこうしえん【就労移行支援】
就労を希望する障害者を対象に生産活動、職場体験、訓練、求職活動支援、職場開拓などを行う。障害者総合支援サービスの一つ。

しゅうろうけいぞくしえん【就労継続支援】
一般企業などに雇用されることが難しい障害者に就労の機会を提供し、知識や能力の向上のため必要な訓練などを行う。障害者総合支援サービスの一つ。

じゅくしゅ【粥腫】
血管の内側に付着した粥状のコレステロールの塊。動脈硬化や心筋梗塞、脳梗塞を招くことがある。別名アテローム、プラーク。

しゅくどう【縮瞳】
瞳孔が収縮している状態。瞳孔を囲む虹彩に異常があるときに起こる。長期にわたる糖尿病やサリン中毒で起こる。

しゅくべん【宿便】
腸内に長時間滞っている便。必要に応じて浣腸などの治療を行う。別名滞留便。

しゅこんこつ【手根骨】
手首からの手の先側にある8つの骨。大菱形骨、小菱形骨、舟状骨、有頭骨、有鉤骨、月状骨、三角骨、豆状骨からなる。

しゅじい【主治医】
病院においてその患者の治療に中心になってあたる医師。また診療所などで在宅の患者の健康状態を継続的に観察している医師。かかりつけ医、ホームドクターともいう。

しゅじいいけんしょ【主治医意見書】
主治医が、被保険者の障害の原因となる疾病や負傷の状況について、医学的な所見を記した意見書。介護保険の要介護認定の判定に使われる。

項目	内容例
基本情報	申請者や医師の氏名、医療機関名など。
❶ 傷病に関する意見	診断名や原因傷病、特定疾病の治療内容など。
❷ 特別な医療	過去2週間以内に受けた治療について。
❸ 心身の状態に関する意見	日常生活の自立度、認知症の中核症状、精神・神経症状の有無、その他身体の状態など。
❹ 生活機能とサービスに関する意見	移動、栄養・食生活などの機能や、医学的観点から見た留意事項など。
❺ その他の特記事項	その他、サービスを受けるうえで重要と考えられる事項があれば具体的に記入する。

図170　主治医意見書の項目と内容例

しゅそ【主訴】
利用者や患者が訴える、主要な問題や症状のこと。

しゅだんてきにちじょうせいかつどうさ【手段的日常生活動作】
同義 IADL（p.421）

しゅちょう【腫脹】
炎症、充血、腫瘍などによって、体や器官の一部が腫れている状態。

しゅっさんふじょ【出産扶助】
生活保護法による扶助の一種。出産に必要な費用を最大24万円まで支給する。

じゅどうきつえん【受動喫煙】
喫煙者の周囲にいる非喫煙者が、喫煙者の出した煙を吸うこと。喫煙した人と同等かそれ以上の被害を受ける。

しゅにんかいごしえんせんもんいん【主任介護支援専門員】 !重要
高齢者や家族の相談・指導、支援困難事例の解決、関係職との連絡調整、介護支援専門員への助言・指導などを行う。実務経験のある介護支援専門員が所定の講習を修了してなる。

しゅにんかいごしえんせんもんいんけんしゅう
【主任介護支援専門員研修】
要件を満たす介護支援専門員を対象に、都道府県が行う法定研修。業務に必要な知識や技術を修得し、地域包括ケアシステム構築に向けた地域づくりを実践できる人材の養成が目的。

しゅにんケアマネジャー【主任ケアマネジャー】
同義 主任介護支援専門員（p.191）

しゅひぎむ【守秘義務】
業務を通じて知り得た情報を正当な理由なく外部に漏らしてはならないこと。医療・福祉関係者にも義務が課されている。

しゅよう【腫瘍】
異常に増殖する細胞の集まり。良性と悪性があり、悪性腫瘍は悪性新生物、がんという。

じゅよう【受容】
利用者の行動や考えを介護者、相談者の価値観を挟まず、そのまま受け止めること。利用者の人格を尊重し、行動の背後にある感情を温かく受容することが重要。

じゅようてきたいど【受容的態度】
相手の言葉・感情などに対して非難や評価などを行わずに、ありのままに受け入れること。

しゅようマーカー【腫瘍マーカー】
体内に悪性腫瘍があると作り出される特異な物質で腫瘍の存在、種類、進行の程度、治療の効果を知る上で目印となる。血液や組織、体液などから検出する。

しゅよく【手浴】
手の部分浴。マッサージ効果があり、むくみ、拘縮の進行予防になる。

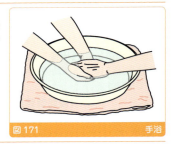

図171　手浴

じゅりめんせつ【受理面接】
同義 インテーク（p.25）

しゅるいしきゅうげんどきじゅんがく【種類支給限度基準額】
介護保険においてサービスの種類ごとの支給限度基準額。サービスの提供が不足する地域でも公平を期すため市町村が条例で定める。

しゅわ【手話】 ⚠️重要

聴覚障害者のコミュニケーション手段のひとつ。手指の形、動き、表情などによって意味を伝える。表現方法により日本語対応手話と日本手話の2種類がある。

しゅわつうやくし【手話通訳士】

手話通訳の技能者の資格。手話通訳経験が3年程度あり、社会福祉法人聴力障害者情報文化センター実施の手話通訳技能認定試験に合格すると、同センターより認定される。

じゅんかいがたほうもんかいご【巡回型訪問介護】

要介護者の自宅を定期的に訪問し、入浴、排泄、食事の介助など身体介護サービスを提供すること。

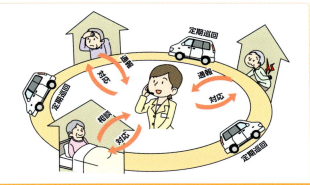

図172　　巡回型訪問介護のイメージ

じゅんかいごふくしし【准介護福祉士】

2年以上の介護福祉士養成施設を卒業し、介護福祉士国家試験を未受験・不合格となった者、または5年連続の実務経験がない者に付与される国家資格。平成34年度以降は、養成施設卒業者への国家試験が義務づけられ、不合格の者に付与される。

じゅんかいほうもんにゅうよくしゃ【巡回訪問入浴車】

寝たきりの高齢者や重度の障害者などの自宅を訪問して入浴サービスを行う専用の自動車。介護保険の訪問入浴介護や障害者総合支援法の訪問入浴サービス事業などで使われる。

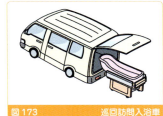

図173　　巡回訪問入浴車

じゅんかんきけい【循環系】

血液やリンパ液などを全身に循環させる心臓、血管、リンパ管、リンパ節などの循環器全体を指す。酸素や栄養素、代謝産物などを全身に供給し、各部から老廃物を排出する。

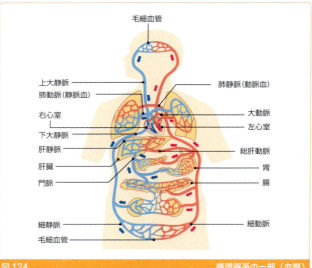

図174　循環器系の一部（血管）

じゅんかんきしっかん【循環器疾患】 ！重要

全身に血液やリンパ液などを輸送し、循環させるための器官に発生する疾患。高血圧症、動脈瘤、動脈硬化、狭心症、心筋梗塞、心不全、不整脈などで、多くは生活習慣病に含まれる。

じゅんかんごし【准看護師】

看護師に準じる国家資格。准看護師養成所などを卒業し、准看護師試験に合格後、都道府県知事が免許交付を行う。看護師への移行が進められている。

じゅんげんご【準言語】

言葉を発するときに伴う音の強弱や長短、抑揚などの語調。

じょあつ【除圧】

褥瘡予防などのため、体位変換や除圧用具の使用などで、体の一部に圧力がかからないようにすること。

じょあつようぐ【除圧用具】

褥瘡の予防や治療のために使用するマット、パッド、シートなどのこと。別名減圧用具。

しょうえんちんつうざい【消炎鎮痛剤】
けがなどで炎症を起こした部位から発し、痛みを誘発する物質プロスタグランジンの作用を抑える薬。アスピリンなどのサリチル酸系やロキソプロフェン、イブプロフェンなどのプロピオン酸系などがある。形状は錠剤などの経口薬と湿布、ゲル、クリーム剤などの外用薬がある。

しょうか【昇華】
社会的に認められない欲求や行動を、社会的に認められている、例えばスポーツなどに向けることによって満足させようとすること。精神分析学の適応機制のひとつ。

しょうがい【障害】
身体または精神において、一定の機能が常に低下しており日常生活に支障がある状態。

しょうがいきそねんきん【障害基礎年金】
国民年金加入者が病気やけがで障害を負った場合に、支給される年金。障害の程度に応じる。

しょうがいきょうさいねんきん【障害共済年金】
共済年金加入者が病気やけがで障害を負った場合に、支給される年金。障害の程度に応じる。

しょうがいこうせいねんきん【障害厚生年金】
厚生年金加入者が病気やけがで障害を負った場合に、支給される年金。障害の程度に応じる。

しょうがいこうれいしゃ【障害高齢者】
身体障害、知的障害または精神障害のある65歳以上の人。

しょうがいこうれいしゃのにちじょうせいかつじりつど はんていきじゅん【障害高齢者の日常生活自立度判定基準】
障害のある高齢者を対象として日常生活自立度を判定するための基準。寝たきり度判定基準とも言われる。

生活自立	ランクJ	何らかの障害などを有するが、日常生活はほぼ自立しており、独力で外出する。
準寝たきり	ランクA	屋内での生活はおおむね自立しているが、介助なしには外出しない。
寝たきり	ランクB	屋内での生活は何らかの介助を要し、日中もベッド上での生活が主体であるが、座位(ざい)を保つ。
	ランクC	1日中ベッド上で過ごし、排泄、食事、着替えにおいて介助を要する。

図175　障害高齢者の日常生活自立度判定基準

しょうがいじ【障害児】
18歳未満で心身に障害のある子ども。

しょうがいしえんくぶん【障害支援区分】
障害の程度により必要とされる標準的支援を示すために厚生労働省令で定めた区分。2014（平成26）年法律の改正により「障害程度区分」から「障害支援区分」に名称変更された。

しょうがいじふくしてあて【障害児福祉手当】
20歳未満で在宅の重度障害児に対して、障害による精神的、物質的な負担の軽減の一助として支給される。

しょうがいしゃ【障害者】 !重要
心身に障害のある18歳以上の人。障害及び社会的障壁によって継続的に日常・社会生活に相当な制限を受ける状態にあるものをいう。

しょうがいしゃかいごきゅうふひとうふふくしんさかい
【障害者介護給付費等不服審査会】
障害者総合支援法において、市町村の行った障害程度区分認定や支給決定に関して障害者から不服申立てがあった場合、審査を行う機関。都道府県知事が設置する。

しょうがいしゃきほんけいかく【障害者基本計画】
障害者の自立と社会参加を支援する施策を進めるために国が策定する基本計画。

しょうがいしゃきほんほう【障害者基本法】
障害者への福祉施策を規定する基本法。障害者の自立と社会参加を支援するため基本的理念や国と地方公共団体の責務を明らかにし、施策の基本となる事項を定めた法律。

しょうがいしゃぎゃくたいのぼうし、
しょうがいしゃのようごしゃにたいするしえんとうにかんするほうりつ
【障害者虐待の防止、障害者の養護者に対する支援等に関する法律】
同義 障害者虐待防止法（p.196）

しょうがいしゃぎゃくたいぼうしほう【障害者虐待防止法】 !重要
障害者への虐待を防ぐための法律。虐待発見者の通報義務などが規定される。虐待に至った養護者の支援も規定される。

しょうがいしゃケアガイドライン【障害者ケアガイドライン】
障害者の福祉、保健、医療、就労などのニーズと社会資源を結びつけ、地域との調整を図り、総合的かつ継続的なサービスを供給する援助法。

しょうがいしゃケアマネジメント【障害者ケアマネジメント】
障害者が自立した生活を送れるよう、障害者のニーズと社会資源を結びつけて、適切なサービスが提供されるように調整し支援すること。

しょうがいしゃこよう【障害者雇用】
心身に障害がある人を雇用すること。障害者雇用促進法は企業に対し労働者の 2.0％相当の障害者雇用を義務付けている。

しょうがいしゃこようそくしんほう【障害者雇用促進法】
障害者が能力に適した職業に就くことによって自立を促進し、職業の安定を図るための法律。

しょうがいしゃこようちょうせいきん【障害者雇用調整金】
障害者雇用率を達成した事業主に対して支給される調整金。

しょうがいしゃこようりつせいど【障害者雇用率制度】 !重要
事業主、国・地方公共団体に対して、法定雇用率に従って、身体障害者・知的障害者を雇用する義務が課される制度。精神障害者は雇用率の算定対象に入るが雇用義務はない。

しょうがいしゃさべつかいしょうほう【障害者差別解消法】
正式名は「障害を理由とする差別の解消の推進に関する法律」。障害を理由とする差別の解消を推進することを目的に、2016（平成 28）年 4 月に施行。

しょうがいしゃしえんしせつ【障害者支援施設】
障害者に対して、昼間は生活介護、自立訓練または就労移行支援を、夜間は施設入所支援を提供する施設。

しょうがいしゃしこうこようじぎょう【障害者試行雇用事業】
知識や経験がないために障害者雇用を躊躇している事業所が、試行雇用の形で障害者を受け入れ、障害者雇用に本格的に取り組む契機とするための事業。

しょうがいしゃじりつしえんほう【障害者自立支援法】
障害者の地域での生活と就労を進め自立を支援することを目的とする法律。福祉サービスや公費負担医療などを一元的に提供できるようにした。2013（平成 25）年からは「障害者総合支援法」になった。

しょうがいしゃそうごうしえんほう【障害者総合支援法】
障害者の日常生活及び社会生活を総合的に支援する法律。障害者自立支援法に代わり 2013（平成 25）年に施行。障害支援区分の創設により、障害者の範囲に難病等が追加されることとなった。

しょうがいしゃだんたい【障害者団体】
心身に障害がある人による団体。すべての人に対し差別のない社会の創造や障害者の社会参加を推進する活動などを行っている。

しょうがいしゃのけんりにかんするじょうやく
【障害者の権利に関する条約】
すべての障害者の尊厳と権利を保障する人権条約。「障害のある

人々の権利に関する国際条約」の通称。2006年国連総会本会議で採択。日本は2007（平成19）年に署名。

しょうがいしゃのけんりせんげん【障害者の権利宣言】
1975（昭和50）年の国連総会で、障害者の定義を記すとともに障害者の持つ権利を明らかにして加盟各国にその保障を求めて決議された宣言。

しょうがいしゃのこようのそくしんとうにかんするほうりつ【障害者の雇用の促進等に関する法律】
同義 ▶ 障害者雇用促進法（p.197）

しょうがいしゃプラン【障害者プラン】
1996（平成8）年から実施された「ノーマライゼーション7ヵ年戦略」のこと。障害者に対する具体的な政策を定めた。「障害者対策に関する新長期計画」の実施計画。

しょうかたいえいようざい【消化態栄養剤】 !重要
経腸栄養剤の一種。たんぱく質、脂肪、炭水化物の三大栄養が、消化しなくても吸収できるように加工されている。別名ペプチド栄養剤。

しょうがいてあてきん【障害手当金】
厚生年金保険において、障害等級3級よりも軽度の障害が残った場合に、支給される一時金。共済年金の場合は障害者一時金という。

しょうがいていどくぶん【障害程度区分】
同義 ▶ 障害支援区分（p.196）

しょうがいにんてい【障害認定】 !重要
社会福祉や社会保険制度において、支給内容を決めるため障害の種類や程度を認定すること。制度ごとに障害の区分や評価基準の体系は異なっている。

しょうがいねんきん【障害年金】
被保険者が一定の障害状態になったときに支給される、公的年金保険における年金。国民年金の障害基礎年金、障害厚生年金、障害共済年金のこと。

しょうがいじゅよう【障害受容】
障害があることを当事者が事実として受け入れること。

しょうがいふくしけいかく【障害福祉計画】
障害保健福祉サービスの計画的な基盤整備のため、市町村と都道府県にその策定が義務付けられている計画。3年ごとに見直す。

しょうがいふくしサービス【障害福祉サービス】 !重要
障害者総合支援法によって、障害者（児）に提供されるサービス。大きく分けて介護給付と訓練等給付の2種類がある。

しょうかきけい【消化器系】

食物を身体に取り入れて消化・吸収し、不要物を排泄する口腔から肛門までの器官の総称。

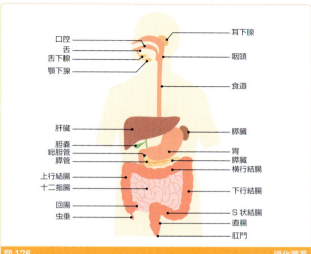

図 176　消化器系

しょうかきストーマ【消化器ストーマ】

直腸がんの手術などによって肛門を切除した場合に、腹部に腸の断端を出して設けられる排泄口。人工肛門ともいう。

図 177　消化器ストーマ

しょうかこうそ【消化酵素】

消化液に含まれ、食物中の炭水化物、たんぱく質、脂肪などを分解し、消化管から吸収されやすい形に変える酵素の総称。

酵素	消化液	分解する物質
プチアリン	唾液	でんぷん
ペプシン	胃液	たんぱく質
胃リパーゼ	胃液	脂肪
トリプシン	膵液	たんぱく質
アミロプシン	膵液	でんぷん
ステアプシン	膵液	脂肪
腸リパーゼ	腸液	脂肪
ラクターゼ	腸液	乳糖

図 178　消化酵素

しょうかんばらい【償還払い】 !重要
介護サービスなどにかかった費用を利用者が一旦、全額を支払い、後から自己負担分を除いた保険給付の額が払い戻される制度。住宅改修費、福祉用具購入費などが該当する。

じょうきどう【上気道】 !重要
気道の上部にあたる鼻から鼻腔、鼻咽腔、咽頭、喉頭までをいう。

しょうきぼたきのうがたきょたくかいご【小規模多機能型居宅介護】
居宅の要介護者を対象に、訪問、通所、または短期入所により、入浴、排泄、食事などの介護その他の日常生活上の世話、機能訓練を行う。介護保険の地域密着型サービスのひとつ。

しょうきぼたきのうがたじゅうきょかいごじぎょう【小規模多機能型住居介護事業】
介助者が利用者の自宅へ訪問する居宅介護や、利用者がサービス拠点に通所または短期間宿泊し介護や機能訓練などを提供する事業。

じょうけんはんしゃ【条件反射】
同義 レスポンデント条件付け（p.407）

じょうざいきん【常在菌】
人の身体に存在し、健康であれば病気を起こさない菌。病気の増殖を防ぐ役割がある。乳酸菌、黄色ブドウ球菌、緑膿菌などがある。

しょうしこうれいか【少子高齢化】
総人口に占める15歳未満の子どもの割合が減少し、同時に65歳以上の高齢者の割合が増加する現象が同時に進むこと。近年の我が国の人口構造の特徴。

じょうしそうぐ【上肢装具】
障害された上肢機能を補助するための装具。可動域を改善するもの、筋力の低下を補うもの、変形を矯正するものなどがある。

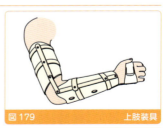

図179　上肢装具

しょうしたい【硝子体】
眼球を満たし、眼球の形を保持し、網膜を内側から支えるゼリー状の液体。

関連 図368「眼の構造」（p.380）

しょうじょうせいしんびょう【症状精神病】
脳以外の身体の病気に伴って見られる精神障害の総称。感染症や

代謝障害、内分泌疾患などに見られる。

しょうちょうきのうしょうがい【小腸機能障害】
クローン病や先天性小腸閉塞症、突発性仮性腸閉塞症などで見られる。小腸の栄養吸収機能が低下したため、必要な栄養を体内に保持できなくなった状態。

じょうちょしょうがい【情緒障害】
情緒の表れ方が偏っていたり、その表れ方が激しかったりする状態。自分の意思でコントロールできず、学校生活、社会生活の支障となる。心理的な原因による。

じょうどうこうどう【常同行動】
跳びはねる、体を打ちつける、肩をゆする、うなり声を出すなど、無目的な行為を繰り返し行うもの。幼児、知的障害児、発達障害児などのほか認知症患者にも見られる。

じょうどうしっきん【情動失禁】
同義 感情失禁（p.83）

しょうとうだい【床頭台】
病室でベッドわきに置く台のこと。多くはテレビ台、引き出し、食事用天板、物入れを兼用する。

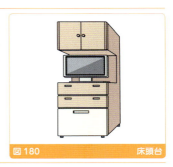

図180　床頭台

しょうのう【小脳】
大脳の下部にある脳の一部で身体各部の動きやバランスをつかさどる。損傷を受けると、起立障害、歩行障害、手指の機能低下などの症状が出る。
関連 図305「脳の構造」（p.320）

しょうのうせいうんどうしっちょう【小脳性運動失調】
小脳の障害により運動の協調不全となる状態。手足が震える、身体の各部の滑らかな運動が難しいなどの症状が見られる。

しょうひきげん【消費期限】
開封せず定められた方法によって食品を保存した場合に、品質の劣化にこる安全性の欠如がないと認められる期限。

しょうひせいかつセンター【消費生活センター】
地方公共団体が消費者保護を目的として設置した行政機関。消費

者の苦情相談、問い合わせの受付、商品テスト、情報提供などを行っている。

じょうほういどう【上方移動】
体位変換方法のひとつで、ベッド上に寝ている要介護者を頭側に移動させること。

じょうほうかいじ【情報開示】
福祉サービスの理念である自己選択や自己決定が可能となるよう、提供するサービスに関する情報を利用者や家族へ適切に示すこと。

じょうほうのかいしゃく【情報の解釈(介護過程における)】
介護過程のアセスメントの一項目。「情報の収集」後に、その情報が利用者にとってどのような意味があるのかを考えて理解すること。

じょうほうのかんれんづけ【情報の関連づけ(介護過程における)】
介護過程のアセスメントの一項目。一情報に含まれるのは利用者に関する一部の事実のみだが、その情報を解釈しながらほかの関連情報と結び付けていくことが、正しい理解につながる。

じょうほうのしゅうしゅう【情報の収集(介護過程における)】
介護過程のアセスメントの一項目で最初のステップ。利用者の身体状況、心理状況、環境など、多様な情報を収集する必要がある。

じょうほうのとうごうか【情報の統合化(介護過程における)】
介護過程のアセスメントの一項目。利用者の情報を多角的な視点でとらえ、それをまとめること。課題を抽出するために重要な過程となる。

しょうみきげん【賞味期限】
開封せず定められた方法で食品を保存した場合に、品質が保たれ美味しく食べられると認められる期限。

じょうみゃくけっせんしょう【静脈血栓症】
静脈に起こる血栓症。脚の深部静脈に血栓ができると、肺塞栓症を起こす危険がある。エコノミークラス症候群とも呼ばれる。

じょうみゃくちゅうしゃ【静脈注射】
薬剤を静脈内に直接注入する注射。薬の効果が最も早く現れる方法で、緊急処置の場合に用いる。

じょうみゃくりゅう【静脈瘤】
静脈の一部が血行障害により拡張し、瘤のように膨らんだ状態。むくみ、張り、疲労などの症状がある。下肢に最もよく見られる。

しょうめい【照明】 !重要
人工的な光を発する器具。高齢者や障害者のいる住宅では、廊下やトイレ、浴室を居間と同じ明るさにするなど、安全や使いやす

さに配慮する。

しょうめつじこう【消滅時効】
一定期間権利を行使しなかったため、その権利が消滅した時効。介護保険の保険料徴収の時効は2年である。

じょうわん【上腕】
腕のうち、肩から肘までの間。二の腕のこと。

じょうわんこつ【上腕骨】
上腕にある太い管状骨。上部は肩甲骨とともに肩関節をつくり、下部は前腕骨とともに肘関節をつくる。

しょかいめんせつ【初回面接】
同義 ▶ インテーク（p.25）

しょくぎょうてきリハビリテーション【職業的リハビリテーション】
リハビリテーションの領域の一種。利用者に職業の評価、指導、訓練、紹介、雇用支援、フォローアップを行うこと。

しょくじちょうさ【食事調査】 ！重要
いつ何をどれくらい食べたか調べること。食べたものをその都度記録する食事記録法、前日食べたものを聞き取り記録する24時間思い出し法、解答用紙に記入する食物摂取頻度調査法に分けられる。

しょくじせん【食事箋】
食事療法が必要な疾患のある人に、医師が食事内容を示す処方箋。

しょくじのかいじょ【食事の介助】 P.204 図181
自力で食事ができない利用者に食事介助をすること。以下の点などに注意し、要介護者のペースで食べられるように配慮する。❶食事中はなるべく顎をひく姿勢をとる ❷要介護者と介助者の目線を同じ高さにする ❸ひと口の量は、ティースプーン1杯を目安とする ❹口の中のスプーンはすぐに抜かず、高齢者が唇を使って取りこんでから抜く ❺要介護者ののどが動き、飲み込んだのを確認してから、次のひと口を入れる ❻食べたいものを確認する ❼水分がむせやすい人にはゼラチン等のトロミ剤を使う

しょくじのしせい【食事の姿勢】
食事の際に要介護者に取ってもらう姿勢。いすは床にかかとがつく高さに調節する。上体を起こして少し前かがみにさせ、顎を引かせると食べ物が飲み込みやすくなる。

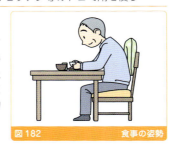

図182　食事の姿勢

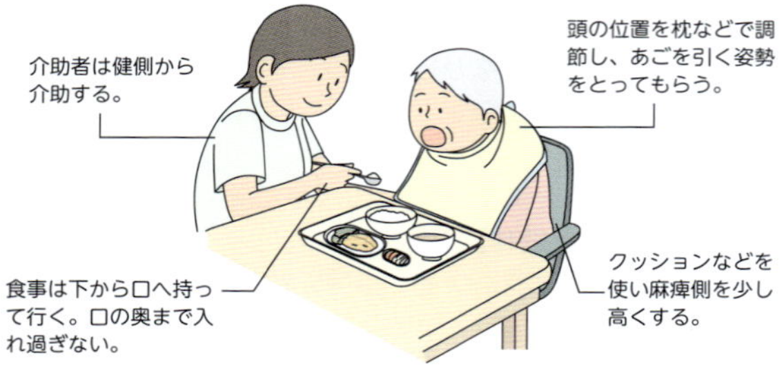

図181　片麻痺や嚥下障害がある場合の食事の介助

しょくじバランスガイド【食事バランスガイド】

食事の摂取量の目安と望ましい組み合わせをイラストで示したもの。健康で豊かな食生活の具体的な目安として、2005（平成17）年6月に厚生労働省と農林水産省が決定。

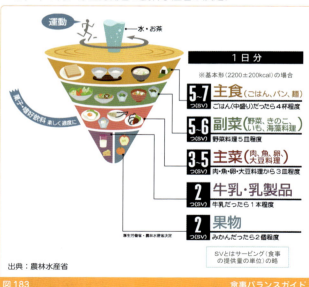

出典：農林水産省

図183　食事バランスガイド

しょくじりょうほう【食事療法】 !重要

生活習慣病などの病気の予防や症状軽減を目的とした食事を摂ること。糖尿病、高血圧症、腎臓の病気などでは、医師の食事箋に沿って行う。

しょくせいかつししん【食生活指針】
望ましい食生活を維持するための 10 項目の指針。1985(昭和 60)年旧厚生省が制定し、2000(平成 12)年旧厚生省、旧農林水産省、旧文部省の 3 省が連携し改定。

じょくそう【褥瘡】
同一体位が長時間続くことで、体重により圧迫され続けた部位の血流が滞り、皮膚や皮膚の下部組織に赤み、ただれ、傷などができる状態。進行すると皮膚が壊死することがある。床ずれ。
関連 体位変換(p.252)

じょくそうかんせんしょう【褥瘡感染症】
褥瘡の起きた皮膚や傷口に細菌が感染した状態。重症化すると骨髄炎や敗血症などを起こし生命に危険が及ぶことがある。

じょくそうのげんいん【褥瘡の原因】 !重要
❶一定の圧力が長期間加わる ❷しびれや麻痺などによる運動機能や感覚の鈍化 ❸体重減少による骨の出っ張り ❹加齢による皮膚や筋肉のしわやたるみ ❺尿失禁・便失禁、おむつ使用による不衛生な状態 ❻多汗による皮膚湿潤 ❼栄養の状態が悪いなどの複数の要因が重なり起こる。

じょくそうのこうはつぶい【褥瘡の好発部位】
仰向けでは仙骨部、踵骨部、後頭部。横向きでは大転子部。椅子に座るときは仙骨部、脊柱部など、体重がかかる部位に起こりやすい。

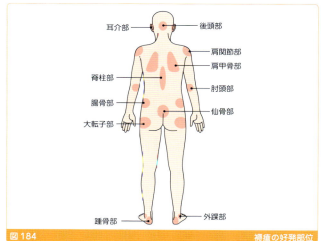

図184　褥瘡の好発部位

じょくそうのよぼうほう【褥瘡の予防法】

褥瘡予防には、2時間置きの体位変換、体圧分散寝具の使用、高エネルギー、高たんぱく質のサプリメントや経腸栄養の補給、皮膚の洗浄や保湿剤の塗布などのスキンケアがある。

じょくそうへのたいおうほう【褥瘡への対応法】 ⚠重要

早期発見に努め、発赤がみられたら患部周辺を洗浄後に薬剤を塗布する。処置の頻度などは医師または看護師の指示に従う。

じょくそうよぼうきぐ【褥瘡予防器具】

体圧を分散し褥瘡を防ぐ器具。エアマット、ウレタンフォーム、ウォーターマットなどがある。貸与の場合は介護保険対象。

しょくちゅうどく【食中毒】

飲食物に含まれる細菌、ウイルス、ふぐやきのこなどの自然毒、化学物質が原因で下痢、腹痛、嘔吐、発熱などが現れる状態。

細菌名	症状	潜伏期間	注意が必要な食物	予防のポイント
サルモネラ菌	悪寒、腹痛、下痢、発熱	6～48時間	卵、食肉(特に鶏肉)など	・十分な温度で加熱調理をする
腸炎ビブリオ菌	腹痛、下痢、発熱、嘔吐	10～20時間	刺身などの魚介類	・真水で洗う・短時間でも冷蔵庫に入れる
カンピロバクター	発熱、倦怠感、頭痛、吐き気、腹痛、下痢、血便など	1～7日間	食肉(特に鶏肉)など	・十分に加熱する・料理器具の熱湯消毒
黄色ブドウ球菌	嘔吐、腹痛、下痢	1～5時間	おにぎりなど	・調理前に手指を洗浄消毒する・傷があるときは食品に触れない
ウエルシュ菌	下痢、腹痛など	8～18時間	スープ、カレーなど	・冷蔵庫で保管する際はすぐに冷却する・前日の残りなどは十分に加熱する
腸管出血性大腸菌	腹痛、下痢、血便など	2～9日間	飲料水、肉類、野菜など	・十分に加熱する・肉類の生食を避ける

図185　主な食中毒の原因菌

しょくどうおんせい【食道音声】

がんなどで喉頭の摘出手術をした場合の発声法の一種。声帯の代わりに食道の粘膜のヒダを振動させて発声する。

しょくどうがん【食道がん】

喉(咽頭)と胃の間をつなぐ器官である食道にできるがん。喫煙と飲酒が発症リスクを高くする要因とされている。

しょくどく【触読】

視覚障害者などが点字等を指先で触れたりなぞったりして読むこと。

しょくひんせいぶんひょう【食品成分表】
各食品の栄養成分を示したもの。最新版は2015（平成27）年文部科学省公表の「日本食品標準成分表2015年版（七訂）」。

しょくひんのきかくとひょうじ【食品の規格と表示】
飲食物などが一定品質を満たしたり特別な生産法で作られたことを示したりするマークや認定証。JASマーク、有機JASマーク、冷凍食品の認定証マークなどがある。

JASマーク
品位、成分、性能等の品質についてのJAS規格（一般JAS規格）を満たす食品や林産物などに付されます。

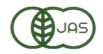

有機JASマーク
有機JAS規格を満たす農産物などに付されます。有機JASマークが付されていない農産物と農産加工食品には「有機○○」などと表示することができません。

出典：農林水産省

冷凍食品認定制度の認定証マーク
日本冷凍食品協会が定めた品質と衛生に関しての自主基準に適合したものにつけられるもの

出典：一般社団法人日本冷凍食品協会

図186　食品の規格と表示

しょくもつアレルギー【食物アレルギー】
特定の食物に含まれるアレルゲンに対して免疫機能が過剰反応し、蕁麻疹や腫れ、咳、下痢などの症状が現れること。重篤になるとアナフィラキシー・ショックが起こる場合もある。

しょくもつせんい【食物繊維】
摂取後体内で消化されずに体外へ排出される栄養素。便秘予防、血糖値抑制、コレステロール低下などの働きがある。

しょくよく【食欲】　⚠重要
空腹を感じて食物を食べたいという欲求。高齢者は運動量の低下、味覚、嗅覚、視覚の低下などで食欲不振になると、体力や免疫力の低下を招いて病気にかかりやすくなる。

しょくよくふしん【食欲不振】
食べ物を食べたいという意欲がなくなること。ストレスや体調不良が原因で、食欲中枢神経が正常に働かなくなるために起こる。

しょっかい【食塊】
飲み込む前の状態の食べ物の塊のこと。食べ物が口に入り、歯で噛み砕かれ唾液と混ざってできる。

しょっかく【触覚】
物に触れたときに皮膚や粘膜に起こる感覚。触覚を感じる触点は、舌端や四肢の末端などに多い。

ショック【shock】 ⚠️重要
血圧が著しく低下して生命にかかわる状態。血液量減少により生じる血液量減少性ショック、心機能障害による心原性ショック、血管の過度の拡張による血液分布異常性ショックがある。

ショートステイ【short stay】
利用者が30日以内の短期間入所し、入浴や食事などの日常生活上の支援や機能訓練などを行う施設。
同義 短期入所生活介護（p.262）

しょにんしゃけんしゅう【初任者研修】
同義 介護職員初任者研修（p.53）

ジョハリのまど【ジョハリの窓】 ⚠️重要
自己分析法の一種。自分が知っている自分、他人が知っている自分を4つの窓に分類して理解し円滑なコミュニケーションを図る方法。

		自分が	
		知っている	知らない
他人が	知っている	開放の窓 Open self	盲目の窓 Blind self
	知らない	秘密の窓 Hidden self	未知の窓 Unknown self

図187　ジョハリの窓

ジョブコーチ【job coach】
障害者の職場適応、雇用促進、職業安定のために、利用者と家族、また事業者に対して職場適応に関する支援をする専門職。

しょほうせん【処方箋】
患者の治療に必要な薬の種類、量、服用方法などを医師が記載した、薬剤師への指示書。

しょほうせんいやくひん【処方箋医薬品】
医師の処方箋に基づき、薬剤師によって処方される医薬品。

じょみゃく【徐脈】
心拍数が1分間60回以下の状態。全身に酸素が十分行き渡らな

いため、めまいや息切れなどが起こりやすい。

しょろうき【初老期】
WHO（世界保健機関）では 45 歳以上を初老期としている。

しょろうきうつびょう【初老期うつ病】
45 歳頃から老年期までに発症するうつ病の一種。加齢による体の不調、職場や家庭環境の急変などで起こりやすい。不安、焦燥、自殺企図などの精神症状以外に、不眠、頭痛、食欲不振、便秘などの身体症状を訴えることが多い。

しょろうきにんちしょう【初老期認知症】
介護保険の特定疾病では 40 〜 64 歳までに発症した認知症のことをいう。要支援や要介護認定を受けた場合は、介護保険対象者となる。

じりつ【自立】
他人の援助を受けず自力で日常生活行動を行うこと。福祉では、「自己決定で主体的生活を営むこと」「障害者も能力を活かし社会活動に参加すること」の意味も含まれる。

じりつくんれん【自立訓練】
知的、精神障害者が自立生活を過ごすために入浴、排泄、食事など必要な訓練を行うこと。

じりつしえん【自立支援】 ⚠ 重要
対象者の日常生活の自立を目的とした支援。身体機能だけでなく精神面の自立支援や対象者の意思の尊重も含まれる。

じりつしえんいりょう【自立支援医療】
心身障害者を対象に医療費の自己負担額を軽減する公費負担制度。精神通院医療、更生医療、育成医療がある。
関連 精神通院医療（p.236）、更生医療（p.134）、育成医療（p.15）

じりつしえんきゅうふ【自立支援給付】
障害者総合支援法に基づき利用者に個別提供するサービス。介護給付、訓練等給付、自立支援医療、補装具がある。

じりつしんけい【自律神経】 ⚠ 重要
全身の臓器などの活動を調整する神経。自分の意思と関係なく 24 時間働き続ける。日中や活動時に活発になる交感神経と、夜や安静時に活発になる副交感神経がある。

じりつしんけいしっちょうしょう【自律神経失調症】
交感神経と副交感神経の働きの乱れが原因で心身の不調が続く状態。身体症状は疲労、だるさなど、精神症状はイライラ、不安感、うつ状態などがある。

じりつしんけいしょうがい【自律神経障害】
自律的に心拍数や血圧などの体内プロセスを制御する、末梢神経系の損傷により生じる病気。起立性低血圧、勃起障害、胃不全麻痺などの症状がみられる。

じりつせいかつうんどう【自立生活運動】
障害者が社会生活で必要な制度の整備や、意識改革などを推進する運動。1970年代アメリカから始まった。略称IL運動。

じりつせいかつセンター【自立生活センター】
障害者自身が運営する、障害者の自立した生活をサポートする民間機関。自立生活プログラムの提供、介助者の斡旋、住宅・就労・移動サービスの提供などを行う。

じりつほこう【自立歩行】
介助や支援を受けずに自力で歩けること。杖、歩行器などの補助器具を使って歩ける場合も含む。

しりょくしょうがい【視力障害】 !重要
眼鏡などを使用しても視力や視野が一定以下の状態であり、生活に支障がある状態。障害程度等級表では1～6級に分けられる。

シルバーカー
4輪の手押し車で歩行器の一種。買い物かごや腰掛けなどがついているものもある。

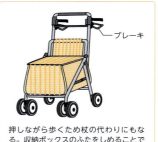

押しながら歩くため杖の代わりにもなる。収納ボックスのふたをしめることで座って休むことも可能。

図188　シルバーカー

シルバーサービス
民間事業者などが高齢者にサービスや商品を提供すること。介護保険制度によるサービスを始め、土地担保付年金型融資の不動産活用型サービス、高齢者向けカルチャーセンターや旅行サービスなども含む。

シルバーサービスしんこうかい【シルバーサービス振興会】
シルバーサービスの質の向上を目的とし、行政や利用者のパイプ役も担う一般社団法人。シルバーマーク制度の運営も担い、策定、審査、認定などを行う。

シルバーじんざいセンター【シルバー人材センター】
「高年齢者等の雇用の安定等に関する法律」に基づき、国、都道府県、市町村から支援を受け事業を行う非営利目的の公益社団法人。高齢者に臨時または短期の就業機会を提供する機関。

シルバーハウジング ⚠重要
高齢者世帯への公的賃貸住宅供給事業。バリアフリー化した公営住宅の供給と生活援助員による日常生活支援サービスを提供する。

シルバーハウジング・プロジェクト
高齢者向けにバリアフリー化された公営賃貸住宅などの供給と、ライフサポートアドバイザーによる日常生活支援の提供を併せて行う事業。実施主体は地方公共団体など。

シルバーひゃくとうばん【シルバー110番】
各都道府県から委託を受けた高齢者総合相談センターの通称。高齢者や家族からの相談対応や情報提供などを行う。

シルバーフォン
緊急通報装置の一種。訪問介護利用者の夜間通報や福祉施設などの呼出応答などで使う。

シルバーマークせいど【シルバーマーク制度】
企業が提供するシルバーサービスが安全、倫理、快適の観点から制定した基準を満たすときに、シルバーマークを交付する制度。

じれいけんきゅう【事例研究】
利用者の抱える問題に関して、援助や介護の経過、判断、援助過程での対処などを観察・分析すること。援助者の洞察力を養うことを目的とする。

じれいけんとう【事例検討】
同義 ケーススタディ (p.120)

しろくろはんてんもじ【白黒反転文字】
背景を黒、文字を白で表示して光の反射を抑え、弱視の人や高齢者などに読みやすくしたもの。拡大ルーペや読書器の中には白黒反転機能がある種類もある。

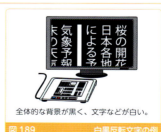

全体的な背景が黒く、文字などが白い。

図189　白黒反転文字の例

しろそこひ【白そこひ】
同義 白内障 (p.330)

しんいん【心因】
精神的、心理的な原因。

しんいんせいせいしんしょうがい【心因性精神障害】
ストレス、人間関係、性格など心理的な環境要因により心の病を発症すること。

じんうじんえん【腎盂腎炎】 ⚠重要
尿道から侵入した細菌が腎盂や腎実質に感染して炎症を起こす病気。悪寒、発熱、背部痛、吐き気、嘔吐などの症状が現れる。

しんエコー【心エコー】
超音波を心臓に当て、返ってくるエコー（反射波）の状態を画像に映して心臓の状態を診断する検査。心臓超音波検査の略称。

じんえん【腎炎】
腎臓に起こる炎症性疾患の総称。尿量減少、血尿、むくみ、たんぱく尿、高血圧などの症状が見られる。急性と慢性がある。

じんかく【人格】
同義 ▶ パーソナリティ（p.331）

しんがたインフルエンザ【新型インフルエンザ】
季節性インフルエンザと抗原性が大きく異なるウイルスが原因のインフルエンザ。多くの人は免疫を持っていないため、急速に蔓延すると個人の健康だけでなく、医療体制を含む社会機能や経済活動に影響を及ぼす可能性がある。

しんきこうしん【心悸亢進】
心臓の鼓動が激しく、不快な状態。不整脈などの心疾患、高血圧症、貧血、発熱の他、心因的疾患により起こることがある。

しんきしょう【心気症】
正常な身体感覚や軽度の身体症状を誤解し、自分は病気だと思いこんだり、重病であるという恐怖にとりつかれたりする障害。DSM-5での名称は病気不安症。

しんきにんてい【新規認定】
介護サービス希望者が初めて介護認定を受けること。

しんきんこうそく【心筋梗塞】 ⚠重要
動脈内の血栓によって冠動脈の血流が止まり、酸素と栄養の供給不足から心筋の一部が壊死した状態。胸の中央または左側に重苦しい焼けつくような激しい痛みが30分以上続くことが多く、冷や汗や吐き気、呼吸困難を伴うことがある。自覚症状が乏しくても死亡に至る例が多いため、症状が現れたら必ず救急車を呼び緊急治療することが大切。

しんぐ【寝具】
布団、毛布、マットレス、枕など睡眠時に使用する器具。

しんぐかんそうサービス【寝具乾燥サービス】
寝たきりの高齢者などを対象に、布団、毛布などの洗浄、乾燥等を行うサービス。介護保険対象外。

シングルレバーしきこんごうすいせん【シングルレバー式混合水栓】
蛇口部にレバーがひとつ付いているもの。レバーを上下左右に動かし水の出し止めや水量、温度調整ができる。

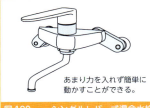

あまり力を入れず簡単に動かすことができる。

図190　シングルレバー式混合水栓

しんけいいんせいぼうこう【神経因性膀胱】⚠重要
脳から排尿に関わる神経に命令がうまく伝わらず、頻尿、尿失禁、排尿困難、尿閉などが起こる状態。脳梗塞、パーキンソン病、脊髄損傷、糖尿病などが原因で発症する。

しんけいけい【神経系】
脳と脊髄からなる中枢神経系と、それ以外の神経からなる末梢神経系の総称。

しんけいしょう【神経症】
社会に適応できず、心身にさまざまな症状が現れる状態。別名ノイローゼ。現在は不安障害という名称が使われ、分離不安障害、限局性恐怖症、社交不安障害、全般性不安障害などに分けられる。

しんけいせいしょくよくふしんしょう【神経性食欲不振症】
同義 拒食症（p.104）

しんけいつう【神経痛】⚠重要
末梢神経の圧迫や炎症などの刺激により、神経に沿って起こる発作性の痛みと、病気による神経の痛みの総称。三叉神経痛、肋間神経痛、坐骨神経痛がある。

しんけいでんたつぶっしつ【神経伝達物質】
脳内や中枢神経で情報を伝える物質。ドーパミン、アドレナリン、ノルアドレナリン、セロトニン、GABAなどがある。

しんけいブロック【神経ブロック】
痛みの激しい神経や、神経を含む鞘中に局所麻酔薬を注射して痛みを軽減する治療法。
同義 ブロック療法（p.358）

しんけいへんせいしっかん【神経変性疾患】
脳や脊髄の特定の神経細胞群が、徐々に障害を受けて脱落する病気の総称。パーキンソン病、アルツハイマー型認知症、脊髄小脳変性症などがある。

じんこうかんせつ【人工関節】
機能が低下した関節を外科的に置換するために、金属、セラミックなどで作られた人工材料の関節。肩、肘、股、膝などの関節に使用される。

じんこうかんせつちかんじゅつ【人工関節置換術】
変形性膝関節症や関節リウマチなどの病気により傷んで変形した関節を取り除き、人工関節に換える手術。

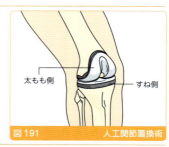

図 191　人工関節置換術

じんこうこうとう【人工喉頭】
がんなどの病気で喉頭を摘出後に発声を補助するため使う機器。喉に振動部を当てて使う電気式と笛式がある。

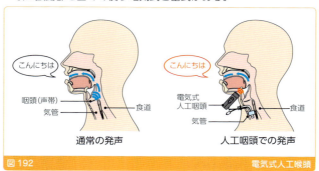

図 192　電気式人工喉頭

じんこうこうもん【人工肛門】
同義 消化器ストーマ（p.199）

じんこうこきゅう【人工呼吸】
自力呼吸が困難なときに、外から空気を送り呼吸を補助すること。人の呼気を吹き込む方法、マスクやアンビューバッグを使う方法、人工呼吸器を使い機械的に換気を行う方法などがある。
関連 図 198「心肺蘇生法の手順」（p.221）

じんこうこきゅうき
【人工呼吸器】
自力呼吸が困難なとき、肺を出入りする空気の流れを補助する器具。鼻や口から気管にチューブを挿入する方法、首の前側を切開して気管にチューブを通す方法などがある。

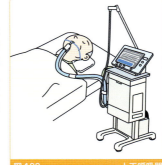

図193　人工呼吸器

じんこうこきゅうりょうほう【人工呼吸療法】⚠重要
呼吸器の病気などで呼吸機能が低下しているときに、家庭で人工呼吸器により補助する治療法。在宅の人工呼吸法には、マスクを使用する方法と気管切開下陽圧人工呼吸がある。

しんこうせいかくじょうせいまひ【進行性核上性麻痺】
脳内の神経細胞が減少し、動作緩慢、歩行障害、認知症などが現れる病気。パーキンソン病と症状が似ているが、パーキンソン病治療薬による効果は低い。国の指定難病のひとつ。

しんこうせいきんジストロフィー【進行性筋ジストロフィー】
筋細胞の破壊により筋力が低下し、運動障害が進行する遺伝性疾患。性染色体劣性遺伝のデュシェンヌ型（重症型）、ベッカー型（良性型）、福山型などに分けられる。症状が進行し呼吸機能が低下すると死に至る。指定難病のひとつ。

じんこうてきすいぶん・えいようほきゅうほう
【人工的水分・栄養補給法】P.216 図194
口から水分・栄養の摂取が困難な場合に、人工的に水分・栄養補給をする方法。大きく分けて経管栄養法と経静脈栄養法の二つの方法がある。

じんこうとうせき【人工透析】⚠重要
腎機能が著しく低下したときに、機械を使い血液の老廃物除去、電解質維持、水分量維持を行う治療法。血液透析と腹膜透析がある。

じんこうべんちかんじゅつ【人工弁置換術】
機能が著しく低下した心臓の弁膜を人工の弁に交換する手術。人工弁にはウシの心膜やブタの心臓弁から作る生体弁と、炭素線維やチタンが原料の機械弁がある。

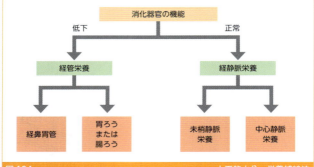

図194　人工的水分・栄養補給法

じんこうぼうこう【人工膀胱】
同義 ▶ 尿路ストーマ（p.312）

しんこうまひ【進行麻痺】
梅毒の感染が原因の精神神経障害の一種。認知障害、記憶障害、判断力の低下、易刺激性などが見られる。未治療の場合3～5年で死亡すると言われている。

しんゴールドプラン【新ゴールドプラン】
1994年に策定された高齢者保健福祉計画の通称。ゴールドプランを全面改定し、介護サービスの基盤整備や生活支援対策などに加え、グループホームの整備などの施策も記されている。現在はゴールドプラン21に引き継がれている。

しんさせいきゅう【審査請求】
行政不服審査法に基づく、行政庁の処分または不作為に対する不服申し立てのひとつ。処分庁や不作為庁の上級庁などに対して行う。

しんさはんてい【審査判定】
介護保険の要介護・要支援認定に関する審査及び判定。訪問調査員作成の調査票に基づくコンピューター判定（一次判定）と、介護認定審査会による判定（二次判定）が行われる。

しんしっかん【心疾患】
心臓の病気。虚血性心疾患と呼ばれる狭心症や心筋梗塞の他、不整脈、心臓弁膜症、心筋症など。がんの次に多い死亡原因。

しんしつさいどう【心室細動】　!重要
心臓の心室が小刻みに震え、脳や全身に血液が送られなくなる病気。発症から数分間続くと死に至るため、AED処置後、救急車による緊急搬送が必要。

しんしょうがいしゃプラン【新障害者プラン】
障害者施策の充実を目的に平成 15 年度～ 19 年度の 5 年間実施された「重点施策実施 5 ヵ年計画」のこと。在宅サービスの充実、グループホームなど住居の提供、障害者の雇用・就業の数値目標などが掲げられている。

しんじょうかんご【身上監護】
被後見人が適切に生活できるように、後見人が介護保険や病院など身の上の手続きをすること。

しんしょくぶんり【寝食分離】
介護時に寝る場所と食事をする場所を分けること。身体機能の維持や向上につながり、寝たきり状態の改善になる。

しんしんしょう【心身症】
ストレスの蓄積で身体異常が現れる状態。循環器系、呼吸器系、消化器系、神経系、泌尿器系などの部位に症状が現れる。

しんしんそうしつ【心神喪失】
精神障害や認知症などで判断能力が全くない状態。法律では、刑罰の対象となる行為をしても処罰しないことが定められている。

しんせいだいこう【申請代行】 ⚠重要
指定居宅介護支援事業者等による申請代行は、介護保険法で定義される制度のひとつ。指定居宅介護支援事業者などが依頼者（被保険者）の代わりに、申請書の入手、本人自署以外の記入、提出などを代行すること。

しんせいのみなしきゃっか【申請のみなし却下】
申請から 30 日以内に結果通知や延期通知がないとき、延期通知の処理見込期間が経過しても結果通知がないときに、申請が却下されたものとみなすこと。申請をした被保険者は審査請求をすることができる。

しんせん【振戦】 ⚠重要
手や足など体の一部が自分の意思とは関係なく震える状態。パーキンソン病、抗精神病薬の副作用などで起こるが原因不明の場合もある。

しんせんほう【振戦法】
手指、手掌、こぶし、肘などを振動させながら患部を圧迫し、刺激を与えるマッサージ方法。

しんぞういしょく【心臓移植】
自分の心臓の代わりに脳死状態の人の心臓を移植する治療法。他の治療で改善の見込みがない重度の心疾患患者が対象。

じんぞういしょく【腎臓移植】
他人の腎臓を自分の腎臓の代わりに移植する治療法。腎機能が著しく低下し、透析をしないと尿毒症になり生命の危険性が大きい患者が対象。

しんぞうきのうしょうがい【心臓機能障害】
心臓の機能が著しく低下し、生活に支障がある状態。障害の程度により1～4級の障害程度等級に分けられる。

じんぞうきのうしょうがい【腎臓機能障害】
腎臓の機能が著しく低下し、生活に支障がある状態。体内の老廃物の排出がうまくできなくなる。障害の程度により1～3級の障害程度等級に分けられる。

じんぞうバンク【腎臓バンク】
改定臓器移植法に基づき腎臓提供希望者を登録する機関。腎臓移植についての啓蒙活動なども行う。

しんぞうペースメーカー【心臓ペースメーカー】
同義 ペースメーカー（p.359）

しんぞうべんまくしょう【心臓弁膜症】
心臓内の弁に障害が起こり、心臓の働きに支障がある状態。弁の開きが悪くなり血流が塞がれる狭窄と、弁の閉じ方が不十分なために血液が逆流する閉鎖不全がある。

しんぞうマッサージ【心臓マッサージ】
心臓停止時に胸を押し続ける救命法のひとつで、胸骨圧迫とも呼ばれる。人工呼吸と併用すると生存率が高くなるとされている。また、手術を必要とする開胸心臓マッサージと呼ばれる方法もある。

関連 図198「心肺蘇生法の手順」（p.221）

じんたい【靭帯】
骨と骨をつなぐすじ状の組織。関節運動を円滑にしたり制限したりする。弾力性はあるが、筋肉のような強い伸縮性はない。

しんたいかいご【身体介護】
介護サービスの一種。要介護者の身体的介助や移動、外出、見守りなどを行うこと。

関連 生活援助（p.232）

- 食事介助
- 排泄介助
- 衣類の着脱
- 身体整容
- 入浴介助
- 身体の清拭
- 洗髪
- 体位変換
- 移乗・移動介助
- 通院・外出介助
- 起床・就寝介助
- 服薬介助
- 自立支援介助

図195 身体介護の内容

しんたいこうそく【身体拘束】 ⚠重要
高齢者や障害者の体の一部または全身をベッドや車椅子にしば

る、ベッド周りに柵を設置するなど、身体が自由に動けないようにすること。

しんたいこうそくのきんし【身体拘束の禁止】⚠重要
介護サービス提供時、緊急やむを得ない場合を除き要介護者の身体拘束を禁止すること。介護保険法により定められている。

しんたいしつにん【身体失認】
自分の体の一部をうまく認識できない状態。麻痺があるのにないように振る舞ったり、麻痺がないのに特定の部位を使わないなどの状態が見られる。

しんたいしょうがいしゃ【身体障害者】⚠重要
身体の障害がある18歳以上の人のうち、都道府県知事から身体障害者手帳の交付を受けた人。

しんたいしょうがいしゃこうせいそうだんしょ【身体障害者更生相談所】
身体障害者の相談に応じ、専門的・技術的な援助や判定、指導などを行う機関。身体障害者福祉法により、各都道府県に設置が義務付けられている。

しんたいしょうがいしゃしょうがいていどとうきゅうひょう【身体障害者障害程度等級表】
身体障害者福祉法に規定された、身体障害の程度を評価するための基準。障害の種類ごとに7等級に区分されている。

しんたいしょうがいしゃてちょう【身体障害者手帳】
身体障害者福祉法に基づいて、都道府県知事から身体障害者に交付される手帳。各福祉サービスを受けるために必要となる。

しんたいしょうがいしゃふくしほう【身体障害者福祉法】
身体障害者の自立と社会経済活動への参加を促すために援助や保護を行い、身体障害者福祉の増進を図ることを目的とした法律。

しんたいしょうがいしゃようべんき【身体障害者用便器】P.220 図196
排泄に介助を要する人や、車いす利用者に対応した便器。

しんたいしょうがいしゃりょうようしせつ【身体障害者療養施設】
重度の身体障害があり、常時介護を必要とする人を対象とした生活施設。治療および養護を行うことを目的とする。

しんたいのきほんこうぞう【身体の基本構造】
人体は60兆個以上の細胞が存在する。一つひとつの細胞が集まって組織となり、複数の組織が集合して特定の働きを持つ器官が構成される。

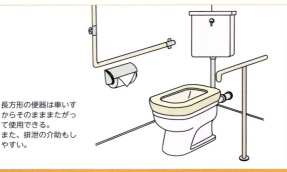

長方形の便器は車いすからそのまままたがって使用できる。
また、排泄の介助もしやすい。

図196　身体障害者用便器

しんたいよくせい【身体抑制】
同義 身体拘束（p.218）

シンチグラフィー【scintigraphy】
放射性同位元素剤の投与後、体から放出される放射線を画像化し、薬剤分布を調べる検査。骨や肝臓などのがん、甲状腺、脳血流などの検査で実施される。

しんてきがいしょう【心的外傷】
精神的に大きな打撃を受け、その影響が長期間にわたって残ることで生じる心の傷。安心感や安全感が損なわれる。トラウマとも呼ばれる。

しんてきがいしょうごストレスしょうがい
【心的外傷後ストレス障害】
同義 PTSD（p.424）

しんてん【伸展】
関節動作のひとつで、関節を曲げた状態から伸ばすこと。
関連 屈曲（p.110）

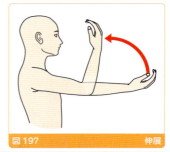

図197　伸展

しんでんずけんさ【心電図検査】
心臓の疾患を見つけるために行う検査。心筋収縮時に発生する微弱な活動電流の変化を波形として記録し、疾患の兆候を読み取る。

しんぱいそせいほう【心肺蘇生法】

呼吸や心臓が停止した人に対する救命処置。一般的には胸骨圧迫と人工呼吸を組み合わせて行う。

関連 AED（p.417）

❶ 反応の確認
- 軽く肩を叩きながら声をかけ、反応をうかがう。
- 応答やそれに変わるしぐさがなければ「反応なし」と判断する。

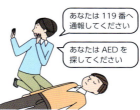

❷ 助けを呼ぶ
- 反応がはっきりと確認出来なければ、大声で助けを呼ぶ。
- 119番通報とAEDの手配をそれぞれ依頼する。
- もし周りに誰もいない場合は、自分で119番通報をする。

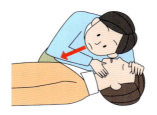

❸ 呼吸の確認
- 気道の確保：片手で額を押さえながら、もう片方の手の指先をあごの先端の硬い部分にあて、そっとあげ、空気が通るようにする。
- 10秒くらいで胸と腹部の動きで呼吸を確認する。判断がしづらい場合や普段どおりの呼吸がない場合は「呼吸なし」と考える。

普段通りの呼吸がある場合
- 気道の確保をし、救急隊の到着を待つ。

❹ 胸部圧迫（心臓マッサージ）
- 胸の真ん中あたりを目安に、手の付け根を当て、両手を重ねて置く。
- 5～6cmほど沈むのを目安に体重をかけるよう強く圧迫する。
- 一分間に100～120回の速さで、30回圧迫し続ける。

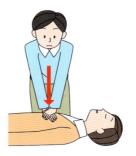

図198-1　心肺蘇生法の手順

❺ 人工呼吸
- 気道確保した状態で、額に当てている手で鼻をふさぐ。
- 傷病者の口を覆うように大きく口を開け、約1秒で胸が膨らむように息を吹き込む。いったん口を離し10秒以内にもう一度同じように息を吹き込む。

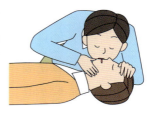

❻ 胸骨圧迫と人工呼吸を繰り返す
- 30回圧迫したあと、2回人工呼吸を行う。
- 救急隊が到着するまで、心臓マッサージ30回と人工呼吸2回のセットをひたすら繰り返す。
- 周りに人がいる場合は交代して行う。

※人工呼吸をためらう場合は、胸骨圧迫のみ行う

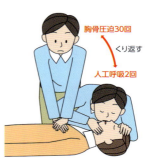

AEDが到着したら

- AEDの手配ができたら、すぐに使用を始める。（AEDの使い方はP418を参照。）
- 救急隊に引き継ぐまではAEDの使用と心臓マッサージと人工呼吸のセットをつづける。

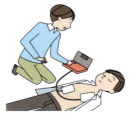

図198-2　　　　　　　　　　　　　心肺蘇生法の手順

しんぱく【心拍】
心臓の収縮により血液が送り出されるときの拍動。健康状態の指標のひとつとなる。

しんぱくすう【心拍数】
一定時間内に心臓が収縮する回数。一般的には1分間の収縮回数を指す。通常心拍数は成人で1分間に60〜80回。

関連 不整脈（p.352）

しんぴ【真皮】
皮膚の一部で、表皮の内側にある組織。毛細血管や感覚神経がある。

しんふぜん【心不全】 ⚠重要
心臓のポンプ機能が低下し、全身に必要な血液を送り出すことができなくなった状態。虚血性心疾患や心筋症などが原因となる。

じんふぜん【腎不全】
腎臓機能が低下し、体を正常に保つことができなくなり、老廃物の排泄や、水分と電解質のバランスを維持できなくなった状態。

しんぼうさいどう【心房細動】
心臓の心房が不規則に収縮する不整脈の一種。血栓ができやすくなり、それが脳に移動して脳梗塞を引き起こすこともある。

しんようしっついこういのきんし【信用失墜行為の禁止】 ⚠重要
職業の信用を傷つける行為をしてはならないという規定。介護分野では、社会福祉士、介護福祉士、介護支援専門員に課されている。

しんらいかんけい【信頼関係】
サービス利用者と援助者の間に結ばれる、信頼感あふれる親密な関係。個別援助の面接などで信頼関係を築くには、傾聴、受容、共感が大切になる。フランス語でラポールと呼ばれる。

しんりげき【心理劇】
即興劇を主体とした集団心理療法のひとつ。患者が課題の解決を必要とするドラマを演じ、自己表現を行うことで、カタルシス（浄化）や洞察を得ることができる。サイコドラマともいう。

しんりけんさ【心理検査】
心理学的測定法によって、個人の持つ心的特性を測定・評価する検査の総称。知能検査、性格検査、適性検査などの種類がある。心理テストとも呼ばれる。

しんりてきリハビリテーション【心理的リハビリテーション】
リハビリテーションにおいて、心理判定員やカウンセラーなどの専門職が、障害者に対し、心理的な側面から指導や助言を行うこと。

しんりょうガイドライン【診療ガイドライン】
科学的根拠に基づいて厚生労働省や学会が作成した、標準的治療法の指針。病気によっては医師向けのもの以外に、一般向けに平易に書かれたものもある。

しんりょうじょ【診療所】
医師や歯科医師が診察や治療を行う施設のうち、入院設備を持たない外来専用施設、あるいは19人以下の入院患者を受け入れる小規模施設を指す。

しんりょうないか【心療内科】
心理的な問題から生じる体の症状を、内科的に診断、治療する診療科。

しんりりょうほう【心理療法】
カウンセリング、催眠療法、精神分析、認知行動療法などにより、心理的な問題を抱える患者の心にアプローチし、心の安定や回復を図っていく方法。

ずいいうんどう【随意運動】
手を上げる、歩く、走る、つかむなど、自分の意思によって行われる運動。随意運動を行う筋肉には、骨格筋、皮筋、外眼筋、咽頭筋などがある。

対義 不随意運動（p.352）

すいこうきのうしょうがい【遂行機能障害】 !重要
高次脳機能障害のひとつ。状況の変化に対応する、計画通りに進める、自分の行動を分析するなどの行動ができなくなる状態。

すいしゅ【水腫】
同義 浮腫（p.351）

すいしょうたい【水晶体】
眼球内部にあり、レンズの役割を果たす両面凸状の組織。目に入る光を屈折させ、ピントを合わせる機能がある。この水晶体が濁る疾患を白内障という。

関連 図368「眼の構造」（p.380）

すいじんしょう【水腎症】
尿流の停滞や尿路の閉塞によって、腎盂や尿管内に尿が長時間たまり、腎臓が拡張する疾患。先天性と後天性があり、後天性では尿路結石などが原因となる。

すいぞう【膵臓】
胃の後方にある細長い臓器。消化酵素を含む膵液のほか、ランゲルハンス島からはインスリンを分泌し、血糖値を調節している。

すいぞうがん【膵臓がん】
膵臓に発生した悪性腫瘍。膵臓は、さまざまな臓器に囲まれ早期に症状が現れにくいため、発見、診断、治療が難しい。

すいたいがいろ【錐体外路】 !重要
大脳から末梢神経に運動命令を伝達する神経経路のうち、延髄の錐体を通らない経路。錐体外路が障害されると不随意運動などが生じる。

すいたいがいろしょうじょう【錐体外路症状】
錐体外路が障害を受けることによって生じる症状の総称。パーキンソン病における固縮、無動、振戦や、ハンチントン病における舞踏運動などの不随意運動を特徴とする。

すいたいろ【錐体路】 ⚠重要
大脳から末梢神経に運動命令を伝達する神経経路のうち、延髄の錐体を通る経路。随意運動を調節する役割がある。

スイッチオーティーシー【switch OTC】
医師の判断でしか使用できなかった医療用医薬品の成分を切り替え、市販薬として使用できるようにしたもの。OTC（Over The Counter）は、薬局の店頭で購入できる薬を指す。

すいとう【水痘】
水痘・帯状疱疹ウイルスによる感染症で、主な症状は発熱や全身に現れる水疱性の発疹。一般的には水ぼうそうといわれる。

すいのみ【吸飲み】
細長い吸い口がついた容器。急須型のものが多い。ベッドに横になった姿勢でも、水をこぼさずに飲むことができる。

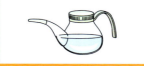
図199　吸飲み

すいぶんほきゅう【水分補給】 ⚠重要
生命維持に必要な水分を摂取すること。水分が不足すると頭痛、脱水などが起こり、重症だと意識障害になることもある。特にのどの渇きを自覚しにくい高齢者には、定期的な水分補給が必要。食事を除く一日の水分摂取量は約1.5ℓ。

すいへいいどう【水平移動】
体位変換方法のひとつで、要介護者の体を水平方向に安全に移動させること。

すいみん【睡眠】
眠ること。周期的に意識を喪失する生理現象。体や脳を休めるために必要になる。

関連　レム睡眠（p.408）、ノンレム睡眠（p.324）

すいみんしょうがい【睡眠障害】
入眠障害や中途覚醒などの不眠のほか、過眠、睡眠中の異常行動、周期性四肢運動障害など、正常な睡眠が行われない状態を指す。

すいみんのかいご【睡眠の介護】 ⚠重要
要介護者が安眠できるように、室温や音、照明、寝具などの環境を整備すること。また、睡眠と大きく関係する日中の生活リズムも整える。

すいみんやく【睡眠薬】 P.226 図200
脳の興奮を抑制して不眠を改善する薬。作用の持続時間によって、超短時間型、短時間型、中間型、長時間型に分類される。

- 睡眠薬の服用は普段の就寝時間に合わせ、ベッドに入る最低 30 分前に行う。
- 服用量を厳守する。
- 服用の際の飲酒は避ける。
- リラックスした状態で服用する。
- 副作用によるふらつきがみられることがあるので、夜中にトイレに行くときは気をつける。足元灯をつけたりするなどの配慮もあると良い。
- 起床後のぼんやり感やふらつきがみられる場合、医師に相談する。
- 服用をやめる時は自己判断ではなく、医師の指導のもとやめる。

図 200　　　　　　　　　　　　　　　　　　睡眠薬の使い方の注意点

すえおきがただんさかいしょうき【据置型段差解消機】

必要な場所に置くだけ、または地面に固定するだけで段差を解消する機器。車いす利用者を対象にしており、電動式と手動式がある。

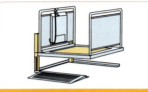

図 201　　　　　　　　　　　据置型段差解消機

すえおきしきべんざ【据置式便座】

和式便座の上に設置することで、洋式便座として使用できるようになる便座。腰掛式のため屈む姿勢が難しい高齢者も楽に立ち座りできる。

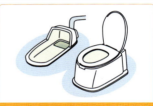

図 202　　　　　　　　　　　据置式便座

すえおきしきリフト【据置式リフト】　図203

利用者を移動させるためのリフト。床にフレームを設置し、天井に取り付けたレールに懸吊装置を付け、ベルトとシートを吊り下げたもの。

ずがいないしゅっけつ【頭蓋内出血】
同義　頭蓋内出血（p.287）

スキンシップ【touching, body contact】

直接肌に触れ合い親しみを感じながら交流すること。握手をする、腕をさする、肩に手を置くなどの行為により、要介護者が安心感を覚え、介護者への信頼も深まる。

スクイージング【squeezing】

気道にたまったたんの排出を助ける介助のひとつ。要介護者が息を吐くときに、介護者が両手で相手の胸を絞り込むように押して、排たんを促す。

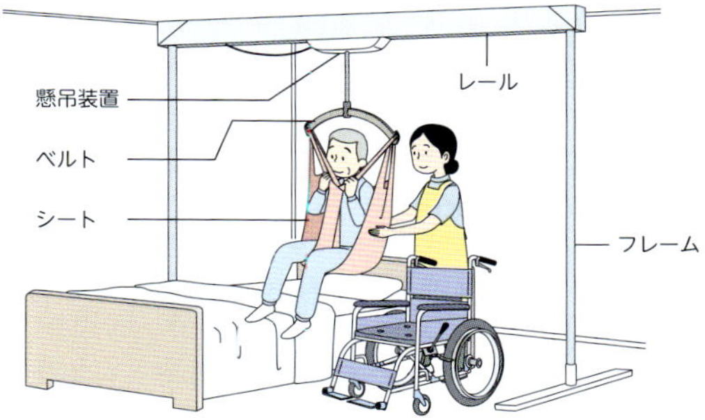

図203　据置式リフト

（ラベル：懸吊装置、ベルト、シート、レール、フレーム）

すくみあし【すくみ足】
パーキンソン病に見られる症状のひとつ。歩き始めるときに、第一歩がうまく踏み出せない歩行障害。

スクリーニング【screening】
ふるいにかけること。福祉サービスでは、利用希望者に援助が必要かどうかを見極めるため、一定の基準を設けて選別が行われる場合がある。

スタンダードプリコーション【standard precautions】 !重要
病院や介護施設などで実施される、感染事故防止のための標準感染予防策。血液、体液、粘膜などは感染源になり得ると考え、感染症の有無に関わらず手洗いや個人防護具の着用などを行う。

スタンドアップしきくるまいす【スタンドアップ式車いす】
起立姿勢をとることができる車いす。電動と手動のものがあり、ボタン操作などで座面と背もたれが動き、背中と足腰を支える。

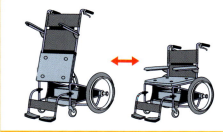

座った状態から立つ姿勢へ変えることができる。

図204　スタンドアップ式車いす

スティグマ【stigma】
元の意味は「汚名の烙印を押される」こと。障害や経済的・社会

的な問題を持つ人が、自らに対して否定的な感情や劣等感を持つこと。

ステージ【stage】
病気の進行、障害の程度、治療の経過を段階的に示す言葉。がんの場合、進行度と広がりの程度を判定する物差しとなる。

ステッキ【walking stick】
洋風の杖のことで、歩行を補助するために使用される。さまざまな持ち手や接地面があり、障害の程度や特性によって使い分ける。

ステロイドざい【ステロイド剤】
消炎や免疫抑制効果のある、副腎皮質ホルモンを含有する薬剤。外用薬、内服薬、注射薬、吸入薬などがある。副作用も多く、処方に従って投与する必要がある。

ストッキングエイド【stocking aid】
膝や腰などの障害により、つま先まで手が届きにくい人が、靴下やストッキングを履くときに使用する自助具。ソックスエイドともいう。

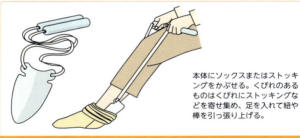

本体にソックスまたはストッキングをかぶせる。くびれのあるものはくびれにストッキングなどを寄せ集め、足を入れて紐や棒を引っ張り上げる。

図205　ストッキングエイド

ストーマ【stoma】
消化管や尿路の病気のため、手術等で腹壁に造設された尿や便の人工の排泄口をいう。

関連 消化器ストーマ（p.199）、尿路ストーマ（p.312）

ストレス【stress】
外からの刺激によって生じる緊張した状態のこと。痛みや過労などによる身体的ストレスと、悩みや不安などによる心精神的ストレス等がある。

ストレッチ【stretch】
体の各部分の筋肉を伸ばす運動のこと。これを行うことで、筋肉がほぐれ、収縮しやすくなる。けがの防止、リラックス効果、血行の促進などが期待できる。

ストレッチャー【stretcher】
寝た状態のまま人を移動させる車輪付きの簡易ベッド。移動の際は、進行方向に利用者の足を向ける。

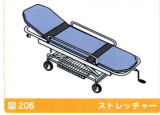
図206　ストレッチャー

ストレングス【strength】 ！重要
援助を受ける人がもともと持っている強さのこと。残存機能や意欲、環境などのプラス要因に焦点を当てて、自立を支援することが大切である。

スーパーバイザー【supervisor】
スーパーバイジー（被指導者）に対して適切なアドバイスや指導を行う、豊富な経験や熟練した技術を持つ先輩や上司などの指導者。

スーパービジョン【supervision】
経験豊富で熟練した技術を持つ人が、経験の浅い人に対して適切な援助や指導などを行うこと。社会福祉援助技術の関連援助技術のひとつ。

スピーチロック【speech lock】
介護者が言葉によって、要介護者の行動を抑制したり制限したりする「言葉による拘束」のこと。身体拘束と同様、要介護者の自由を奪う行為と見なされる。

スピリチュアルペイン【spiritual pain】 ！重要
終末期を迎えた人が感じる精神的な苦痛。自分の人生の意味や価値を見失ったり、病気に伴う罪悪感や死後の不安などで苦しんだりすること。

スプーンホルダー【spoon holder】
手指に麻痺があるなど、スプーンのような細いものを持つことが困難な人が使用する自助具。

スプリント【splint】
手指の関節を固定、保持する簡易なリハビリテーション装具。木製、プラスチック製、金属製などがある。副子ともいう。

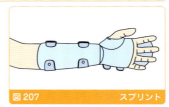
図207　スプリント

すべりどめ【すべり止め】
入浴時に安定姿勢を保ち、転倒を防止するために、浴槽内や洗い場に敷くマット状のもの。また、机やいすが動かないように敷く場合もある。

スポットほうもん【スポット訪問】
ひとり暮らしの高齢者に対し、安否確認や食事介助など短時間の訪問を行う介護サービス。

スポンジブラシ【sponge brush】
棒の先端にスポンジが付いている、口の中を清潔にするための道具。頬や唇の内側、歯茎、舌などを傷つけずに、汚れを取り除くことができる。

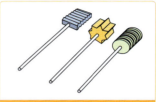

図208　スポンジブラシ

スライディングシート【sliding seat】
ベッド上での体位変換や移動・移乗に使われる移動介助用品。筒状のシートで、内側は滑りやすく加工されており、接触面の摩擦を軽減できる。

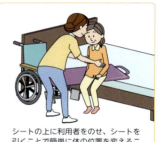

シートの上に利用者をのせ、シートを引くことで簡単に体の位置を変えることができる。

図209　スライディングシート

スライディングボード【sliding board】
ベッド、車いす、ポータブルトイレなどの間の移乗を、座ったまま行えるように橋渡しをするボード。臀部の下に入れ、横に滑らせて移乗する。

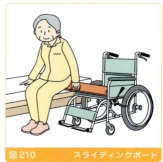

図210　スライディングボード

すりつけいた【すりつけ板】

段差解消用に小さなスロープを作るためのくさび型の板。敷居などに設置される。

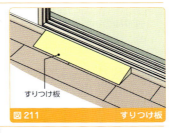

図211　すりつけ板

スリングシート【sling seat】

移動用リフトに取り付けて体を支える吊り具。背もたれの高さによりローバックタイプやハイバックタイプがある。

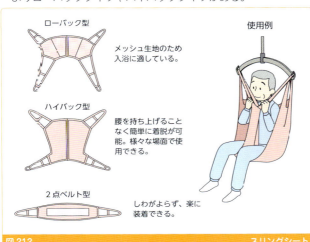

ローバック型 — メッシュ生地のため入浴に適している。

ハイバック型 — 腰を持ち上げることなく簡単に着脱が可能。様々な場面で使用できる。

2点ベルト型 — しわがよらず、楽に装着できる。

図212　スリングシート

スロープ【slope】

階段などの段差を緩やかな勾配に変える通路。車いすや歩行困難な人が、安全に移動できるように作られたもの。

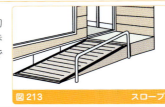

図213　スロープ

せあげきのう【背上げ機能】

背中を支える部分を電動または手動で起こす、介護用ベッドの機能のひとつ。要介護者はベッドにもたれたまま、座位をとることができる。

せいかつえんじょ【生活援助】 ⚠重要

介護保険の訪問介護サービスのひとつ。身体介護以外の調理、買い物、洗濯、薬の受け取りなどが含まれる。一人暮らしまたは家族が病気などで家事をできない場合に受けられる。

1 直接、本人の援助に該当しない行為

家族が行うことが適当または家族の利便に供する行為であると判断される場合
- 利用者以外が関わる洗濯や調理、買い物など
- 利用者が主に使用している部屋以外の掃除
- お茶や食事の手配などの来客の対応
- 自家用車の清掃、洗車

2 日常生活の援助に該当しない行為

❶ 訪問介護員が行わなくても日常生活を営むのに支障はないと判断される行為
- 植物の水やり ・草むしり ・ペットの世話　など

❷ 日常的に行われないような家事などの行為
- 模様替えや家具などの修繕、移動
- 窓のガラス磨き、床のワックスがけなどの大掃除
- 室内外家屋の修理やペンキ塗り
- 植木の剪定などの園芸
- 年中行事のためなど特別な手間のかかる調理　　など

図214　　　　　　　　　　　　　　　　　　生活援助とならない行為

せいかつえんじょいん【生活援助員】
同義 ライフサポートアドバイザー（p.398）

せいかつかいご【生活介護】
障害者総合支援法の介護給付対象。障害者支援施設などで、排泄や食事などの介助、家事、創作活動などの機会、生活能力・身体機能向上のために必要な援助を提供する。

せいかつかだい【生活課題】 ⚠重要
介護サービス利用者が自立生活を送るうえで生じる問題。ケアマネジャーなどが、課題の明確化、解決のための目標設定、具体的な介護計画の立案や実施などを行う。

せいかつしえん【生活支援】
高齢者や障害者（児）が、自立した日常生活または社会生活を営むことができるように、本人の状況に応じて行う支援のこと。

せいかつしえんいん【生活支援員】
高齢者施設や障害者施設などで、判断能力が不十分な入所者に対して、福祉サービスの利用援助や金銭管理などを行う職員。

せいかつしえんサービス【生活支援サービス】
高齢者や障害者（児）が、介護に頼らず自立した生活ができるよう、市区町村が提供するサービス。配食・洗濯・外出支援・寝具洗濯乾燥消毒サービスなどがある。

せいかつしえんハウス【生活支援ハウス】
家族の介護を受けられず、居宅での生活に不安がある、おおむね60歳以上の人に、住居や介護支援サービスの利用援助などを提供する施設。高齢者生活福祉センターともいう。

せいかつしゅうかんびょう【生活習慣病】
食生活、運動習慣、喫煙、飲酒、休養などの生活習慣によって発症する病気の総称。糖尿病、高血圧、脳卒中、がん、心臓病、脂質異常症、肥満などがある。1996（平成8）年に厚生労働省は、成人病から生活習慣病へ名称を変更した。

せいかつしょうがい【生活障害】 !重要
精神的・身体的な障害により、日常の基本的な生活動作や対人コミュニケーション、社会参加などに支障が起こる状態。

せいかつそうだんいん【生活相談員】
特別養護老人ホーム、指定介護老人福祉施設、通所介護事業所などで、利用者や家族の相談援助業務などを行う職員のこと。

せいかつどうせん【生活動線】
就寝、トイレ、洗顔、食事、入浴などの住居内の日常生活における移動を線で示したもの。これをもとにして、安全に暮らせるように家具などの配置替えや障害物の撤去を行う。

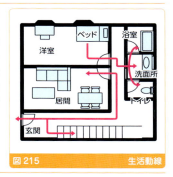

図215　生活動線

せいかつのしつ【生活の質】
同義　QOL（p.424）

せいかつばめんめんせつ【生活場面面接】
介護施設の食堂や廊下、居室など、利用者が実際に生活する場所で行う面接。利用者が緊張せず自分の状況を話すことができ、援助者も相手をより深く理解できる。

せいかつふかっぱつびょう【生活不活発病】
同義　廃用症候群（p.328）

せいかつふくししきんかしつけせいど【生活福祉資金貸付制度】
低所得者・高齢者・障害者世帯に対して、資金を貸し付け、援助指導を行う制度。これにより、経済的自立や在宅福祉、社会参加などの促進を図る。

せいかつふじょ【生活扶助】
生活保護法に基づいて行われる8つの扶助のひとつ。食費、被服費、光熱水費など、最低限の日常生活の需要を満たすための金銭給付。

せいかつほご【生活保護】 ⚠重要
生活保護法によって規定されている社会保障制度。生活に困窮している国民に対し、健康で文化的な最低限度の生活を保障する。

せいかつほごほう【生活保護法】
1950(昭和25)年制定。国が生活に困窮したすべての国民に対し、健康で文化的な最低限度の生活を保障し、その自立を助長することを目的とする法律。

せいかつモデル【生活モデル】
利用者と環境との相関関係と、そこに展開される日常生活に視点を置いて、社会福祉援助を行うという考え方。

せいかつりょうほう【生活療法】
レクリエーション、生活指導、作業療法など、心身の活性化を促す療法。長期入院患者や無為・自閉的患者などに対して、自発性の回復、社会参加の促進を目指す。

せいかつれき【生活歴】 ⚠重要
サービス利用者の育った家庭、学歴、職歴、病歴など、出生から現在に至るまでの生活史。適切な援助を行うためには、生活歴を把握することが必要になる。

せいぎょうふじょ【生業扶助】
生活保護法に基づいて行われる8つの扶助のひとつ。生業に必要な資金、技能や知識の習得費、器具・資料費、就労に必要なものを購入する費用などを金銭給付する。

せいけつのかいご【清潔の介護】
体や口腔を清潔に保つため、入浴、清拭、歯磨きなどを行う援助。リラックス効果などもある。

せいけん【生検】
病変部の組織や細胞を切り取って、病理組織学的に検査、診断する。生体組織診断、バイオプシーともいう。

せいさんねんれいじんこう【生産年齢人口】
15歳以上65歳未満の、生産活動の中核となる人口のこと。

せいしき【清拭】 図216
要介護者の全身または体の一部を温かいタオルなどで拭き、清潔を保つこと。汗や汚れを取ったり、血液循環を促したりする。

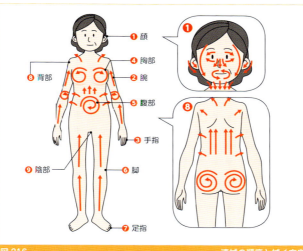

図216　清拭の順序と拭く方向

せいしんあんていざい【精神安定剤】
抗精神病薬である強力精神安定剤と、抗不安薬である緩和精神安定剤に分けられる。一般的には、軽度のうつ状態や心身症などに使用される後者を指す。

せいしんかしていい【精神科指定医】
同義 精神保健指定医（p.236）

せいしんかソーシャルワーカー【精神科ソーシャルワーカー】 !重要
精神科病院や精神保健福祉センターなどで、精神障害のある患者が社会復帰できるように、相談や助言、指導などを行う専門職。略称はPSW。

せいしんかソーシャルワーク【精神科ソーシャルワーク】
病院や精神保健センターなどの精神科領域において、精神障害者とその家族を対象に、社会復帰支援などさまざまなサービス活動を行う社会福祉援助活動。

せいしんかデイケア【精神科デイケア】
精神障害者の社会復帰を目的とした精神科の専門療法で、通院医療の一形態。作業療法、集団精神療法などを通じて集団ケアを行う。精神科デイナイトケア、精神科ナイトケアともいう。

せいしんかリハビリテーション【精神科リハビリテーション】
精神疾患による障害で失われた社会的機能を回復し、社会復帰を目指すために行われるリハビリテーション。

せいしんしょうがいしゃ【精神障害者】
統合失調症、精神作用物質による急性中毒またはその依存症、知的障害、精神病質やその他の精神疾患を持つ人を指す。

せいしんしょうがいしゃグループホーム【精神障害者グループホーム】
精神障害者が地域共同生活を営むための施設。食事の世話、服薬指導、金銭出納（すいとう）指導、日常生活上の援助などが行われる。

せいしんしょうがいしゃほけんふくしてちょう【精神障害者保健福祉手帳】 !重要
一定の精神障害の状態にあることを証明する手帳で、交付された人は各優遇措置を受けることができる。精神障害者の自立と社会参加、社会復帰の促進を目的としている。

せいしんつういんいりょう【精神通院医療】
通院による精神医療を継続する必要のある人に行われる医療。通院のための医療費の自己負担を軽減する制度がある。

せいじんびょう【成人病】
同義 生活習慣病（p.233）

せいしんぶんせき【精神分析】
フロイトが考案した心理療法。患者に自由に連想した話を語ってもらい、無意識下にある問題や葛藤を読み解き、治療を行う。

せいしんほけん【精神保健】
同義 メンタルヘルス（p.381）

せいしんほけんおよびせいしんしょうがいしゃふくしにかんするほうりつ【精神保健及び精神障害者福祉に関する法律】
同義 精神保健福祉法（p.236）

せいしんほけんしていい【精神保健指定医】
精神障害者の措置入院、医療保護入院などの必要性を判断する資格をもつ医師。一定の臨床経験を持ち、研修を修了した医師の申請に基づいて、厚生労働大臣が指定する。

せいしんほけんふくしし【精神保健福祉士】 !重要
医療機関や保険福祉施設などで、精神障害者の社会復帰に向けた相談や支援活動を行う精神科ソーシャルワーカーの国家資格。

せいしんほけんふくしセンター【精神保健福祉センター】
精神保健福祉法に基づき、精神保健の向上、精神障害者福祉の増進を目的として、専門的な相談や調査研究を行う機関。各都道府県と一部の政令指定都市に設置されている。

せいしんほけんふくしほう【精神保健福祉法】
精神障害者福祉を増進し、国民の精神保健を向上させることを目

的とした法律。「精神保健及び精神障害者福祉に関する法律」の略称。

せいしんりょうほう【精神療法】
同義 ▶ 心理療法（p.224）

せいすいあつさよう【静水圧作用】
浴槽につかった際に体にかかる水圧（静水圧）によって、肺の容量が小さくなり呼吸数が増えたり、血管が圧迫され血行が促されたりすること。

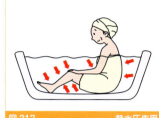

図217　　静水圧作用

せいせん【性腺】
男性では精巣、女性では卵巣を指す。生殖子（精子、卵子）を産生するほか、男性ホルモン、女性ホルモンも分泌する。

せいたいそしきしんだん【生体組織診断】
同義 ▶ 生検（p.234）

せいたいリズム【生体リズム】
生体に見られる時間的周期性。体温、血圧、ホルモンの分泌などの生理機能は、一定の周期で変動し、健康維持に役立っている。バイオリズムともいわれる。

せいちゅうしんけいまひ【正中神経麻痺】
手指の動作や手掌の知覚などを司る正中神経の麻痺。手指が曲げにくくなったり細かい作業が難しくなったりする。正中神経が圧迫される手根管症候群で見られる。

せいてきとうさく【性的倒錯】
性的な嗜好が正常ではないことを指す。WHOの国際疾病分類では、性的嗜好障害として、露出症、窃視症などが挙げられている。

せいねんこうけんせいど【成年後見制度】
認知症や知的・精神障害者など、判断能力が十分ではない人の権利を守るために、後見人などが本人の判断力を補い、保護・支援する制度。法定後見制度と任意後見制度がある。

せいねんこうけんにん【成年後見人】
成年後見制度の法定後見制度における後見人を指す。被後見人の代理として、預金管理などの財産管理、介護契約などの監護に関するすべての法律行為を行う。

関連 ▶ 保佐人（p.367）、補助人（p.367）

せいふく【整復】
骨折や脱臼した箇所を、正常な位置に戻すこと。

セイフルコンロ
安全装置が備わった調理用ガスコンロ。てんぷら油過熱の防止、焦げ付き時の自動消火、立ち消え感知などの機能がついている。

せいホルモン【性ホルモン】
主に性腺(精巣・卵巣)から分泌されるホルモンで、男性ホルモンと女性ホルモンがある。生殖器の発達、第二次性徴の発現を促すなどの働きがある。

せいめいいじかんりそうち【生命維持管理装置】
人の生命維持につながる呼吸や循環、代謝の機能の一部を代替、または補助する装置。人工呼吸器、人工心肺装置、心臓ペースメーカー、血液浄化装置などがある。

せいめいりんり【生命倫理】
生や死に関する倫理的問題。体外受精、遺伝子診断や治療、生命維持など医学や医療技術の進歩により問題が増えている。

せいよう【整容】
身だしなみを整えること。洗顔、整髪、爪切り、耳あか掃除、髭剃り、着替えなどを指す。身体を清潔に保つだけでなく、心理的・精神的自立に関連する重要な動作のひとつ。

せいりきのうけんさ【生理機能検査】
器官の生理的反応や機能を診断するための検査。心電図検査、呼吸機能、超音波検査、脳波検査など。これに対し尿、血液などを採取して調べるものを検体検査という。

せかいほけんきかん【世界保健機関】
1948年、世界中の健康状態の向上を目的に設立された国連の専門機関。各国の保健衛生などに指示を与えたり調整したりする。略称WHO。

セカンドオピニオン【second opinion】
現在診療を受けている担当医とは別の医療機関の医師に、診療や治療方法など第2の意見を求めること。担当医から紹介状や検査結果を受け取り、別の医師の意見を聞くことで、改めて治療を選択する機会を得られる。

せきずい【脊髄】
背骨の中にある脳とつながっている中枢神経の束。全身の末梢神経とつながり、脳からの指令を伝達する。

せきずいしょうのうへんせいしょう【脊髄小脳変性症】 ⚠重要
脊髄や小脳の神経の変性により運動失調症状などが起こる病気。

パーキンソン病様症状、自律神経障害、不随意運動などが現れることがある。介護保険対象の特定疾患のひとつ。

せきずいせいしんこうせいきんいしゅくしょう【脊髄性進行性筋萎縮症】
脊髄の運動神経細胞の病変により、筋萎縮、体幹や四肢の筋力低下などが起こる進行性の病気。国の指定難病のひとつ。

せきずいそんしょう【脊髄損傷】
外圧により脊髄損傷した場所から下の部位が麻痺すること。運動麻痺、感覚障害、自律神経障害、排尿や排便障害などがある。

せきずいそんしょうレベル【脊髄損傷レベル】
脊髄損傷により運動機能やADLの障害の程度を分類したもの。損傷部位によって麻痺などの程度が異なる。

せきちゅう【脊柱】
背骨のこと。頸椎、胸椎、腰椎、仙椎、尾椎の32～34個の椎骨により構成され、横から見るとS字カーブを描いている。

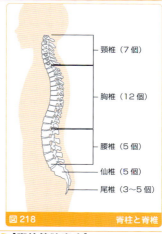

図218　脊柱と脊椎

せきちゅうかんきょうさくしょう【脊柱管狭窄症】
神経が通る管（脊柱管）が狭くなり、神経を圧迫して手足のしびれや痛み、歩行障害などが起こる病気。

せきついあっぱくこっせつ【脊椎圧迫骨折】 ⚠重要
背骨の椎体がつぶれて変形する骨折。発症直後は背中や腰に強い痛みが起こり、数ヵ月後に足のしびれ、歩行障害などが現れることがある。骨粗しょう症患者に起こりやすい。

せきつい【脊椎】 図218
背骨、または背骨を構成している椎骨のこと。32～34個の椎骨が、クッションの役割をする椎間板をはさんで首から臀部までつながっているもの。

せきついすべりしょう【脊椎すべり症】
腰椎など脊椎の一部がずれるために腰などに痛みやしびれが起こる病気。

せきついぶんりしょう【脊椎分離症】
腰椎など脊椎の一部にひびが入ってしまい、腰などに痛みやしびれが起こる病気。

せきはんしゃ【咳反射】
食べ物、液体などの異物が気管に入りこんだとき、反射的に咳をして体外に出そうとする生理現象。

せたい【世帯】
住居と生計を同じくする人々の集まり、または独立して住居を維持、あるいは独立して生計を営む単身者を指す。

せっきんこんなんじれい【接近困難事例】
同義 援助困難事例（p.37）

ぜっかじょう【舌下錠】 !重要
舌の下に置き、溶かして口の粘膜から吸収させるタイプの薬。狭心症治療薬や抗精神病薬などがある。別名 OD 錠。

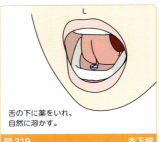

舌の下に薬をいれ、自然に溶かす。

図219　舌下錠

ぜっこんちんか【舌根沈下】
舌の筋肉の弛緩により、舌の根本が喉の奥に落ち込むこと。気道を塞いで窒息する危険性があるため、側臥位にする、エアウェイの使用、舌を引き出すなどの対応を行う。

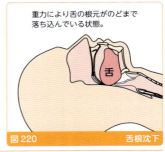

重力により舌の根元がのどまで落ち込んでいる状態。

図220　舌根沈下

せっしょくかんせん【接触感染】
感染源に接触することにより、感染すること。皮膚や粘膜の直接的な接触によるものと、病原体の付着した物や保菌者などを介する間接的な接触によるものがある。

せっしょくしょうがい【摂食障害】
食事をほとんど摂らない拒食症と極端に大量に食べてしまう過食症の総称。精神疾患の一種で、うつ症状を伴うこともある。

ぜったい【舌苔】
舌の表面にある白い付着物。細菌や食べかすなどが溜まった状態であり、嚥下障害のあるときに放置すると誤嚥性肺炎を起こすことがあるため、口腔ケア時に取り除くことが必要。

せっぱくせいにょうしっきん【切迫性尿失禁】
突然膀胱の筋肉が収縮して我慢できないほど強い尿意が起こり、トイレに間に合わず尿失禁をしてしまう状態。

関連 過活動膀胱（p.69）、尿失禁（p.310）

ぜつブラシ【舌ブラシ】
舌苔を落とすためのブラシ。嚥下障害時の口腔ケアなどで使う。起床後に使用するとより効果的。

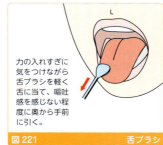

力の入れすぎに気をつけながら舌ブラシを軽く舌に当て、嘔吐感を感じない程度に奥から手前に引く。

図221　舌ブラシ

セツルメント【settlement】
支援者が社会的弱者に対して福祉支援などを行うボランティア活動。1880年代イギリス発祥とされている。

セデーション【sedation】
鎮静剤を投与することにより、意図的に意識を低下させること。患者の苦痛を取り除くために行われる医療行為。

せぬき【背抜き】　⚠重要
褥瘡予防法の一種。ベッドを背上げまたは背下げした直後にマットレスから体を一旦離して戻すこと。背上げしたときの強い圧迫感、皮膚のツッパリなどの不快感や褥瘡の原因を取り除く。

セミパブリックスペース【semi-public space】
ユニット型施設において、ユニットを越えて利用者が集まることができる準公共的なスペース。趣味の活動、娯楽、おしゃべりなどに使われる。

セミプライベートスペース【semi-private space】
ユニット型施設などにおける準個人的なスペース。居室と一体になっている食堂やリビングなどがこれにあたる。

セミファーラーい【セミファーラー位】
仰向けで横になった姿勢から、上半身を15度から30度起こした状態。
関連 ファーラー位 (p.345)

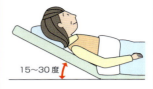

寝たきりの患者などの場合、口腔ケアの際には唾液が肺に入りこんだりしないようにセミファーラー位にすると良い。

図222　セミファーラー位

ゼラチン【gelatin】
動物の骨や皮などに含まれるコラーゲンを加熱処理して得られるたんぱく質。口の中で溶け、飲み込みやすいため、介護食にも積極的に用いられている。

セラピスト【therapist】
心理療法やアロマセラピーなどの施術を行う人。別名治療士、療法士。

セラピューティック・レクリエーション・サービス【therapeutic recreation service】
レクリエーション活動を日常生活に積極的に組み入れることを支援するサービス。レクリエーションの治療的効果の可能性に着目したもの。

セルフケア【self-care】
自分自身で健康維持や予防対策などを行うこと。

セルフネグレクト【self-neglect】
入浴・食事、医療を拒否するなど、成人が通常の生活を維持する意欲や能力を失い、自分の健康や安全を損なうこと。

セルフヘルプグループ【self help group】
アルコールや薬物、ギャンブルなどの依存、同じ病気や障害を抱えた当事者たちが相互援助するグループ。

ぜんかいじょ【全介助】
高齢者や障害者などに対し、日常生活動作の全般について介助を行うこと。

せんがん【腺がん】
分泌物を出す腺組織に発生するがん。胃、腸、甲状腺、肝臓、腎臓、胆のう、子宮、前立腺などに発生する。

ぜんきこうれいしゃ【前期高齢者】
65歳から75歳未満の高齢者のこと。

せんこうほう【洗口法】
通常「ブクブクうがい」と呼ばれる含嗽法。食べかすや細菌などを洗い流し、口臭やむし歯を防ぐため行う。

ぜんけいこつきん【前脛骨筋】
脛骨上部の外側から足裏内側にある楔状骨と中足骨までつながる筋肉。足関節の背屈、足底のアーチ維持、内反を行う。

ぜんこくけんこうほけんきょうかい【全国健康保険協会】
全国健康保険協会管掌健康保険（協会けんぽ）を運営する非公務員型運営の法人。各都道府県に支部がある。2008（平成20）年に社会保険庁改革の一環として設立された。

ぜんこくけんこうほけんきょうかいかんしょうけんこうほけん【全国健康保険協会管掌健康保険】
中小企業などで働く従業員や家族が加入する健康保険。2008（平成20）年に社会保険庁が運営する政府管掌健康保険から全国健康保険協会の運営に移管された。

ぜんこくしゃかいふくしきょうぎかい【全国社会福祉協議会】
社会福祉協議会の中央組織。福祉サービス利用者や関係者との連絡や調整、各種制度の改善への取り組みなど、社会福祉の増進に努めている。

せんこつ【仙骨】
脊椎の下部にある大きな三角形の骨。仙骨の近くに褥瘡ができやすいとされている。

せんじょうたいこくしつへんせいしょう【線条体黒質変性症】
初期の段階ではパーキンソン病と似た症状が現れ、病気の進行とともに自律神経障害や嚥下障害などが見られ、発症から約10年で寝たきりとなり亡くなることが多い。国の指定難病のひとつ。

せんしょくたい【染色体】
ヒストンというたんぱく質にDNAが巻き付いた棒状の構造体で、遺伝や性の決定に重要な役割を果たす。

せんしょくたいいじょう【染色体異常】
通常46本ある染色体に数や構造の異常が生まれつきある状態。さまざまな先天性の病気の原因となる。

ぜんしんせいエリテマトーデス【全身性エリテマトーデス】
全身の臓器に原因不明の炎症が起こる膠原病の一種。国の指定難病のひとつ。SLEともいう。

ぜんしんせいしき【全身清拭】
入浴ができない患者の全身を温かいタオルなどで拭き、清潔を保持すること。血行の促進、精神を安定させるなどの効果もある。

ぜんじんてきケア【全人的ケア】 ⚠重要
体の痛みだけでなく、精神的、社会的な痛みに対してもケアすること。
関連 ▶ チームケア（p.271）

せんそく【尖足】
足の甲側が伸び、踵を地面につけられずに足先で歩く状態。脳卒中の後遺症や長期の寝たきりなどで起こりやすい。

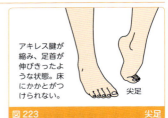

図223　尖足

ぜんそく【喘息】
同義 ▶ 気管支喘息（p.90）

せんたくてきセロトニンさいとりこみそがいやく【選択的セロトニン再取り込み阻害薬】
同義 ▶ SSRI（p.425）

センターほうしき【センター方式】
同義 ▶ 認知症の人のためのケアマネジメントセンター方式（p.317）

ぜんだまコレステロール【善玉コレステロール】
同義 ▶ HDLコレステロール（p.421）

せんちょうほう【洗腸法】
人工肛門（ストーマ）から腸管へぬるま湯を大量に注入し、腸管内の便を強制的に排出させること。ストーマのセルフケア法の一種。
関連 ▶ 自然排便法（p.172）

せんてんせいしっかん【先天性疾患】
遺伝子の異常、遺伝の影響などにより生まれつき病気や障害を抱えている状態。先天性障害ともいう。

せんてんせいたいしゃいじょう【先天性代謝異常】
生まれつき体内の酵素やたんぱく質の働きが低下または欠損し、代謝に異常がみられる病気の総称。発達の遅れ、運動機能の障害などが現れることがある。

ぜんどううんどう【蠕動運動】
胃や腸などの消化器の筋肉が収縮する運動のこと。飲食物などを移動させる働きを担い、自律神経により行われる。

ぜんとうぜんや【前頭前野】
脳の前部にある部位。思考、感情や行動の抑制、意思決定、記憶、集中などの働きがあり、脳の司令塔とも呼ばれる。

ぜんとうそくとうがたにんちしょう【前頭側頭型認知症】
同義 ピック病（p.340）

ぜんとうそくとうようへんせいしょう【前頭側頭葉変性症】
大脳の前頭葉や側頭葉が萎縮する病気。人格変化、行動障害、認知機能障害などが現れるが、記憶障害は顕著には見られない。

ぜんとうよう【前頭葉】
大脳の前方部分を占める領域。感情や思考などの精神作用、運動、言語を司る。

ぜんとうようしょうこうぐん【前頭葉症候群】 ⚠重要
前頭葉の障害が原因で、自発性の低下、抑制の欠如などが起こる病気。反社会的行為が現れることもある。

せんぱつ【洗髪】
髪の毛を洗うこと。頭皮や頭髪を清潔に保つだけでなく、血行促進、リフレッシュ効果、頭皮の湿疹の発見などが期待できる。

ぜんぽうアプローチ【前方アプローチ】
車いすから便器へ移動する方法の一種。車いすと便器を向かい合うようにつけ、そのままの向きで便座に座ったり、体の向きを180度変えて座ったりする。

関連 側方アプローチ（p.249）

ぜんぽうとっしん【前方突進】
前へ歩いていると次第に勢いがついて止まらなくなる歩行障害の一種。パーキンソン病の症状のひとつ。

ぜんめい【喘鳴】
呼吸のときにゼイゼイ、ヒューヒューという音がする症状。喘息、肺炎、気管支炎などで起こることがある。

せんもう【せん妄】 ⚠重要
意識障害がある状態で動き回ったり、錯覚や幻覚、妄想、興奮などが現れたりする症状。

ぜんもう【全盲】
視力障害により目が見えない状態。矯正後の視力が両眼合わせて0.02未満の場合を指す。

せんもんちょうさいん【専門調査員】
要介護認定処分に対する審査請求の審理を行う上で必要な専門調査を行う者。保健・医療・福祉の学識経験者から知事が任命する非常勤の特別職地方公務員。

ぜんりつせん【前立腺】 P.246 図224
男性のみ存在するクルミ大の臓器。膀胱の出口に尿道の周りを取り囲み、精液の一部を作る。

245

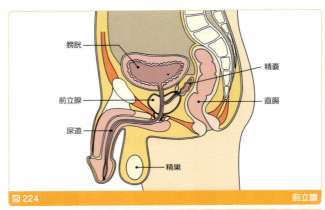
図224　前立腺

ぜんりつせんがん【前立腺がん】
前立腺に発生した悪性腫瘍のこと。初期はほとんど自覚症状がないが、進行すると頻尿、残尿感、血尿などの症状がみられる。

ぜんりつせんひだいしょう【前立腺肥大症】
加齢で前立腺が大きくなり、頻尿、残尿感、排尿障害などが起こる状態。50歳代から急増するとされている。

ぜんわん【前腕】
腕の肘から手首までの部分。前膊ともいう。

ぞうあく【増悪】
病気などでもともと悪かった状態がさらに悪化すること。

そううつびょう【躁うつ病】
うつ状態と、極端に調子がよく活発になりすぎ生活に支障が出る躁病を繰り返すこと。

同義 双極性感情障害（p.247）

ソウェルクラブ
社会福祉事業者や施設の職員に対し、福利厚生サービスを提供する法人。Social（社会）とWelfare（福祉）の頭文字をとって名付けられた、福利厚生センターの愛称。

ぞうきいしょく【臓器移植】
機能が著しく低下した臓器の代わりに、他人の臓器を移植する治療法。生きている家族から臓器提供を受ける生体臓器移植と、脳死した人から臓器提供を受ける脳死臓器移植がある。

ぞうきていきょういしひょうじカード【臓器提供意思表示カード】
自分の死後に自身の臓器提供または拒否の意思を示すカード。ドナーカードともいう。

そうきょくせいかんじょうしょうがい【双極性感情障害】
同義 躁うつ病（p.246）

そうきりしょう【早期離床】
手術後あるいは病気で臥床状態にある患者が、合併症や体力低下を防止するために、できるだけ早く起床や歩行を開始すること。患者の社会復帰を早めることにもつながる。

そうぐ【装具】⚠重要
手足や体幹の機能障害を軽減し、動作の負担軽減のため使用する補助器具。障害者自立支援法による補装具費支給制度の対象。

そうごうそうだんしえんじぎょう【総合相談支援事業】
介護保険制度による包括的支援制度の一種。地域包括支援センターが高齢者の介護、福祉、医療、健康、生活の相談に対応する。

そうごうリハビリテーションセンター【総合リハビリテーションセンター】
病院、障害者支援施設、健康増進施設、補装具製作施設など、医療・福祉・文化機能を持つ施設を設置した、総合的なリハビリテーションサービスを提供する施設。

そうごふじょ【相互扶助】
地域社会や組織において、その構成員同士がお互い助け合うこと。

そうさいふじょ【葬祭扶助】
生活保護の扶助の一種。搬送から埋葬まで葬祭に必要な費用を給付する。

そうしつたいけん【喪失体験】⚠重要
家族や友人など身近な人の死、大切な物の喪失などにより、強いストレスや悲しみが起こる体験。うつ状態や認知症の発端となることがある。

そうしょう【爪床】
爪の下にある皮膚組織。健康な状態のときは薄いピンク色をしている。ネイルベッドとも呼ばれる。

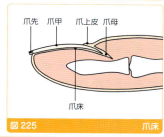

図225　爪床

そうしょうじょう【巣症状】⚠重要
脳の一部の病変による機能低下で起こる症状。痙性麻痺、失行、失認、失語症などがある。

そうしょくようぎしゅ【装飾用義手】
外観の復元を目的に装着する義手。指を動かしたり肘を曲げたりなどの動作はできないため、反対側の手で行う。

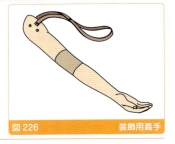

図226　装飾用義手

そうだんえんじょ【相談援助】
社会福祉援助において、援助者が問題を抱える人に対して、個別援助などの方法によりその解決を手助けすること。一般的に、福祉事務所など社会福祉機関の業務として実施される。

そうだんしえんせんもんいん【相談支援専門員】
介護サービスのサービス利用計画作成の他、高齢者や障害者、その家族の相談対応や連絡調整などの支援を行う専門職。

そうたんぱく【総たんぱく】
血液中のたんぱく質量を測定する検査。総たんぱくが低いと、ネフローゼ症候群、肝障害、栄養不良などの可能性があり、総たんぱくが高いと、悪性腫瘍、肝硬変、膠原病、慢性感染症、脱水症などの可能性がある。

そうちょうかくせい【早朝覚醒】
朝予定する時間より早く目が覚め、そのまま眠れなくなる症状。高齢者やうつ病患者によく見られる。

ぞうねんざい【増粘剤】
飲食物にとろみをつけるための添加物。混ぜるだけでとろみがつくものもある。嚥下障害があるときに水分での誤嚥防止のために使用する。

そうびょう【躁病】
気分障害の一種。気分が異常かつ持続的に高揚し、開放的または易怒的となる。自尊心の肥大や誇大、睡眠欲求の減少、多弁性などがみられる。

そうぼうしつにん【相貌失認】
他人の顔がうまく識別できない病気。脳腫瘍、脳出血、加齢など脳の障害が原因になることがある。

そうようかん【搔痒感】　⚠重要
かゆみのこと。皮膚の乾燥、皮膚炎、虫刺されなどの他、腎疾患、肝疾患、糖尿病、加齢など皮膚以外の原因でも起こる。

そうろうしょう【早老症】
老化現象が急速に進む病気。白髪、シワ、動脈硬化、骨粗しょう症などの症状が現れる。先天的な遺伝子異常などが原因。ウェルナー症候群のひとつで、介護保険の特定疾病。

そくがい【側臥位】
横向きに寝ること。右側を下にすると右側臥位、左側を下にすると左側臥位という。

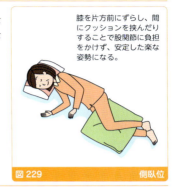

膝を片方前にずらし、間にクッションを挟んだりすることで股関節に負担をかけず、安定した楽な姿勢になる。

図229　側臥位

そくていばん【足底板】
足の機能改善を目的とした中敷き。変形性膝関節症や外反母趾などで痛みや歩行障害がある場合、義肢装具士が作成する。

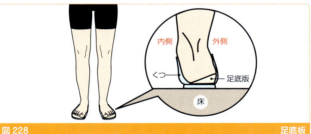

図228　足底板

そくとうよう【側頭葉】
大脳半球の両側面にある、外側溝と呼ばれる溝の下の部分を指す。言語、聴覚、記憶などの働きに関係する。

そくほうアプローチ【側方アプローチ】
車いすから便器へ移動する方法のひとつ。車いすを便器側方に近づけ、横にずれるように便座に移動する。
関連 前方アプローチ（p.245）

そくほうせっきんほう【側方接近法】
ベッドから車いすへ移動する方法の一種。車いすをベッドの横につけ、片手をベッドに、もう片方の手は車いすの座面につき、前

かがみで腰を上げながら横に移動する。
関連 斜方接近法（p.186）、直角接近法（p.276）

そくよく【足浴】 !重要
全身浴ができない場合、足を湯につけて洗うこと。足の汚れを落とし、血行促進効果で全身を温めることで入眠促進効果もある。

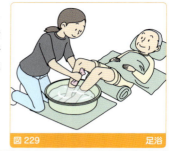

図229　足浴

ソケット
義肢や義足の部分。手足の先を差し込むところ。

そしゃく【咀嚼】 !重要
食物を歯で噛んで細かくすること。歯を失ったままにしたり義歯が合わないと咀嚼がうまくいかず、食物を飲み込みにくくなったり栄養吸収が悪くなったりする。

そしゃくしょうがい【咀嚼障害】
食べ物を噛み砕くことが難しくなる、または噛み砕けなくなる状態。老化や病気などによって起こる。

ソーシャルアクション【social action】
福祉制度やサービスの新設、改善などを目指し、行政に対応を求める行動。社会福祉活動法または社会活動法と訳される。

ソーシャルアドミニストレーション【social administration】
社会福祉行政における福祉政策の形成や運営の総称。社会福祉施設運営管理を含むこともある。

ソーシャルインクルージョン【social inclusion】
障害者たちを社会から隔離排除せずに、社会で一緒に助け合い生きていこうという考え方。

ソーシャルグループワーク【social groupwork】
同義 集団援助技術（p.189）

ソーシャルケースワーク【social casework】
同義 個別援助技術（p.147）

ソーシャルサポート・ネットワーク
【social support network】
社会生活上で起こる問題に対し、身近な人間関係における複数の個人や集団の連携による支援体制。

ソーシャルスキル【social skill】
対人関係や集団行動を円滑に営むための挨拶、依頼、交渉、自己主張などの技能。社会においては自立や主体性とともに、他人との協調も必要となる。

ソーシャルプランニング【social planning】
社会福祉援助技術の一種。多様化する社会福祉ニーズに対し、将来を見据えた社会計画を立てて対応しようとする理論と技法。

ソーシャルワーカー【social worker】 ⚠重要
医療機関、行政機関、介護施設などで福祉サービスに従事する専門職。社会福祉士または精神保健福祉士の有資格者が業務を行う。

ソーシャルワーク【social work】
同義▶ 社会福祉援助技術（p.182）

そちせいど【措置制度】
行政機関の市区町村が、福祉サービスの内容や提供期間を決定し、対象者に提供を行う行政処分。

そちにゅういん【措置入院】
精神障害者が自傷他害の恐れがある場合に、本人の意思に関係なく精神科病棟へ入院可能な制度。都道府県知事指定の精神保健指定医が2人以上診察する必要がある。

そつじゅ【卒寿】
数え年で90歳（満89歳）のこと。またはそのお祝いを指す。「卒」の略字「卆」が「九十」に分解できることからこう呼ばれる。

ソニックガイド
視覚障害者用の歩行補助機具。眼鏡の形をし、超音波が障害物までの距離を計測して音の高さで距離を伝える。

ソフトしょく【ソフト食】
ペースト状にした食材を固め直し、本来の食材や献立に近い形状に整えた食物。噛まずに潰すだけでほぐれる。

そんげんし【尊厳死】
本人の意思により延命措置を断り、人間の尊厳を保ち自然死を受け入れること。死期間近の医療措置の希望を書面に記すリビング・ウィルがあるが、日本では法律上の定義はない。

そんげんのほじ【尊厳の保持】 ⚠重要
介護サービス利用者の人格を尊重し、尊厳を保持するようにすること。高齢者や障害者の人権を守ることが前提である。

たいあつぶんさん【体圧分散】 ⚠重要
寝ているときの体重を全体に分散すること。寝返りができず特定の部位への負荷が続くと褥瘡の原因になりやすいので注意。

たいい【体位】
体の姿勢や位置。座った状態の座位、仰向けに寝る仰臥位、右横向きに寝る右側臥位、左横向きに寝る左側臥位などがある。

だいいちごうけんしゅう（かくたんきゅういんとうけんしゅう）【第1号研修（喀痰吸引等研修）】
介護職員などが医行為を行うための研修のひとつ。修了すると不特定多数の利用者に対し、喀痰吸引（口・鼻腔内、気管カニューレ内部）と経管栄養（胃・腸ろう、経鼻）が可能になる。

だいいちごうひほけんしゃ【第1号被保険者】
国民年金の場合、20歳以上60歳未満の自営業者、農業者、学生、無職など。介護保険の場合、市区町村在住の65歳以上のこと。

だいいっしゅしゃかいふくしじぎょう【第1種社会福祉事業】
社会福祉事業の一種。行政または社会福祉法人が運営する養護老人ホームや特別養護老人ホームなど。利用者の保護の必要性が高いため公的な規制が設けられている。

たいいドレナージ【体位ドレナージ】
体位を変えることにより、たんなどの分泌物を吐き出しやすくする方法。分泌物が貯まった肺区域が上になる体位を取り、重力を利用して分泌物を移動、排出させる。

たいいへんかん【体位変換】 ⚠重要
自力で体を動かすことができない人の体位を2時間以内おきに変えること。血行障害による機能低下や褥瘡の防止などが目的。

たいいへんかんき【体位変換器】
寝たきりの状態から姿勢を変えるときに、より少ない力で動かすための介助具。介護保険制度による福祉用具貸与・販売サービスの対象。

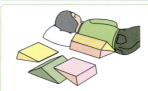

体の下に差し込み体位を変える。テコの原理を利用するため、体が動かしやすくなる。

図230　体位変換器

だいうつびょう【大うつ病】
抑うつ状態がほぼ1日中2週間以上続く状態。不眠や食欲不振などが起こることが多い。気分障害の一種。

たいえき【体液】
動物の体内にある液体成分の総称。脊椎動物では血液、リンパ液、組織液に分類される。

ダイオキシン【dioxin】
ポリ塩化ジベンゾパラジオキシンなど、3つの物質の総称。強い毒性を持つ。塩化プラスチック系の物質を燃やす際に発生することが多い。

たいおんちょうせつしょうがい【体温調節障害】
自律神経の乱れなどで体温を一定に保てない障害。気温の変化により熱中症や低体温症になりやすい。

たいがいしんマッサージ【体外心マッサージ】
同義▶胸骨圧迫（p.101）

たいかん【体幹】
胴体のこと。全身のうち手足と頭部以外の部分。

たいかんきのうしょうがい【体幹機能障害】
脊髄や頚椎の損傷などが原因で、体位の保持が困難である障害。体幹以外に下肢や上肢に重複障害があることが多い。

たいかんしょう【体感症】
身体疾患はないのに、体に異常な感覚や痛みなどがあること。頭、口の中、腹、手足、皮膚などに現れる。統合失調症やうつ病、神経症などの症状として見られることもある。セネストパチーともいう。

たいかんそうぐ【体幹装具】
体幹に巻き動きを制限したり矯正したりする器具。脊柱変形の防止や矯正、体幹の残存機能の向上などの目的で使う。

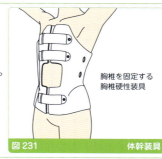

図231　　　　　　　　　　　体幹装具

胸椎を固定する胸椎硬性装具

たいきろうじん【待機老人】
特別養護老人ホームに入所を希望しても満員で入れず、順番待ちをしている高齢者。

たいこう【退行】
子どもや赤ちゃんに逆戻りしたような行動をとること。フラストレーション反応の一種。

だいざしきリフト
【台座式リフト】
利用者が台座に座ったまま移動できる床走行式リフト。介助者がキャスター付きの架台を押して移動させる。

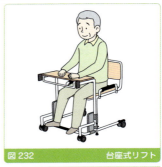

図232　台座式リフト

だいさんごうけんしゅう（かくたんきゅういんとうけんしゅう）
【第3号研修（喀痰吸引等研修）】
介護職員などが医行為を行うための研修のひとつ。修了すると特定の利用者に対してのみ、喀痰吸引（口・鼻腔内、気腔カニューレ内部）と経管栄養（胃・腸ろう、経鼻）が可能になる。

だいさんごうひほけんしゃ【第3号被保険者】
国民年金の被保険者の種別のひとつ。厚生年金に加入している第2号被保険者に扶養されている20歳以上60歳未満の配偶者。

だいさんしゃひょうか【第三者評価】
利用者や福祉サービス事業者以外の公正で中立な第三者機関が、サービスの質に関して専門的かつ客観的に評価を行うとともに、その結果を公開すること。

たいしゃ【代謝】
同義 物質代謝（p.352）

たいじゅうふか【体重負荷】
体重によって骨や筋肉に負荷をかけること。リハビリテーションでは、ウォーキング、ジョギング、ダンスなどの体重負荷運動が取り入れられている。

だいしょう【代償】
本来の欲求や目標が達成できなかったときに、それに類似した難度の低い欲求や目標を果たすことで満足を得ようとする心理。適応機制のひとつ。

だいしょうきのう【代償機能】
けがや病気などで失われた機能を、残された他の機能を利用して補うこと、またはその能力を指す。

たいしょうそうしつ【対象喪失】
配偶者や親しい人との死別・離別、社会的役割の喪失、健康の喪

失など、その人にとって大切なものを失うこと。意欲の低下など、心身に影響を及ぼすこともある。

たいじょうほうしん【帯状疱疹】
神経に沿って帯状の水疱が生じる皮膚疾患。特有の痛みやかゆみなどを伴う。過去に感染した水ぼうそうの原因ウイルス（水痘・帯状疱疹ウイルス）が、免疫低下時などに再活性化して発症する。

たいしょうりょうほう【対症療法】
病気の原因そのものを治療するのではなく、出現している症状を軽減し、苦痛を緩和することを目的とした治療法。

たいしょくきょうさいねんきん【退職共済年金】
共済組合加入者が、老齢基礎年金の受給資格期間を満たしたときに支給される年金。65歳から老齢基礎年金に上乗せされる。2015（平成27）年10月より、共済年金は厚生年金に一元化。

たいじんきょうふ【対人恐怖】
他人と接するときに、自分が恥をかくことを恐れ、強い不安や緊張を覚える状態を指す。家族など親しい人に対しては、不安を感じないことが多い。神経症のひとつ。

たいせい【耐性】
細菌やウイルスなどの病原体が、抗生物質などの薬に対して抵抗性をもつようになり、その薬がほとんど効かなくなること。

たいせいかんかく【体性感覚】
目や耳などの感覚器官ではなく、皮膚、筋肉、腱、関節などが感じる感覚。皮膚感覚と深部感覚があり、内臓感覚を含む場合もある。

たいぞくげんご【滞続言語】
日常会話の中で、話の内容や質問とは関係なく同じ言葉を繰り返す症状。ピック病によく見られる。

関連 ピック病（p.340）

だいたいぎそく【大腿義足】
膝関節より上で足を切断したときに使用する義足。立つ、歩くなどの失った運動機能を補う。

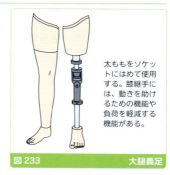

太ももをソケットにはめて使用する。膝継手には、動きを助けるための機能や負荷を軽減する機能がある。

図233　大腿義足

だいたいこつ【大腿骨】
股関節から膝までの大腿の中軸をなす管状骨。人体では最長の骨である。

だいたいこつけいぶこっせつ【大腿骨頸部骨折】
大腿骨骨頭の下にあるくびれた部分の骨折。骨粗しょう症の高齢者が転倒することで起こることが多い。寝たきりの原因になることもある。

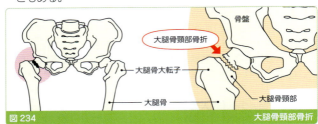

図234　大腿骨頸部骨折

だいたいこつだいてんし【大腿骨大転子】　!重要
大腿骨骨頸部の外側の突出した部分の骨。大転子の高さが杖の長さの目安となる。

だいたいしとうきん【大腿四頭筋】
大腿の前面にある筋肉で、大腿直筋、内側広筋、外側広筋、中間広筋の４つの筋肉から成る。膝の伸展や下腿を伸ばす働きがある。

だいちょうがん【大腸がん】
大腸に発生する悪性腫瘍の総称で、結腸がん、直腸がん、盲腸がんなどがある。初期症状はほとんどないが、進行すると便秘と下痢の繰り返し、腹痛、血便などの症状が見られる。

だいちょうきん【大腸菌】
ヒトや動物の腸管内に常在する細菌のひとつ。特に大腸に多い。通常は無害だが、胃腸炎を引き起こすものもあり、病原性大腸菌と呼ばれる。膀胱炎、腎炎の原因にもなる。

だいちょうポリープ【大腸ポリープ】
大腸の粘膜の一部が隆起した組織。腺腫性と非腺腫性があり、その多くは腺腫性である。腺腫性の大部分は良性だが、がん化する可能性もある。

だいでんきん【大殿筋】
お尻の部分の筋肉。骨盤と大腿骨を繋ぎ、立ち上がったり脚を蹴りだしたりするときに使われる。別名大臀筋。

だいてんし【大転子】
大腿骨のうち股関節に接している外側の突起した部分。

たいとうのうしょうがい【耐糖能障害】 ⚠重要
糖尿病ではないが、血糖値が正常より高く、将来的に糖尿病になるリスクが高い状態。境界型糖尿病ともいわれる。

だいどうみゃくりゅう【大動脈瘤】
胸部または腹部の大動脈が拡大して瘤状になったもの。大動脈瘤が破裂すると激しい腹痛や腰痛が起こり、多量の出血によるショック状態で死に至ることもある。

たいないどけい【体内時計】
同義 ▶ 概日リズム（p.62）

だいにごうけんしゅう（かくたんきゅういんとうけんしゅう）【第2号研修（喀痰吸引等研修）】
介護職員などが医行為を行うための研修のひとつ。修了すると不特定多数の利用者に対し、喀痰吸引（口・鼻腔内）と経管栄養（胃・腸ろう）が可能になる。

だいにごうひほけんしゃ【第2号被保険者】
国民年金の被保険者の種別のひとつで、厚生年金の加入者を指す。介護保険においては、市区町村区域内に住所がある40歳以上65歳未満の医療保険加入者をいう。

だいにしゅしゃかいふくしじぎょう【第2種社会福祉事業】
社会福祉事業のひとつで、通所や在宅サービスなど、利用者への影響が比較的小さく、公的規制の必要性が低い事業を指す。経営主体に制限はない。

だいのう【大脳】
左右の大脳半球からなる脳の主要部分で、脳の8割を占める。体全体から送られる情報を処理し、指令を行う。
関連 ▶ 図305「脳の構造」（p.320）

だいのうはんきゅう【大脳半球】
大脳の左右対となる半球状の部分。中央にある脳梁と呼ばれる交連線維の束で結ばれている。

だいのうひしつ【大脳皮質】 P.258 図235
大脳半球の表面を覆う灰白質の薄い層で、神経細胞が集まっている。感覚・運動機能や高次の精神活動の中枢となる新皮質、本能や情動をつかさどる古皮質からなる。

だいのうひしつきていかくへんせいしょう【大脳皮質基底核変性症】 ⚠重要
筋肉の固縮や動作緩慢などのパーキンソン様症状と、失行や失語などの大脳皮質症状が同時に見られる病気。特定疾患治療研究事業の対象疾患。

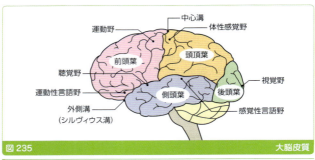

図235　大脳皮質

だいべんてききのう【代弁的機能】
社会福祉サービス利用者の権利を守るために、利用者の要望や意見を代弁して、実現を図る機能。ケアマネジャーなどの相談援助職や専門職が果たす重要な役割。

ダウンしょうこうぐん【ダウン症候群】
染色体異常によって起こる先天性疾患。知的障害、心疾患、特徴的顔貌、低身長、小頭などが見られることが多い。

だえきせん【唾液腺】
唾液を分泌する腺の総称。耳下腺、顎下線、舌下線の大唾液腺と、多数の小唾液腺がある。口腔ケアのひとつである唾液線マッサージは、唾液の分泌を促すのに有効。

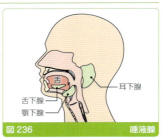

図236　唾液腺

たきのうべんざ【多機能便座】
温水洗浄、温風乾燥、便座ヒーター、脱臭などさまざまな機能が付いた便座。

たきゃくがたつえ【多脚型杖】
杖の先端が3〜5脚に分かれている杖。支持面積が広く安定性があるので、歩行バランスを取るのが困難な人に適している。多点杖ともいう。

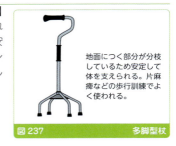

地面につく部分が分枝しているため安定して体を支えられる。片麻痺などの歩行訓練でよく使われる。

図237　多脚型杖

たくはいサービス【宅配サービス】

電話やインターネットなどで注文した商品を自宅に配送するサービス。在宅高齢者向けには、食事や介護・生活用品の配送とともに、声かけや安否確認などを行うサービスもある。

たくろうしょ【宅老所】

一般的に、法令に定義のない地域密着型小規模高齢者施設を指す。民間独自の福祉サービスを提供しており、「通う」「泊まる」「住む」といった内容が基本となる。

たけいとういしゅくしょう【多系統萎縮症】 !重要

運動失調、低血圧、排尿障害などの症状が現れる進行性神経変性疾患。線条体黒質変性症、シャイ・ドレーガー症候群、オリーブ橋小脳萎縮症の総称。特定疾患治療研究事業の対象疾患で、介護保険の特定疾病に含まれる。

たこうしょう【多幸症】

現実の状況とかけ離れた幸福感、不自然な感情の高揚・上機嫌などが見られる精神症状のこと。躁うつ病やアルツハイマー病、アルコール依存症などで見られる。

たじゅうかいご【多重介護】

一人で複数の家族、親や配偶者、実の親や義理の親、障害のある子と配偶者などを同時に介護すること。

たぞうきふぜん【多臓器不全】

生命維持に必要な複数の臓器が、同時にまたは連鎖的に機能しなくなる、生命に関わる重篤な状態。重度の外傷・熱傷・感染症などにより起こる。

たちあがりかいじょ【立ち上がり介助】 !重要

体の麻痺や下肢の筋力低下により、要介護者が立ち上がることが難しい場合、介護者がその動作を補助すること。

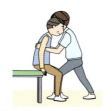

❶要介護者の体重を支えられるように姿勢を十分におとして、要介護者の腰に手をそえる。

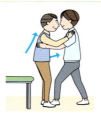

❷足腰の力を利用して、手前にゆっくりと引き寄せながら立つ。

図238　筋力低下のある高齢者の立ち上がり介助

たちあがりほじょべんざ
【立ち上がり補助便座】
立ち座りに困難がある人が使用する、電動昇降式の便座。介護保険の特定福祉用具に含まれる。

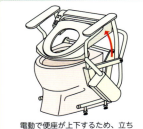

電動で便座が上下するため、立ち座りの動作を補助できる。

図239　立ち上がり補助便座

たちなおりはんのう【立ち直り反応】
正しい姿勢が崩れたときに、元の姿勢に戻そうとする反応。神経や脳の病気により、この反応が低下する場合がある。

だっきゅう【脱臼】 !重要
関節がはずれ、骨の位置がずれた状態。原因によって、外傷性・先天性・病的脱臼などに分類される。関節がすべてはずれたものを完全脱臼、一部だけはずれたものを亜脱臼という。

だっすいしょう【脱水症】
体内の水分や電解質が欠乏した状態で、主な症状には口渇、頭痛、倦怠感などがある。原因は、水分摂取不足、発熱、下痢、暑さによる大量発汗など。高齢者は脱水症を起こしやすい。

タッピング【tapping】
指先の腹を使って軽く弾ませるようにたたく技法。気管などに付着しているたんの排出を促すほか、痛みや不安を和らげたり、緊張をほぐしたりする効果もある。

タテがたてすり
【タテ型手すり】
床面に対して垂直に取り付けられた、I字の形状の手すり。転倒防止のために、トイレや浴室、玄関などで利用されている。

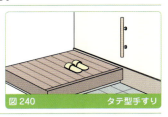

図240　タテ型手すり

たてんづえ【多点杖】
[同義] 多脚型杖（p.258）

たどう【多動】
落ち着きがなく、絶えず動き回ったり騒いだりするなど、じっとしていられない状態。発達障害の注意欠陥・多動性障害の主な症状。

たどううんどう【他動運動】

関節可動域訓練のひとつ。要介護者が自分では動かすことができない部分、動かしにくい部分を、人や機器の力で動かすこと。

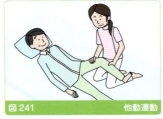

図 241　他動運動

たなか・ビネーしきちのうけんさ【田中・ビネー式知能検査】

精神年齢（MA）と知能指数（IQ）を算出する知能テストのひとつ。心理学者の田中寛一が、日本版ビネー式知能検査として1947（昭和22）年に発表した。

ターナーしょうこうぐん【ターナー症候群】

性染色体の異常が原因で起こる、女性特有の先天性疾患。低身長や二次性徴の欠如を特徴とする。

たはつこうそくせいにんちしょう【多発梗塞性認知症】

脳梗塞の多発により生じる認知症。常識的な判断力などは比較的よく保たれる。部分的に脳機能が障害されるまだら認知症や、感情表出が抑制できない感情失禁などが見られる。

たはつせいきんえん【多発性筋炎】

特に手足の筋肉に炎症が起こり、筋力低下や筋萎縮などが見られる疾患。原因は不明だが、自己免疫反応が関与すると考えられている。特定疾患のひとつ。

たはつせいこうかしょう【多発性硬化症】　!重要

中枢神経を覆う髄鞘の破壊・消失によって多発的に起こる疾患。症状は部位によって異なり、それぞれ増悪と寛解を繰り返す。特定疾患のひとつ。

たはつせいのうこうそく【多発性脳梗塞】

脳梗塞が多発している状態。特に、脳の細い血管が詰まるラクナ梗塞が多い。血管性認知症やパーキンソン症候群を引き起こすこともある。

ダブルケア【double care】

子育てと親の介護を同時に行うこと。晩産化や高齢化などでダブルケアを行う人が増えている。

ターミナルケア【terminal care】　!重要

終末期の患者に対する医療や介護。延命治療中心ではなく、肉体的・精神的な痛みや死への恐怖を和らげることなどに重点を置き、尊厳をもって残りの人生を送れるよう援助する。

ターミナルケアかさん【ターミナルケア加算】
介護保険事業ではターミナルケアを自宅などで行った場合の報酬加算のひとつ。ひとりの利用者に対し1か所の事業所に限り算定することができる。利用者の死亡月に加算される。

だんかいのせだい【団塊の世代】
戦後の第1次ベビーブーム時代に生まれた世代。1947（昭和22）〜1949（昭和24）年生まれを指す。

たんかしそうぐ【短下肢装具】
同義 下肢装具（p.71）

たんかネット【担架ネット】
寝たきりの要介護者を寝かせたまま運び、そのまま入浴させるための担架。アルミなどの骨組にナイロンなどのネットシートを掛けたもの。浅い洋式浴槽や簡易浴槽の入浴に利用される。

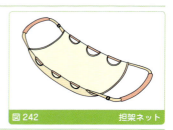

図242　担架ネット

たんききおく【短期記憶】
一時的に保存される記憶のこと。例として、電話番号を少しの間だけ覚えておくなどが挙げられる。認知症患者ではこの記憶が障害される。

関連 感覚記憶（p.81）、長期記憶（p.274）

たんきにゅうしょ【短期入所】
同義 ショートステイ（p.208）

たんきにゅうしょせいかつかいご【短期入所生活介護】
介護保険の居宅サービスのひとつ。介護老人福祉施設などへの短期入所者に、入浴・排泄・食事などの介護、日常生活の世話、機能訓練などを行う。

たんきにゅうしょりょうようかいご【短期入所療養介護】
介護保険の居宅サービスのひとつ。介護老人保健施設などへの短期入所者に、看護、医学的管理下の介護、機能訓練などの必要な医療、日常生活上の世話を行う。

たんきもくひょう【短期目標】
ケアプランにおいて、長期目標を達成できるように、期間を区切って段階的に設定された具体的な目標のこと。

関連 長期目標（p.274）

たんきゅういん【痰吸引】
吸引器などにより、気道や気管内に詰まったたんを吸い出すこと。

肺炎や呼吸困難を防止する目的がある。
関連 喀痰吸引等制度（p.70）

たんきゅういんき
【痰吸引器】
自力でたんを出せない人に用いられる、たんを吸引する機器。コンセント式、電池式、手動式、足踏み式などがある。

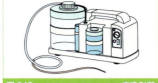

図243　痰吸引器

だんさ【段差】
床や地面に高低差がある状態。歩行時の転倒の原因や車いす移動時の支障になるので、段差解消への取り組みが必要になる。

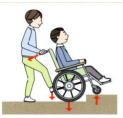

段差の上り方
❶ティッピングレバーを踏み込んでから、グリップを手前に引いて、前方を持ち上げる。
❷前に進み、キャスターを地面につける。
❸グリップを持ち上げ、段差の角を後輪に押し付けるようにして段差を越える。足をかるく曲げて重心を低くすると前進しやすい。

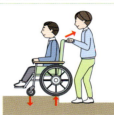

段差の下り方
❶後ろを確認してから、グリップをやや持ち上げて後輪を静かに下ろす。
❷後輪を支えにして前方を上げながら、ゆっくり下ろす。

図244　段差の上り下り

たんざい【端座位】
ベッドの端に腰掛けて、床に足をおろした姿勢。足裏が床面に着くようにするとよい。車いすやポータブルトイレへの移乗の際の準備体勢となる。

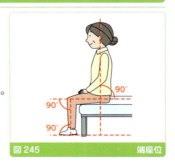

図245　端座位

だんさかいしょう【段差解消】
転倒や移動を妨げる原因となる床や通路などの段差を取り除くこと。介護保険では段差解消のため、住宅改修、福祉用具貸与などが利用できる。

だんさかいしょうき【段差解消機】 ⚠重要
段差を乗り越えるために、天板部に車いすごと人を乗せ、電動や手動で上下させる装置。固定設置型と据置型がある。

たんじゅんこっせつ【単純骨折】
同義 閉鎖骨折（p.358） 関連 開放骨折（p.68）

ダンスセラピー【dance therapy】
心理療法のひとつ。ダンスを通じて感情を表現し、自由な動きを楽しむことによって、心と体の調和を取り戻していく方法。

たんせき【胆石】
胆道にできる結石。症状には上腹部痛、吐き気、嘔吐、黄疸、発熱などがある。高コレステロールの食事の摂り過ぎが原因になることがある。

だんそうさつえい【断層撮影】
エックス線、磁気、陽電子などを用いた特殊な機器で、体の断面を撮影すること。CT、MRI、PETなどがある。

だんたんくんれん【断端訓練】
断端（切断され残った部分）に対する可動域拡大・筋力強化訓練などを行うこと。

ターンテーブル【turntable】
体の方向を変えるときに使用する回転板。要介護者の移乗時に脚の回転を補助する。浴槽への出入り時などに用いる臀部回転用のものもある。

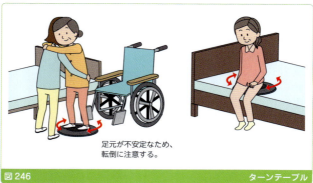

足元が不安定なため、転倒に注意する。

図246　ターンテーブル

たんどうがん【胆道がん】
胆道に発生する悪性腫瘍の総称。胆汁を流す管にできる胆管がん、胆のうにできる胆のうがん、十二指腸乳頭部にできる乳頭部がんに分けられる。

たんのう【胆のう】
肝臓で作られた胆汁を貯める袋状の臓器。肝臓の下に張り付くように位置している。

たんぱくしつ【たんぱく質】
20種類以上のアミノ酸が連結した高分子化合物。生命維持に欠かせないもので、筋肉や臓器、酵素、ホルモンなどの基本成分である。三大栄養素のひとつ。

たんぱくしつ・エネルギーていえいようじょうたい【たんぱく質・エネルギー低栄養状態】
同義 低栄養（p.278）

たんぱくにょう【たんぱく尿】
一定量以上のたんぱく質を含んだ尿。腎臓の障害が原因となる病的たんぱく尿と、運動や発熱などが原因となる生理的たんぱく尿がある。

だんばな【段鼻】
階段の踏み面の先端部分を指す。すべり防止のため、スリットや凹凸を付けたり、ゴムやステンレスをはめ込んだりする。

ダンピングしょうこうぐん【ダンピング症候群】
胃を切除した人の食後に見られる動悸、悪心、嘔吐、脱力感、めまい、立ちくらみなどの症状。摂取した食べ物が急速に小腸に流れ込むことが原因となる。

たんまひ【単麻痺】
四肢のうち、一肢のみが麻痺した状態。

チアノーゼ【cyanosis】 ! 重要
血中酸素濃度の低下によって、皮膚や粘膜が暗紫色になること。唇や爪、耳介などに現れ、心臓・呼吸器障害や血液疾患が原因となる。

ちいきえんじょかつどう【地域援助活動】
社会福祉分野における固有の援助活動のひとつ。専門的知識や技術を持つコミュニティワーカーが、地域社会の問題を住民が自ら解決できるように、地域組織化活動などを通じて援助すること。

ちいきえんじょぎじゅつ【地域援助技術】
間接援助技術のひとつ。地域の福祉資源やニーズを把握し、住民活動を支援すること。福祉攻策の立案や運営管理を通じて、地域

福祉の基盤構築などを行うこと。

ちいきかいごよぼうかつどうしえんじぎょう 【地域介護予防活動支援事業】
地域支援事業の介護予防事業のひとつ。地域において、介護予防のために活動するボランティアや地域活動組織の育成・支援などを行う。

ちいきかつどうしえんセンター 【地域活動支援センター】
障害者自立支援制度の地域生活支援事業のひとつ。創作的活動や生産活動の機会を提供することで社会との交流を促し、自立した生活を支援する通所施設。

ちいきくぶん 【地域区分】
地域間の人件費の差などを考慮し、介護報酬や障害福祉サービス報酬などを調整するために設けられた区分。地域区分によって報酬単価が異なる。

ちいきケア 【地域ケア】
同義 コミュニティケア（p.149）

ちいきケアかいぎ 【地域ケア会議】
地域包括支援センターや市区町村が主催し、保健・医療・福祉職員などから構成される会議。多職種が協働して、高齢者の個別問題や地域ごとの課題を解決することを目的とする。

ちいきしえんじぎょう 【地域支援事業】 図247
介護保険制度に基づき、地域の高齢者が要介護（要支援）状態にならないように予防し、可能な限り自立した生活を送れるよう支援する事業。実施主体は市区町村。

ちいきじりつしえんきょうぎかい 【地域自立支援協議会】
同義 協議会（p.101）

ちいきせいかつしえんじぎょう 【地域生活支援事業】 ！重要
障害者自立支援法に基づき、障害のある人が、自立した日常生活や社会生活を営むことができるよう支援する事業。実施主体は市区町村や都道府県。

ちいきふくし 【地域福祉】
地域社会において、住民や社会福祉関係者が協力し合い、福祉に関する問題の解決に取り組み、その発生を予防すること。

ちいきふくしかつどうけいかく 【地域福祉活動計画】
地域福祉を推進するために、社会福祉協議会が策定する具体的な活動計画。地域住民、福祉・保健関係者、事業者が協力し、主体的に関わる。

必須事業	介護予防事業	一次予防事業は高齢者すべてが対象となり、二次予防事業は要介護状態になるおそれの高い高齢者を対象としている。
包括的支援事業	介護予防ケアマネジメント事業	要支援者と二次予防事業の対象者の介護予防ケアプランを作成する。
	総合相談・支援事業	ネットワークを構築して地域の高齢者を見守る活動や、必要とされている支援を把握して、情報提供や関連する機関を紹介する。
	権利擁護事業	判断能力が十分でない人を対象として、権利擁護に伴う支援を行う。
	包括的・継続的ケアマネジメント支援事業	介護支援専門員を関係機関の連携、介護支援専門員のネットワークづくりなどを支援する。
	介護予防・日常生活支援総合事業	市町村の判断により実施する事業。要支援者、二次予防事業の対象者に、生活支援サービスを総合的に提供する。
任意事業	介護給付費等費用適正化事業	介護給付、予防給付の費用の適正化を図る。
	家族介護支援事業	介護方法の指導など介護者の支援を行う。
	その他の事業	介護保険事業の運営の安定化、被保険者が地域において自立した生活が出来るように支援する。

図247　地域支援事業の内容

ちいきふくしけいかく【地域福祉計画】

社会福祉法に基づき、地域住民が支え合いながら自立した生活を送れるよう、地域福祉を総合的に推進するための計画。市町村地域福祉計画と都道府県地域福祉支援計画がある。

ちいきほうかついりょう【地域包括医療】

地域の住民に対し、医療だけではなく、保健、福祉を含む一体的なサービスを提供すること。住み慣れた場所で安全に安心して生活できることを目的としている。

ちいきほうかつケア【地域包括ケア】

地域住民が住み慣れた場所で安心して日常生活を送るのに必要な包括的かつ持続的な支援のこと。

ちいきほうかつケアシステム【地域包括ケアシステム】 P.268 図248

高齢者が、住み慣れた自宅や地域で人生の最後まで自分らしい暮らしを続けられるように、医療、介護、介護予防、日常生活、住まいへの支援を一体的に提供するシステム。自助・互助・共助・公助が構成要素となっている。

ちいきほうかつしえんセンター【地域包括支援センター】 ⚠重要

地域住民の保健医療の向上や福祉の増進の包括的支援を目的とした、市区町村が設置する機関。高齢者の総合相談、権利擁護、介護予防マネジメントなどを行う。

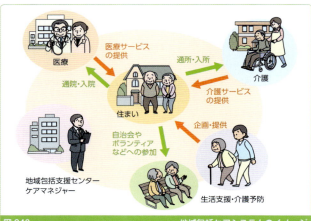

図248　地域包括ケアシステムのイメージ

ちいきみっちゃくがたかいごサービスひ
【地域密着型介護サービス費】
利用者が、指定地域密着型サービス事業者から指定地域密着サービスを受けた際の費用について、市区町村から支給される介護給付。要介護認定被保険者であることが条件。

ちいきみっちゃくがたかいごよぼうサービス
【地域密着型介護予防サービス】
要支援者を対象とした地域密着型サービス。介護予防小規模多機能型居宅介護、介護予防認知症対応型通所介護、介護予防認知症対応型共同生活介護がある。

ちいきみっちゃくがたかいごよぼうサービスひ
【地域密着型介護予防サービス費】
利用者が、指定地域密着型介護予防サービス事業者から指定地域密着型介護予防サービスを受けた際の費用について、市区町村から支給される予防給付。居宅要支援被保険者であることが条件。

ちいきみっちゃくがたかいごろうじんふくししせつにゅうしょしゃせいかつかいご
【地域密着型介護老人福祉施設入所者生活介護】
介護保険制度の地域密着型サービスのひとつ。定員が29人以下の特別養護老人ホームで、要介護入所者に対し、入浴、食事などの介護や日常生活や療養上の世話、機能訓練などを提供する。

ちいきみっちゃくがたサービス【地域密着型サービス】
要介護者が住み慣れた地域で安心して生活が継続できるよう、市

区町村指定の事業者が提供する介護保険サービス。

❶	夜間対応型訪問介護	定期巡回の訪問介護を夜間に受けたり、体調不良などの際に連絡して訪問介護員に来てもらう。
❷	認知症対応型通所介護*	認知症高齢者グループホームの共用スペースなどを利用し認知症高齢者が通所介護を受ける。
❸	小規模多機能型居宅介護*	1か所の事業所に登録し、主に通所を中心に、随時、訪問介護を受けたり、宿泊で介護を受ける。
❹	認知症対応型共同生活介護*	認知症のある要介護者が、アットホームなグループホームに入所し、介護を受けながら共同生活する。
❺	地域密着型特定施設入居者生活介護	地域密着型特定施設(入居定員が29人以下の有料老人ホーム、ケアハウスなど)の入居者が、日常生活上の支援、機能訓練などを受ける。
❻	地域密着型介護老人福祉施設入所者生活介護	地域密着型介護老人福祉施設(入所定員が29人以下の特別養護老人ホーム)に入所して日常生活上の支援、機能訓練などを受ける。
❼	定期巡回・随時対応型訪問介護看護	訪問介護と訪問看護の連携により、定期巡回や通報に応じて訪問し、介護や療養上の世話などを提供する。
❽	複合型サービス	小規模多機能型居宅介護と訪問看護を組み合わせて提供するサービス。

＊印は、要支援者も対象とする。ただし、❹は要支援2以上が対象。

図249　　　　　　　　　　　　　　　　　　　　　　　地域密着型サービス

ちいきみっちゃくがたつうしょかいご【地域密着型通所介護】
利用定員が18人以下の小規模な地域密着型のデイサービスセンターなどで、入浴・排泄・食事の介護、その他日常生活の世話、機能訓練を行うサービス。

ちいきみっちゃくがたとくていしせつ【地域密着型特定施設】
定員が29人以下の介護専用型の有料老人ホームや軽費老人ホームなどを指す。入居者は住み慣れた地域で介護サービスなどを受けることができる。

ちいきみっちゃくがたとくていしせつにゅうきょしゃせいかつかいご【地域密着型特定施設入居者生活介護】
介護保険制度の地域密着型サービスのひとつ。定員29人以下の特定施設で、要介護入所者に対し、介護、家事、相談・助言、機能訓練、療養上の世話などを提供する。

ちいきリハビリテーション【地域リハビリテーション】
高齢者や障害者が住み慣れた地域で安全に生活が送れるように、医療・保健・福祉・生活に関わるあらゆる組織や人々が協力し、包括的にリハビリテーションを提供する活動。

ちいきれんけいパス【地域連携パス】
病気の急性期、回復期、維持期に関わる地域の医療、保健、福祉

機関が、役割分担や診療計画などの共有を行い、一連のサービスを提供する仕組み。

チェーンストークスこきゅう【チェーンストークス呼吸】　!重要
浅い呼吸、深い呼吸、無呼吸を繰り返す状態。脳出血、心疾患、重度の腎疾患、麻酔薬中毒などで見られ、重篤な状態の兆候と判断される。

ちくごきろく【逐語記録】
カウンセリング時のやりとりを録音し、一語一句正確に文字に起こすこと。言葉以外の沈黙などの非言語的な表現も記述する。

ちけん【治験】
開発中の新薬の安全性や有効性を確認するために、医療機関で行われる臨床試験。治療試験の略。

ちしてきしょうがい【地誌的障害】
高次脳機能障害のひとつ。知っているはずの道で迷ったり、近所の地図が描けなくなったりする地理や場所についての障害。

チック【tic】
自分の意思とは関係なく、まばたき、首振り、顔の痙攣、奇声などの発生が起こる不規則な症状。

ちっそく【窒息】
気道が閉塞して空気が肺に届かなくなり、血中酸素濃度低下と二酸化炭素濃度上昇によって身体機能が停止状態になること。

ちてきしょうがい【知的障害】
先天的、出産時、または出生初期に脳髄に障害を受け、知的能力の発達が遅れている状態。社会生活や学習に困難をきたし、援助が必要になる。

ちてきしょうがいしゃ【知的障害者】
おおむね18歳までに知的機能に障害が現れ、何らかの特別な援助を必要とする人。知能指数が70以下を指す。

ちてきしょうがいしゃのけんりせんげん【知的障害者の権利宣言】　!重要
知的障害者が、一般人と同等の権利、適切な医療・教育・リハビリテーションなどを受ける権利、経済的保障と就労の権利などを有することを宣言したもの。1971（昭和46）年の国連総会で採択された。

ちてきしょうがいしゃふくしほう【知的障害者福祉法】
知的障害者の自立と社会経済活動への参加を促進するため、援助や保護を行い、知的障害者福祉を図ることを目的とした法律。1960（昭和35）年に施行。

ちのうけんさ【知能検査】
個人の知能の程度を科学的、客観的に測定する検査。日本では、田中・ビネー式、鈴木・ビネー式などの個別式知能検査と、改訂田中Ｂ式、学研式学年別などの集団式知能検査などがある。

ちのうしすう【知能指数】
知能程度を示す基準のひとつ。精神年齢を実年齢で割り、それに100を掛けて算出される。略称はIQ（intelligence quotient）。

ちはつせいとうごうしっちょうしょう【遅発性統合失調症】
40代以降に発症することが多い統合失調症。主な症状は被害妄想で、女性に多く見られる。

チームアプローチ【team approach】
医療、保健、福祉など各分野の専門職が、より質の高いサービスを目指してチームを組み、利用者への援助活動を行うこと。

チームいりょう【チーム医療】
医師、看護師、理学療法士、作業療法士、薬剤師、栄養士など複数の医療専門職が、専門性を生かしながら連携し、総合的な医療を提供すること。

チームケア【team care】　!重要
医療、保健、福祉の専門職がチームを組み、専門知識や経験を活用して、あらゆる角度からケアを提供すること。

ちゃくいしっこう【着衣失行】
四肢の麻痺、失調、不随意運動、知能障害がないにもかかわらず、衣服の表裏や前後が混同して適切な衣服の着脱ができなくなること。高次脳機能障害のひとつ。

ちゃっかんだっけん【着患脱健】 P.272 図250
片麻痺がある人の衣服を、安全に着脱できるよう介助する際の原則。患側（麻痺がある側）から着てもらい、健側（麻痺がない側）から脱いでもらう方法をいう。介護現場で使われる造語。

ちゅういけっかんたどうせいしょうがい【注意欠陥多動性障害】
発達障害のひとつで、集中できない、落ち着きがない、我慢できないといった症状を特徴とする。略称はADHD。

ちゅういぶんかつ【注意分割】
複数のことを同時に行うときに、それぞれに注意を向けながら作業をする機能。認知症になる前の段階で、低下が見られる。

ちゅうかくしょうじょう【中核症状】　!重要
認知症の中心的症状のこと。記憶障害、見当識障害、理解・判断力の低下、実行機能の低下などがみられる。認知症の誰にでも起こる症状。

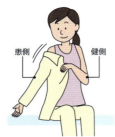
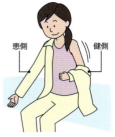

患側から着る — 右腕の患側をそでに通して着る。

健側から脱ぐ — 左側の健側からそでを抜く（はじめに衣服を肩からずらしておくと脱ぎやすい）。

図250　着患脱健

ちゅうかんしせつ【中間施設】
病院を退院後、直接在宅ケアへの移行が不安な患者を過渡的に受け入れる、家庭や社会に適応するために医療と福祉を合わせたサービスを提供する施設。

ちゅうじ【中耳】
耳の一部分で鼓膜の内側のこと。音を伝える役割を持つ。中耳が障害されると伝音性難聴になる。

ちゅうとかくせい【中途覚醒】
夜間睡眠中に何度も目が覚めてしまう状態で、不眠症の症状の一種。高齢者、うつ病・睡眠時無呼吸症候群患者などでよく見られる。

ちゅうしんあんてん【中心暗点】
視野の中心部が見づらくなる視野障害。視神経や網膜などの疾患が疑われる。

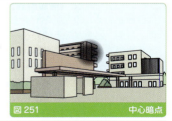

図251　中心暗点

ちゅうしんじょうみゃくえいようほう【中心静脈栄養法】
経口摂取や経管栄養療法などができない場合に行われる、カテーテルを大静脈（主に胸部の上大静脈）に挿入して高カロリー輸液を行う栄養法。高カロリー輸液法、IVHともいう。

ちゅうすうしんけい【中枢神経】
脳と脊髄を合わせた神経組織。末梢神経（感覚神経）からの情報

を読み取り判断した上で、末梢神経（運動神経）に指令を送る。

ちゅうせいしぼう【中性脂肪】
脂質のひとつで、増えすぎると動脈硬化や脳梗塞、脂肪肝などの原因となる。元来は生命活動のエネルギー源となるもの。トリグリセレド（TG）ともいう。

ちゅうとしょうがいしゃ【中途障害者】
事故や難病の発症などにより人生の途中で障害を負った人。生まれつきの場合は先天性障害者という。

ちゅうもう【昼盲】
暗い所よりむしろ明るい所で物が見えづらくなる状態のこと。白内障や角膜混濁、全色盲などでみられる。

ちゅうやぎゃくてん【昼夜逆転】
昼間は寝ていて夜に活動する生活習慣のこと。認知症の症状として現れる場合がある。

ちょうえんビブリオ【腸炎ビブリオ】 ⚠重要
食中毒を起こす細菌の一種。主に海水中に棲息しており、汚染された生の魚介類を食べることで感染する。下痢、腹痛、吐き気、嘔吐、発熱などを起こす。潜伏期間は10～18時間。

ちょうかく・げんごきのうしょうがい【聴覚・言語機能障害】
聴覚と言語機能の障害を総称していう。コミュニケーションや情報入手が困難になる。症状に合わせたコミュニケーション方法が重要になる。

ちょうかくしつにん【聴覚失認】
聴覚に異常はなく音は聞こえているが、それが何の音なのか理解できない状態。高次脳機能障害のひとつで、側頭葉の損傷により生じる場合が多い。

ちょうかくしょうがい【聴覚障害】
聴覚器あるいは聴神経の障害により、聞き取りが困難な状態。一般的に難聴と言われ、伝音性難聴、感音性難聴、混合性難聴がある。

ちょうかくしょうがいしゃようでんわ【聴覚障害者用電話】
聴覚障害者が聞こえやすいように工夫した電話。電話に取り付けるタイプもある。受話音量増幅機能付きや補聴器対応電話などがあり、携帯電話も販売されている。

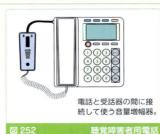

電話と受話器の間に接続して使う音量増幅器。

図252　聴覚障害者用電話

ちょうかしそうぐ【長下肢装具】
同義 ▶ 下肢装具（p.71）

ちょうかんしゅっけつせいだいちょうきん【腸管出血性大腸菌】
同義 ▶ O-157（p.423）

ちょうききおく【長期記憶】
長期的に保たれる記憶のこと。陳述記憶と手続き記憶があり、繰り返された短期記憶が定着したもの。無限に蓄えられるが、時間が経つと内容がしばしば変化する。認知症でも維持されていることが多い。

関連 ▶ 陳述記憶（p.276）、手続き記憶（p.282）

ちょうきもくひょう【長期目標】
ケアプランにおいて、利用者が将来的に達成したいと思う目標。

関連 ▶ 短期目標（p.262）

ちょうこうれいしゃかい【超高齢社会】
総人口に占める65歳以上の人口が21％を超えた社会をいう。日本は、2007（平成19）年に21％を超えた。

ちょうこつ【腸骨】
骨盤を構成する骨のひとつ。骨盤は、腸骨、坐骨、恥骨を合わせた寛骨と尾骨からなり、腸骨が最も大きい。腸や泌尿器、子宮などを支えている。

ちょうざい【長座位】
上半身を起こして、両足を前に伸ばし、床やベッドに座った姿勢。

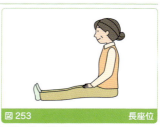

図253　　　　　　　　　　　　長座位

ちょうじゅいりょうせいど【長寿医療制度】
同義 ▶ 後期高齢者医療制度（p.130）

ちょうせいこうふきん【調整交付金】
介護保険の財源のひとつ。市町村間の財政力の格差を調整するために、国が全国ベースで給付費の5％分を交付するもの。

関連 ▶ 普通調整交付金（p.352）、特別調整交付金（p.296）

ちょうづめきん【腸詰菌】
同義 ▶ ボツリヌス菌（p.369）

ちょうどうけん【聴導犬】
盲導犬、介助犬と同様、身体障害者補助犬法で規定する補助犬の

ひとつ。聴覚障害者に電話の呼び出し音や玄関のブザーなどを知らせる特別な訓練を受けた犬。

ちょうのうくんれん【聴能訓練】

聴覚障害者に残っている聴力を最大限に生かせるように、医師の指示下で聴能訓練士が機能訓練や補聴器を使った指導などのリハビリテーションを行うこと。

ちょうのうくんれんし【聴能訓練士】

医師の指示のもと、聴覚障害者に対して、聴力検査、補聴器の選択と指導等のリハビリテーションを行う専門職をいう。言語聴覚士という国家資格の養成課程で実施されている。

ちょうふくしょうがい【重複障害】

障害が1つだけではなく複数を併せ持つ状態。1つの障害だけではなく、複数の障害の関連も考えて援助する必要がある。

ちょうへいそく【腸閉塞】 !重要

腸管がねじれるなどして、腸の内容物が通過障害を起こした状態。激しい腹痛、腹部膨満、嘔吐などの症状が現れ、腸管壊死を起こして死に至る場合もある。イレウスともいう。

ちょうりょく【聴力】

外界の音を聞き取る能力のこと。加齢とともに低下し、高温域が聞こえにくくなる。一般的に、平均聴力レベルが29dB（デシベル）以下を正常、30dB以上を難聴という。

ちょうろう【腸ろう】

嚥下障害などが原因で食事を口から摂ることが難しい場合に、栄養剤を注入するため腸に開けた穴。腸ろうからの注入は経管栄養法のひとつとなる。

関連 胃ろう（p.24）

チョークサイン
【choke sign】 !重要

窒息を起こし、呼吸ができなくなったことを周囲の人に知らせる世界共通のサイン。異物による気道閉塞が疑われ、せきをさせるか、せきができない時は背部叩打法を行う。

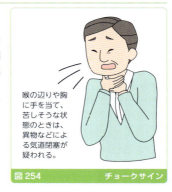

喉の辺りや胸に手を当て、苦しそうな状態のときは、異物などによる気道閉塞が疑われる。

図254　チョークサイン

ちょくせつえんじょぎじゅつ【直接援助技術】
サービスや援助を必要としている人に、援助者が直接的に関わっていく技術のこと。個別援助技術（ケースワーク）、集団援助技術（グループワーク）の２つがある。社会福祉援助技術の区分のひとつ。

ちょくちょうきのうしょうがい【直腸機能障害】 !重要
直腸の便を排出する機能が働かなくなる障害。直腸がんや脊髄損傷、パーキンソン病、肛門の形成異常などが原因となりうる。

ちょくちょうけんおんほう【直腸検温法】
肛門から専用の体温計を差し込み、体温を測る方法。深部体温に最も近く正確な体腔温度を測ることができる。腋窩検温より通常１℃高い。

ちょっかくせっきんほう【直角接近法】
ベッドから車いすに移乗する方法のひとつ。車いすをベッドに直角につけ、車いすに背を向けて座った利用者が腰を後方にずらして移乗する。上肢の筋力が弱い場合にとる方法。

関連 斜方接近法（p.186）、側方接近法（p.249）

ちりょうしょく【治療食】
病気の予防治療を目的とする食事で、主に入院中に医師の食事箋に基づいて提供されるもの。一般治療食と特別治療食がある。

チルティングがたくるまいす【チルティング型車いす】
座面と背もたれの角度が変えられる車いす。利用者が座った状態で後方へ体を倒すことができる。座位保持が難しい人でも安定して乗ることができる。

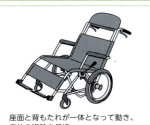

座面と背もたれが一体となって動き、座位の姿勢を保持。

図255　チルティング型車いす

ちんかせいはいえん【沈下性肺炎】
寝たきりの人に見られる肺炎。仰向けの状態で長期間いると血液がうっ血し、たんも出にくくなり、細菌が繁殖しやすくなり発症する。

ちんじゅつきおく【陳述記憶】
脳内で憶え、憶えた内容を言葉や図形や絵などに表すなど、意識的に表現できる記憶。出来事記憶（エピソード記憶）と意味記憶がある。

ついかんばんヘルニア【椎間板ヘルニア】
背骨の骨と骨の間にある椎間板の中心にある髄核がはみ出し、脊髄や脊椎神経を圧迫して、痛みやしびれ、麻痺などの神経症状を引き起こす病気。腰痛や坐骨神経痛の原因となる。

ついこつ【椎骨】
背骨を構成する一つひとつの骨。人間では 32 ～ 34 個あり、頸椎（7個）、胸椎（12個）、腰椎（5個）、仙椎（5個）、尾椎（3 ～ 5個）から成る。

ついまひ【対麻痺】
同義 下半身麻痺（p.78）

つういんとうじょうこうかいじょ【通院等乗降介助】 ！重要
利用者が訪問介護員の運転する乗用車などを利用し、乗車や降車の介助を受けながら通院などをすること。介護保険の訪問介護サービスのひとつで要介護1以上の人が利用できる。

つうしょかいご【通所介護】
要介護者が介護老人福祉施設などに通所して入浴や排泄、食事等の介護、日常生活上の世話や機能訓練などを受けるものをいう。介護保険の居宅サービスのひとつ。要支援者を対象とするものを介護予防通所介護という。デイサービスともいう。

つうしょしせつ【通所施設】
老人デイサービスセンターや児童発達支援センターなど、利用者が自宅から出向いて治療、介護、訓練などを日中に受ける施設。

つうしょリハビリテーション【通所リハビリテーション】
心身機能の維持回復や日常生活の自立を図るため、介護老人保健施設や病院などに通い、リハビリテーションを受けるものをいう。介護保険の居宅サービスのひとつ。要支援者を対象とするものを介護予防通所リハビリテーションという。デイケアともいう。

つうふう【痛風】
足の親指のつけ根などに激痛を伴う急性関節炎や腎障害を起こす病気。血液中の尿酸濃度が高くなる高尿酸血症により起こる。肥満、飲酒、ストレスなどが原因になる。男性に多い。

つえ【杖】
歩行の際に転倒を防ぐ補助用具。加齢や障害による下肢の機能低下や運動機能障害などで使用する。視覚障害者用は白杖という。

つえほこう【杖歩行】
杖を用いた歩行方法をいう。杖は健常側の手に持ち、体重を支えて歩行する。慣れるまでは介助者が付き添うとよい。
関連 二動作歩行（p.307）、三動作歩行（p.164）

つなぎふく【つなぎ服】

行動障害がある認知症高齢者や精神障害者の自傷・他傷行為などを制限するための衣服。上下がつながった一体型のもの。身体を拘束するので、人の尊厳を冒すため、極力使用せず介護技術で対応するようにする。

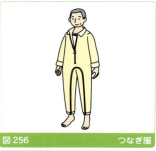
図256　つなぎ服

ツベルクリンはんのう【ツベルクリン反応】

結核菌の培養濾液を皮膚に注射し、アレルギー反応を観察する。結核菌に感染しているか診断するための検査法。

つめのていれ【爪の手入れ】

高齢者は爪が硬くなり、もろく割れやすいので入浴後に行うとよい。また、高齢者の足の爪は巻き爪になり歩行に支障をきたすことがあるので、両端を深く切らないようにする。

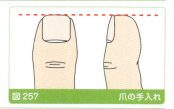
図257　爪の手入れ

つりぐ【吊り具】

同義 スリングシート（p.231）

てあらい【手洗い】 図258

指輪や時計は外し、指先や爪の間、手首までしっかり洗ったのち、清潔なタオルなどでふき、乾燥させる。感染管理対策のひとつなので正しい方法を身に付けることが大切。特に洗い残しやすい図❸❹❺は丁寧に洗う。

ていえいよう【低栄養】

栄養不足の状態。高齢者はたんぱく質・エネルギー低栄養状態（Protein Energy Malnutrition=PEM）に注意を要し、歯の欠損や嚥下機能の低下、食物の摂取不足、消化・吸収機能の低下などが原因となる。介護保険では栄養の改善を介護予防のひとつとしている。血清アルブミン値が指標になる。

ていおんやけど【低温やけど】 P.280 図259

湯たんぽなど比較的低温の熱源が長時間皮膚に触れ続けることで起こる熱傷。組織の深部にまで至ることが多い。知覚麻痺や運動麻痺がある場合など、熱源から体を離すことができないと起こりやすいので注意が必要。

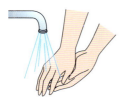

指先や指の間、親指の付け根は、汚れが残りやすい。次のような手洗いを身に付けることで、汚れが残りにくくなる。

❹指を組み合わせて、指の間を洗う。

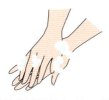

❶手をぬらし石けんをつけ、こすり合わせて泡立てる。

❺親指を手のひらで握り、包みこむようにしてこする。

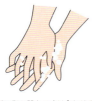

❷両手の指の間をこすり合わせる。

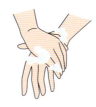

❻両手首を洗う。

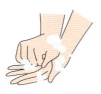

❸手のひらに指先を当てて、こする。

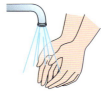

洗い終わったら、十分に水で流し、タオルやペーパータオルで拭いて乾かす。

図258　手洗いの順序

注意が必要な熱源	ストーブ、湯たんぽ、電気あんか、電気炬燵、電気毛布、ホットカーペット、暖房便座、使い捨てカイロなど。
予防策の例	● 湯たんぽには60℃以下のお湯を入れる。 湯たんぽやあんかなどは、直接体に触れないように口の締まる袋やタオルなどでくるむなどして、体から離して使用する。 ● 使い捨てカイロは、直接皮膚に触れないようにして、長時間押し付けないようにする。当てるところを、ときどき変える。 ● 周囲の人が日頃から注意する。就寝中は使用せず、湯たんぽを外したり、電気毛布のスイッチを切る。ときどき様子を見る。

図259　　　　　　　　　　　　　　　　　　　　　　　　　低温やけど

ていカリウムけっしょう【低カリウム血症】

血清カリウム値が 3.5mEq/ℓ 以下の状態となり、食欲不振、脱力感、筋力低下、吐き気、便秘などになること。偏った食事や下痢、嘔吐、副腎皮質の病気などにより起こる。

ていきじゅんかい・ずいじたいおうがたほうもんかいごかんご
【定期巡回・随時対応型訪問介護看護】 ⚠重要

訪問介護と訪問看護が連携し、定期的な巡回訪問と通報を受け必要なときに訪問し、介護や療養上の世話をすること。介護保険の地域密着型サービスのひとつ。

ていくつ【底屈】

足首の関節を足裏方向に、つま先立ちするように伸ばすこと。

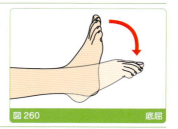

図260　　　　　　　　　　底屈

デイケア【day care】

同義　通所リハビリテーション（p.277）

ていけつあつ【低血圧】

一般に最高(収縮期)血圧が 90 ～ 100mmHg 以下の場合をいう。立ちくらみやめまい、動悸、全身倦怠感などの症状がみられる場合もある。

ていけっとうしょうじょう【低血糖症状】

血糖値が 45mg/dℓ 程度に低下すると、脱力、冷や汗、意識障害が起こり、ショック状態になる症状。症状が見られたら、砂糖水や甘いジュースを与え、病院に救急搬送する。

デイサービス

同義　通所介護（p.277）

ていさんそのうしょう【低酸素脳症】
脳へ十分な酸素が届かず中枢神経に障害をきたした状態。窒息や喘息、心筋梗塞、一酸化炭素中毒などが原因となる。

ていたんぱくけっしょう【低たんぱく血症】
血漿中のたんぱく質量が7～8g/dℓ前後を下回った状態をいう。血漿たんぱくの漏出、栄養不足、ネフローゼ症候群、肝硬変などが原因となる。浮腫、腹水などが見られ、免疫力が低下する。低アルブミン血症は、低たんぱく血症のひとつ。

ディメンシア【dementia】
同義 認知症（p.312）

ていひじゅうリポたんぱくコレステロール
【低比重リポたんぱくコレステロール】
低比重リポたんぱく質に包まれたコレステロールで、血中濃度が高くなると動脈硬化の危険因子となる。悪玉コレステロールとも呼ばれる。略語は LDL-C。

ディンクス【DINKs】
共働きで子どもを意識的に作らない、もたない夫婦、またそのライフスタイル。Double Income No Kids の略。何らかの事情により、子どもをもつことができない夫婦は含めない。

関連 デュークス（p.283）

てきおうきせい【適応機制】
欲求を満たせなかったり、目的を果たせなかったりしたときに、欲求不満状態を解消し満足感を得るため、無意識に起こる心の調整機能のこと。防衛機制ともいう。

てきおうしょうがい【適応障害】
環境の変化により生じるストレスが引き起こす精神疾患のひとつ。不安感やうつ状態、不眠、全身の倦怠感などが現れ、社会生活を送ることが困難になる。

てきかとう【滴下筒】 ⚠重要
点滴装置の一部で、薬剤や栄養剤の滴下量とその速度を見る筒状の器具。ドリップチャンバーとも呼ばれる。

関連 経管栄養法（p.116）、クレンメ（p.114）

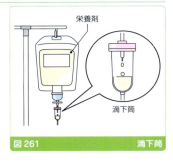

図 261　　滴下筒

てきべん【摘便】
肛門付近に硬く固まった便を、指などを使ってかき出す医療行為。浣腸をしても排便できない場合などに行われる。

てきよう【適用】
福祉用具などにおいては、用具がその人に合っている、また、役立つように使われていること。

テクノエイドきょうかい【テクノエイド協会】
福祉用具の研究開発の推進、試験評価、情報の収集・提供、義肢装具士の養成などを行う公益財団法人。具体的には、技師装具士国家試験の実施などを行っている。

テクノエイドサービス
福祉用具の導入や住宅改修を支援するサービスのこと。要介護者や障害のある人が自立した生活を送るため、または、介護者の負担を軽減するために提供される。

テコのげんり【テコの原理】
力点に小さな力を加えることで、作用点へ大きな力を与えられる原理。これを利用すると、軽い負担で介護ができるようになる。

てすり【手すり】
高齢者などの転倒を予防し、移動および移乗を容易にするために使用される支持棒。廊下や階段、玄関、トイレ、浴室、洗面所などに設置される。

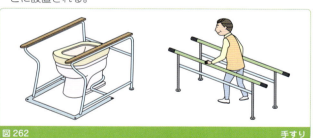

図262　　　　　　　　　　　　　　　　　　　　　　　　　手すり

てつけつぼうせいひんけつ【鉄欠乏性貧血】
鉄分が不足し、血液中のヘモグロビン濃度が下がった状態。倦怠感、息切れ、動悸などの症状を起こす。高齢者では、胃や腸からの出血が続いた場合起こることがある。

てつづききおく【手続き記憶】
自転車の乗り方など繰り返し体を使って覚えた記憶で、意識しなくても思い出せる長期記憶のこと。時間が経っても忘れにくく、認知症になっても保たれやすい。

てびきほこう【手引き歩行】
同義 ガイドヘルプサービス (p.66)

デプレッション【depression】
同義 うつ病 (p.28)

デマンド【demand】
介護現場では、「こうであればいいのに」「〜がほしい」といった利用者や家族が示す要望や要求を指す。

デュークス【DEWKs】
子どもをもち、共働きをする夫婦。またそのライフスタイル。Double Employed With Kids の略。

関連 ディンクス (p.281)

デュシェンヌがたきんジストロフィー【デュシェンヌ型筋ジストロフィー】
進行性筋ジストロフィー症で最も見られる型。性染色体劣性遺伝で男児にのみ発症する。筋原性萎縮、特有の動揺性歩行、ふくらはぎの仮性肥大などが見られ、最終的に呼吸困難をきたし、20歳前後で死に至ることが多い。

デュフューザー【diffuser】
アロマセラピーで香りを拡散するために使う道具。本体に内蔵されたポンプで、アロマオイルを噴霧し、室内に漂わせる。

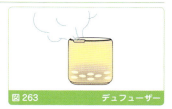

図 263　デュフューザー

テレビエイド
テレビやラジオの音声を補聴器で聞くための装置。音声信号を磁波に変えて出力し、誘導コイル付きの補聴器で受信する。

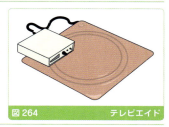

図 264　テレビエイド

てんい【転移】
がん細胞が血液やリンパ液を介して移行し、もともと発生した臓器とは別の臓器に新たにがんができること。リンパ行性転移、血行性転移、播種性転移の3種類がある。

でんかいしつ【電解質】
水に溶けると電気を通す、ナトリウム、カリウム、カルシウムなどのミネラルイオンを指す。体液に含まれ、体内の水分量やpH

のバランスを一定に保ち、筋肉細胞や神経細胞の働きにも深く関わっている。

でんおんせいなんちょう【伝音性難聴】
外耳から中耳へ音が伝わる過程で、空気振動が十分に伝わらないことによる難聴。中耳炎や外耳炎が原因となることが多い。伝音難聴ともいう。

でんかいしついじょう【電解質異常】
腎機能の低下や脱水症、熱中症などによって、体液中の電解質（ナトリウム、カリウム、カルシウム、マグネシウムなど）のバランスが崩れた状態。

てんかん
大脳の神経細胞に過剰放電が起こる慢性の脳疾患。主な症状はてんかん発作で、意識障害、強直性痙攣、間代性痙攣などが見られる。本態性と症候性に分けられる。

てんがんやく【点眼薬】
目に直接投与して使用する薬のこと。点眼薬の点眼は医療除外行為で、点眼する際は、容器の先端がまつげなどに触れないようにし、薬種が複数ある場合は5分以上間隔をあける。

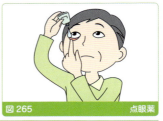

図265　点眼薬

でんきけいれんりょうほう【電気けいれん療法】
頭皮上から電流を流し、脳にけいれんを起こす治療法。難治性の統合失調症の治療などに用いられる。現在は、全身麻酔や筋弛緩薬を使う修正型電気けいれん療法が行われている。

てんじ【点字】
視覚障害者が指先で読み取ることができるように記された文字。凸点を組み合わせて、横2点×縦3点の6点で、五十音、数字、アルファベットなどを表現する。

てんじき【点字器】
点字を書くための道具のひとつ。点字用紙をはさむ板、点字定規、点筆からなる。

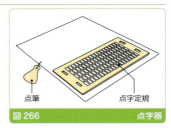

図266　点字器

でんしスコープ【電子スコープ】
画像をモニター画面に映して複数の医師や看護師が同時に見られる内視鏡。先端にCCD（電荷結合素子）が組み込まれている。

てんじタイプライター【点字タイプライター】
点字を書くための道具のひとつ。短時間に多くの文字を打つことができる。

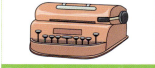

図267　点字タイプライター

でんじちょうりき【電磁調理器】
IH (induction heating) クッキングヒーターともいう。電磁波で加熱する調理器のこと。炎を出さず安全性が高いので軽度の認知症の人でも使うことができる。

てんじょうそうこうしきリフト【天井走行式リフト】
天井に設置したレールに懸吊装置を走らせ、利用者の屋内での移動を楽にできるようにするためのリフト。

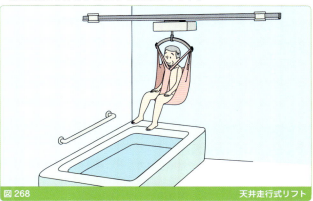

図268　天井走行式リフト

でんせんびょう【伝染病】
同義 ▶ 感染症（p.85）

デンタルフロス【dental floss】 P.286 図269
歯と歯の間にたまった歯垢を除去するための道具。ナイロン製などの細い糸をより合わせてあり、歯ブラシ後に使用する。歯周病や虫歯予防の目的で使用される。

てんてき【点滴】
一般に、輸液法の一つである点滴注射のことをいう。静脈に注射針を固定し、薬や輸液、血液を、一滴ずつ時間をかけて注入する。

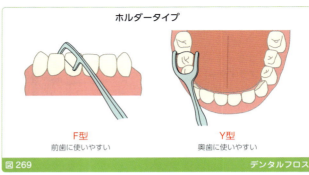

F型
前歯に使いやすい

Y型
奥歯に使いやすい

図269　デンタルフロス

てんてきじょうみゃくないちゅうしゃ【点滴静脈内注射】

静脈内に留めた針から薬剤などを長時間注入する輸液法。手術前後や脱水症状が起こったとき、経口摂取が困難な場合などには、水分や栄養剤が補給される。通常は点滴と呼ばれる。

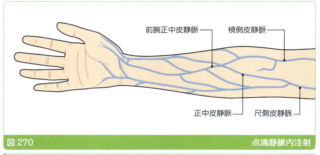

図270　点滴静脈内注射

てんとうかいひ【転倒回避】

高齢者などの転倒を防ぐ対策全般のこと。身体面では筋力・バランス感覚を維持する運動、生活環境面では手すりの設置、家具の配置、室内の整理整頓、照明の工夫などがある。

でんどうぎしゅ【電動義手】

電動モーターによって関節などを動かすことができる義手。切断面の筋肉の収縮を電気信号に変換し動きを制御するものを筋電義手という。

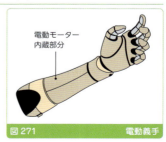

図271　電動義手

でんどうくるまいす【電動車椅子】
電動モーターで車輪を動かす車いす。手元のレバーで操作する。手にも障害がある人や障害が重い人などが使用する。

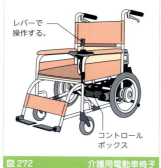
図272　介護用電動車椅子

でんどうシルバーカー【電動シルバーカー】
電気で動く三輪または四輪のスクーターのような乗り物で、電動カート、シニアカーとも呼ばれる。介護保険を利用してレンタルできる。

てんとう・てんらく【転倒・転落】
平らな場所で転ぶことを転倒、高低差のある場所で転がり落ちることを転落という。高齢者や障害者の場合、段差でのつまずき、浴室での転倒、階段の転落などの家庭内事故への対策として、手すりをつけるなど環境を整え見守ることが大事。

でんどうベッド【電動ベッド】
電動式の介護用ベッド。背上げ、脚上げ、ベッドの床板の高さ調節などの機能がついており、介護者が楽な姿勢で介護できる。

てんびやく【点鼻薬】
鼻腔に直接注入して粘膜から吸収させる薬。噴霧タイプと液状タイプがある。鼻腔粘膜への薬剤噴霧は医療除外行為のひとつ。

どういつか【同一化】
自分の願望を実現している他者を自分と同一だと思い込むことで、心を安定させ満足感を得ること。適応機制のひとつで、同一視ともいう。

とうえい【投影】
自分の中の認めたくない感情や欲求を他人に向けたり、自分の中の不安や不満を受け入れられず他人のものであるとすること。適応機制のひとつで、投射ともいう。

とうがいないしゅっけつ【頭蓋内出血】
頭蓋内で起こった出血の総称。出血部位によって、硬膜下出血、硬膜外出血、くも膜下出血、脳室出血に分類される。

どうき【動悸】
心拍数が急に増加する症状。精神の高揚や緊張感からどきどきする状態になる場合と、心悸症、心悸亢進症からくる病的なものと2種類がある。

どうきづけ【動機付け】
人を行動させる原動力となるもの。自分から何かをなし得ようとする内発的動機付けと賞罰などにより行動に向かわせる外発的動機付けの2種類がある。

どうきょかいご【同居介護】
要介護者と同居して、介護を行うこと。

どうきょかぞくにたいするほうもんかんごのきんし【同居家族に対する訪問看護の禁止】
介護保険の規定のひとつで、訪問看護事業者は利用者と同居している看護師に対して家族の訪問看護サービスを提供させてはならないというもの。

どうこう【瞳孔】
眼球内部に光が通る部分。黒目の中心にある。虹彩の筋肉の働きにより光の量が多いときは小さく、少ないときは大きく開いて目の内側へ入る光の量を調節する。

どうこうえんご(しょうがいしゃじりつしえんほうだいごじょうよん)【同行援護(障害者自立支援法第5条4)】
移動に著しく困難を有する視覚障害者の外出に同行し、移動の援護、排泄や食事などの介護、移動に必要な情報を提供する障害者支援法の障害福祉サービス。

とうごうきょういく【統合教育】
同義 インテグレーション (p.25)

どうこうしえん【同行支援】
医療機関や行政機関などに一人で行くことに不安がある相談者に同行し、関係機関と連携して問題の解決を図ること。

とうごうしっちょうしょう【統合失調症】 ⚠重要
考えや気持ち、行動をまとめていく能力(統合する能力)が低下し、妄想や幻聴が現れる内因性精神病のひとつ。多くは青年期に発病する。脳内伝達物質の異常が関与していると言われているが正確な原因は解明されていない。治療は向精神薬による薬物療法を中心に、作業療法やレクリエーション療法なども行われる。

とうこつ【橈骨】
手首から肘までの前腕にある2本の骨のうち親指側にある骨。

とうこつえんいたんこっせつ【橈骨遠位端骨折】

手首の近くで橈骨が骨折したものをいう。高齢者の場合、転んで手をついたときに起きやすい。

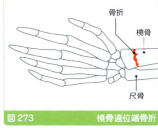
図273　橈骨遠位端骨折

とうこつどうみゃく【橈骨動脈】

肘から手首にかけ、前腕の親指側を橈骨に沿って走る動脈。一般的に脈拍は、手首の橈骨動脈で測定する。

とうしつ【糖質】

栄養素の一つで体のエネルギー源になる。食物繊維とともに炭水化物を構成する。単糖類（ブドウ糖、果糖）、二糖類（乳糖、ショ糖）、多糖類（でんぷん）に分けられる。

とうしゃ【投射】
同義　投影（p.287）

とうしゃくせいうんどう【等尺性運動】

運動訓練のひとつ。関節を動かさず、筋肉の収縮を一定の状態に保って行う。例えば動かないものに対し、力を入れて押すような運動。アイソメトリック運動ともいう。

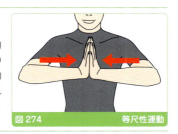
図274　等尺性運動

どうじょう【同情】

他者の苦悩や悲しみを自分のことのように感じ、相手を思いやりいたわること。

とうせきりょうほう【透析療法】
同義　人工透析（p.215）

とうたいしゃいじょう【糖代謝異常】

摂取した糖が体内で代謝されずエネルギーに変えられないこと。糖尿病、あるいは糖尿病に至っていない血糖が高い状態（耐糖能障害）をいう。

どうたいしりょく【動体視力】

動いているものを正確に早く捉えて判断する能力。加齢とともに低下するので、高齢者の交通事故の原因のひとつになっている。

とうちょうせいうんどう【等張性運動】
運動訓練のひとつ。関節を動かして、筋肉を収縮させて行う。例えばバーベル、ダンベルを使う運動。アイソトニック運動ともいう。

とうつう【疼痛】
痛みを表す医学用語。物理的な刺激や疼痛物質による刺激を神経が感知し、脳が認識する感覚。

とうつうかんり【疼痛管理】
疼痛を緩和し生活の質を高めるための治療。多くは悪性腫瘍患者のターミナルケアにおいて行われる。ペインクリニックなどでも行われている。

どうにょう【導尿】
尿道口から膀胱までカテーテルを通して尿を排出させる方法。排尿障害で自力での排尿が困難な場合や、検査の際などに行われる。

とうにょうびょう【糖尿病】 !重要
インスリンの分泌量不足、または作用の障害（Ⅰ型とⅡ型）により、血液中の血糖値が高い状態が続く病気。三大合併症である糖尿病性網膜症、糖尿病性腎症、糖尿病性神経障害は介護保険の特定疾病。加齢により血糖値を適正に保つ働きが低下するので高齢者には糖尿病の人が多くなる。認知症になると、食事の管理などが難しくなり、血糖のコントロールが効かず、重症化し、合併症が起こりやすくなる。

とうにょうびょうせいしんけいしょうがい【糖尿病性神経障害】
糖尿病の合併症のひとつで、腎症や網膜症などより早く発症する。足先にしびれやチクチクとした痛みが感じられる末梢神経障害と、立ちくらみや下痢、便秘などが起こる自律神経障害がある。介護保険の特定疾患。

とうにょうびょうせいじんしょう【糖尿病性腎症】
糖尿病の合併症のひとつ。高血糖により腎臓の機能が低下する。たんぱく尿が主な症状で、長期にわたると腎不全となり人工透析が必要になる。介護保険の特定疾患。

とうにょうびょうせいもうまくしょう【糖尿病性網膜症】
糖尿病の合併症のひとつ。眼底出血などにより視力に障害が起こる。放置すると視力低下や失明の危険があり、早期発見、治療が重要。介護保険の特定疾患。

とうひ【逃避】
人間の心の動きである適応規制のひとつ。困難な状況や危険に直面したとき、回避して心の安定を得ようとすること。空想の世界に逃避したり、現実を避けるために、一時的に病気になったりす

ることもある。

とうぶこうけいほう【頭部後傾法】
気道確保の方法のひとつ。肩の下に枕などをあてた上で、頭をできるだけ後ろにそらせるようにする。

関連 気道確保（p.94）

どうぶつかいざいりょうほう【動物介在療法】
同義 アニマルセラピー（p.10）

とうぶほごぼう【頭部保護帽】
頭部を保護する帽子。衝撃を吸収する素材で作られており、転倒して頭を打つなどした際でも、頭部を守ることができる。障害者総合支援法による補装具のひとつ。

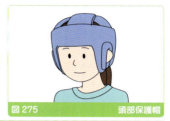
図275　頭部保護帽

とうぶほじぐ【頭部保持具】
姿勢を保つために頭を支える器具。障害者自立支援制度による補装具のひとつ。

どうみゃくこうか【動脈硬化】　!重要
動脈の血管が変形、硬化する疾患。血流が悪くなり、心臓に負担がかかったり、臓器や組織の機能が低下する。心筋梗塞や狭心症、脳梗塞の原因になる。動脈硬化症ともいう。

どうみゃくさつえいほう【動脈撮影法】
エックス線撮影の方法。動脈に造影剤を直接注入して撮影をする。動脈の走行、血流状態、閉塞部位、腫瘍の有無などを検査するために行う。

どうみゃくりゅう【動脈瘤】
動脈壁の一部がふくらんでこぶのようになった状態。動脈硬化が原因のことが多い。高血圧で血管の負担が増すと、破裂し命にかかわることもある。

どうめいはんもう【同名半盲】　!重要
視野の左右いずれか半分が欠ける障害。両目の同じ側が欠損する。大脳の後頭葉にある視覚野が障害され起こるもので、脳卒中や脳梗塞が引き金となることが多い。

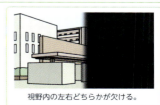
視野内の左右どちらかが欠ける。
図276　同名半盲

トゥレットしょうがい【トゥレット障害】
短い奇声などひとつ以上の音声チックとまばたきなど複数の運動チックが1年以上続く状態。小児期に発症することが多い。

どくご【独語】
独り言のこと。通常、幼児や成人の癖として見られるが、統合失調症や認知症の患者の病的な特徴としても認められる。

とくしゅがっきゅう【特殊学級】
同義 特別支援学級（p.295）

とくしゅきょういくがっこう【特殊教育学校】
同義 特別支援学校（p.295）

とくしゅしんだい【特殊寝台】
同義 ギャッチベッド（p.97）

とくしゅにょうき【特殊尿器】
同義 自動排泄処理装置（p.178）

とくしゅよくそう【特殊浴槽】
身体に障害がある人でも楽に入浴できるように設計された浴槽。寝たままや、車いすに座ったまま入浴できるもの、お湯を霧状に噴出して身体を温めるものなど、さまざまな種類がある。

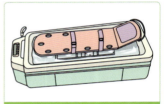

図277　特殊浴槽

とくていきのうびょういん【特定機能病院】
一般の医療機関では困難な手術や高度先進医療を行う病院。厚生労働省の承認により指定されるもので、集中治療室などの高度な医療機器・施設や研修施設を設置しているなど、一定の条件を満たしている必要がある。大学病院など全国82施設が承認されている。

とくていけんこうしんさ【特定健康診査】
メタボリックシンドローム対策のために、40～74歳の人を対象に実施される健康診断。生活習慣病のリスクがあると判断された場合、特定保健指導が行われる。

とくていこうれいしゃ【特定高齢者】
65歳以上の高齢者で、現在は介護保険を利用していないが、近い将来要支援・要介護状態になる可能性のある人。健康診断の結果などを判断材料にして、市区町村が選定する。

とくていしせつ【特定施設】　!重要
介護保険制度における施設のひとつ。有料老人ホーム、軽費老人

ホーム、養護老人ホームであって、地域密着型特定施設でないものを指す。入居者は特定施設入居者生活介護、地域密着型特定施設入居者生活介護などのサービスを受けられる。

関連 地域密着型特定施設（p.269）

とくていしせつにゅうきょしゃせいかつかいご
【特定施設入居者生活介護】

介護保険の給付対象となる居宅サービスのひとつ。特定施設に入居している要介護者に対して特定施設サービス計画に基づき行われる。入浴・排泄・食事などの介護、洗濯・掃除などの家事や、機能訓練、療養上の世話などがある。

とくていしっかん【特定疾患】 ⚠重要

難病のうち、厚生労働省の「難治性疾患克服研究事業」の対象となる疾患。ベーチェット病やパーキンソン病などがある。

とくていしっかんちりょうけんきゅうじぎょう
【特定疾患治療研究事業】

特定疾患のうち厚生労働省が指定している疾患について、その医療費の助成を行う制度。

とくていしっぺい【特定疾病】 ⚠重要

介護保険制度において定められた疾病。40歳以上65歳未満で発症し、継続的な介護や支援が必要な人が該当する。

- 筋萎縮性側索硬化症
- 後縦靱帯骨化症
- 骨折を伴う骨粗しょう症
- 多系統萎縮症
- 初老期における認知症（アルツハイマー病・脳血管性認知症など）
- 脊髄小脳変性症
- 脊柱管狭窄症
- 早老症（ウェルナー症候群）
- 糖尿病性神経障害、糖尿病性腎症および糖尿病性網膜症
- 脳血管疾患（脳梗塞・脳出血など）
- パーキンソン病関連疾患
- 閉塞性動脈硬化症
- 関節リウマチ
- 慢性閉塞性肺疾患（肺気腫・慢性気管支炎など）
- 両側の膝関節または股関節に著しい変形を伴う変形性関節症
- がん末期

図278　特定疾病

とくていしんりょうひ【特定診療費】

介護報酬の一種。介護療養型医療施設、短期入所療養介護などで算定されるもの。利用者に対する指導管理やリハビリテーションなどのうち、日常的に必要な医療行為で、感染対策指導管理や褥瘡対策指導管理などがある。

とくていたんきにゅうしょりょうようかいご
【特定短期入所療養介護】 ⚠重要

介護保険制度における短期入所療養介護の一種で、日帰りサービスを指す。

とくていにゅうしょしゃかいごサービスひ
【特定入所者介護サービス費】

介護保険における給付のひとつ。所得の低い介護保険施設入所者に対し、食費・居住費負担を軽減するもの。所得の状況に応じて定められた負担限度額と基準額の差額が現物給付される。

とくていひえいりかつどうほうじん【特定非営利活動法人】
同義 NPO 法人（p.423）

とくていふくしようぐ【特定福祉用具】

介護保険制度における福祉用具のうち、排泄や入浴に用いられるものなど、貸与に適さないものとして厚生労働大臣に定められ、特定福祉用具販売の対象となる用具。申請すれば購入費のほとんどが返金される。

とくていふくしようぐはんばい【特定福祉用具販売】 図279

介護保険制度における居宅サービスのひとつ。居宅用介護者に対し、特定福祉用具の販売をすること。

とくていほけんしどう【特定保健指導】

特定健康診査の結果により、生活習慣病のリスクが高いと判断された人に対し行われる保健上の指導。

関連 特定健康診査（p.292）

とくていほけんようしょくひん【特定保健用食品】

身体の生理学的機能などに影響を与える成分を含み、血圧が高めの方に適する、お腹の調子を整えるなど、特定の機能が期待できることを表示できる食品。認定されるには、審査に基づき、消費者庁長官の許可を受けることが必須。

とくていゆうりょうろうじんホーム【特定有料老人ホーム】

特別養護老人ホームなどを運営する社会福祉法人などが、既存の施設機能を活用することを前提として提供する有料老人ホーム。定員は 50 人未満。

とくはつせいせいじょうあつすいとうしょう
【特発性正常圧水頭症】 ⚠重要

脳の髄液が流れにくくなったり、吸収されづらくなることで脳内の圧力が高くなって脳を圧迫する疾患。主な症状は歩行障害、認知症状、尿失禁など。

1. 腰掛便座

次のいずれかに該当するものに限る
- 和式便座の上に置いて腰掛け式に変換するもの
- 洋式便器の上に置いて高さを補うもの
- 電動式またはスプリング式で、便座から立ち上がる際に補助できる機能を有しているもの
- 便座、バケツなどからなり、移動可能である便器(居室において利用可能であるものに限る)

2. 自動排泄処理装置の交換可能部品

尿や便の経路となるもので、居宅要介護者等またはその介護を行う人が容易に交換できるもの

3. 入浴補助用具

座位の保持、浴槽への出入りなどの入浴に際しての補助を目的とする用具であって、次のいずれかに該当するものに限る
- **入浴用いす**
  座面の高さがおおむね 350mm 以上のもの、またはリクライニング機能を有するもの
- **浴槽用手すり**
  浴槽の縁を挟み込んで固定することができるもの
- **浴槽内いす**
  浴槽内に置いて利用することができるもの
- **入浴台**
  浴槽の縁にかけて浴槽への段差の解消を図ることができるもの
- **浴室内すのこ**
  浴室内に置いて浴室の床の段差の解消を図ることができるもの
- **浴槽内すのこ**
  浴槽の中に置いて浴槽の底面の高さを補うもの
- **入浴用介助ベルト**
  居宅要介護者等の身体に直に巻きつけて使用するものであって、浴槽への出入りなどを容易に介助することができるもの

4. 簡易浴槽

空気式、または折りたたみ式などで容易に移動できるものであり、取水または排水のために工事を伴わないもの

5. 移動用リフトの吊り具の部分

身体に適合するもので、移動用リフトに連結可能なものであること

図 279　　　　　　　　　　　　　　　　　　　　　　　　特定福祉用具販売

とくべつしえんがっきゅう【特別支援学級】

小・中学校、高等学校などに設置される、知力あるいは身体に障害がある子どもが在籍する学級。

とくべつしえんがっこう【特別支援学校】

知力あるいは身体に障害がある子どもの学習上、生活上の困難の克服などを目指し、自立した生活を送れるよう教育を行う学校。

とくべつしょうがいしゃてあて【特別障害者手当】
心身に重度の障害がある人に支給される手当。日常生活において常に特別の介護が必要な、20歳以上の在宅障害者が対象となる。

とくべつちょうしゅう【特別徴収】
介護保険料の徴収方法の一つ。第1号被保険者が一定額以上の公的な老齢年金等を受給している場合、年金から保険料が天引きされ、市区町村に納入される。

関連 普通徴収（p.352）

とくべつちょうせいこうふきん【特別調整交付金】
介護保険の財源となる調整交付金のうち、災害など、特別な事情がある場合に市区町村に交付されるもの。

関連 普通調整交付金（p.352）

とくべつようごろうじんホーム【特別養護老人ホーム】 !重要
老人福祉法に基づく施設のひとつで、65歳以上で在宅では適切な介護を受けられず、常時介護を必要とする人が対象。要介護3以上で入所ができ、介護サービスや日常生活の援助、レクリエーション、リハビリテーションを行う。介護保険法による介護老人福祉施設の指定も受けている施設がほとんど。

とくよう【特養】
同義 特別養護老人ホーム（p.296）

とくれいかいごよぼうサービスひ【特例介護予防サービス費】
居宅要支援被保険者に対し、要支援認定の効力が生じる前に緊急等やむを得ない理由で介護予防サービスなどを受けた場合など、市区町村が必要と認めるときに、償還払いにより支給される予防給付。

とくれいきょたくかいごサービスひ【特例居宅介護サービス費】
居宅要介護被保険者に対し、要介護認定の効力が生じる前に緊急等やむを得ない理由で指定居宅サービスを受けた場合など、市区町村が必要と認めた際に、償還払いにより支給される介護給付。

とくれいしせつかいごサービスひ【特例施設介護サービス費】
居宅要介護被保険者に対し、要介護認定の効力が生じる前に、緊急等やむを得ない理由で施設に入所した場合など、市区町村が必要と認めた際に、償還払いにより支給される介護給付。

とくれいちいきみっちゃくがたかいごサービスひ
【特例地域密着型介護サービス費】
要介護被保険者に対し、要介護認定の効力が生じる前に、緊急等やむを得ない理由で指定施設サービスを受けた場合など、市区町村が必要と認めた際に、償還払いにより支給される介護給付。

どくわ【読話】
聴覚障害者のコミュニケーション手段のひとつで、相手の唇の動きや表情などから話の内容を読み取る方法。読話によって理解したことを口語で伝える。

とけつ【吐血】
消化器から出血した血液を嘔吐(おうと)すること。胃液の作用により黒ずんだ赤色をしている。

関連 喀血（p.75）

ドコサヘキサエンさん【ドコサヘキサエン酸】
青魚の脂肪などに多く含まれる、不飽和脂肪酸の一種。脳や神経組織の発育・機能維持に働く成分であり、血栓(けっせん)の形成を防いだり、中性脂肪を減らすなどの機能があるといわれる。略して DHA と呼ばれる。

とこずれ【床ずれ】
同義 褥瘡（p.205）

としがたけいひろうじんホーム【都市型軽費老人ホーム】
身体機能の低下などで自立した生活が難しいと認められる人を対象に、比較的少ない費用負担で利用できる、都市部における定員20名以下の老人ホーム。

とじこもり【閉じこもり】 ⚠重要
精神的あるいは身体的な理由から、ほとんど外出せず、自宅に閉じこもり気味になること。高齢者の場合、廃用症候群や認知症の原因ともなる。

としゅきんりょくテスト【徒手筋力テスト】
道具を利用せず、検査者が被検者に手で抵抗を与えた際の結果によって、筋の収縮能力を6段階で評価する検査方法。

スコア	表示法	状況
5	normal	強い抵抗を加えられても動かせる
4	good	中程度の抵抗を加えられても動かせる
3	fair	抵抗を加えられると動かせないが、重力に抗して動かせる
2	poor	重力の影響がなければ動かせる
1	trace	筋収縮はみられるが、関節運動は認められない
0	zero	筋収縮もなく、関節運動も認められない

図280　徒手筋力テスト

とじられたしつもん【閉じられた質問】
「はい」「いいえ」で答えられる、または一言で簡単に答えられる質問。クローズドクエスチョン。

対義 開かれた質問（p.344）

どせき【怒責】
排便時などにいきむこと。血圧が高くなったり、脈拍が速くなったりするため、心臓機能障害のきっかけになることがある。

とっきじこう【特記事項】
調査員による要介護・要支援認定の認定調査において、重要だと思われること、追加事項、判断に迷ったことなど、基本事項を補って記載する事項。

どっきょろうじん【独居老人】
一人で生活している高齢者。

どっぽ（どくほ）【独歩】
介助を必要とせずに自力で歩けること。歩行器や杖を使う「歩行器独歩」「杖歩行」とは区別する。

とどうふけんかいごほけんじぎょうしえんけいかく
【都道府県介護保険事業支援計画】
介護保険給付を円滑に行うために、国の基本方針に即し、特に施設設備と人材確保など広域的な調整が必要なことに関して都道府県が定める計画。

ドナー【donor】
移植手術における臓器や骨髄の提供者。臓器移植ドナーは15歳以上、骨髄バンクドナーは18歳以上。

ドーパミン【dopamine】
脳内で分泌される神経伝達物質のひとつ。機能の制御、感情、自発性等に関与している。

ドメスティックバイオレンス【domestic violence】
家庭内で近親者から受ける身体的、精神的暴力のこと。DVと略される。

ドライアイ【dry eye】
涙の量が減少したり、質が変化することで、眼球の粘膜が乾くこと。眼精疲労や充血、痙攣などが起こる。

トライアルこよう【トライアル雇用】
ハローワークの紹介によって短期間試験的に働いた後、労働者と企業の双方が合意すれば採用される制度。

ドライシャンプー【dry shampoo】
病気などで髪が洗えないときに使うシャンプーで、水を使わず汚れを落とすことができる。

ドライスキン【dry skin】 ⚠重要
表皮角質層の水分量が低下することで、皮膚が乾燥する状態。手荒れやかゆみなどが起こる。高齢者では皮膚分泌機能の低下や低

湿度環境などが原因となる。

ドライマウス【dry mouth】
唾液の分泌量が減り、口の中や喉が乾燥すること。糖尿病などが原因となるほか、高齢になると唾液腺が萎縮してドライマウスになりやすくなる。

トラウマ【trauma】
耐え難い精神的、肉体的ショックが原因となり、精神的な障害を起こすこと。心的外傷ともいう。

とられたもうそう【盗られた妄想】
同義 物盗られ妄想（p.384）

トランキライザー【tranquilizer】
精神の緊張や不安を緩和する薬の総称。精神安定剤とも呼ばれる。抗精神病薬と抗不安薬に分類される。

トランスファー【transfer】
移乗動作のこと。自力または介助により、ベッドから車いす、車いすから浴槽やベッドなど、同一平面ではない場所へ移動することを指す。

トランスファーショック【transfer shock】
同義 リロケーションダメージ（p.404）

トランスファーボード【transfer board】
同義 スライディングボード（p.230）

トリアージ【triage】
災害時など多数の負傷者が出た現場で、治療の優先順位をつけて患者を分類する方法。

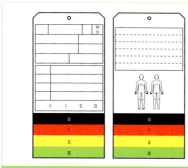

黒は死亡群、赤は最優先治療群（重症群）、黄は待機的治療群（中等症群）、緑は保留群（軽症群）を意味する。

図281　トリアージタッグ

トリグリセリド
同義 中性脂肪（p.273）

トリプシン【trypsin】
たんぱく質を分解する消化酵素。膵臓から分泌される。

ドレッシングエイド【dressing aid】
衣服の着脱の際用いる自助具。先端にフックがついた棒状をしており、フックに衣服を引っ掛けて着脱する。

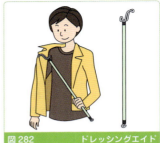

図282　ドレッシングエイド

ドレッシングざい【ドレッシング材】
褥瘡などの傷を覆う医療用の材料。

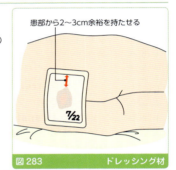

図283　ドレッシング材

とろみ
誤嚥防止のため、液体に粘性を持たせた状態。また、片栗粉やくず粉、増粘剤など、液体に粘りをつける食品自体を指す。

とろみしょく【とろみ食】
咀嚼や嚥下の機能が低下した人でも食べやすいよう、とろみをつけた食品のこと。

とんぷく【頓服】　⚠重要
決まった時間に服用するのではなく、発作時や突発的な症状を抑えるために処方される薬。鎮痛剤や解熱剤などがある。

ないいん【内因】
病気の原因となる、その人自身に備わっている免疫力、抗体、遺伝、特異体質などを指す。

ないいんせいせいしんしょうがい【内因性精神障害】
精神障害のうち、脳の機能の異常が原因となって起こるもの。統合失調症、躁うつ症などがある。

ないじ【内耳】
耳の一番奥にある部分。半規管、前庭、蝸牛から構成される。聴覚と平衡感覚を司る。

ないしきょうけんさ【内視鏡検査】
内視鏡を用いて行う検査。先端にカメラなどが内蔵された管を口や鼻、肛門などから挿入する。内臓を直接観察したり、組織の一部を採取して調べるなど、さまざまな検査方法がある。

ないしきょうてきいろうぞうせつじゅつ【内視鏡的胃ろう造設術】
内視鏡を用いて胃ろうを形成する手術。外科手術によるものより身体への負担が少なく、安全性が高い。

関連 胃ろう（p.24）

ないしゅっけつ【内出血】
出血が起こっても血液が体外に出ず、組織内や体腔内にとどまっていること。

ないせん【内旋】 ⚠重要
関節を動かす方向。脚や腕を身体の内側のほうに回転させること。

関連 外旋（p.64）

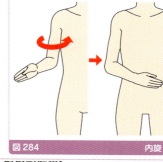

図284　内旋

ないそくそくふくじんたい【内側側副靱帯】
膝の内側にある、太ももの骨と脛の骨の内側を走る靱帯。膝の安定性を保っている4本の靱帯のひとつ。

ないてきしげん【内的資源】 ⚠重要
社会福祉において、支援を必要とする人自身が持つ能力や資産、意欲などを指す。

関連 社会資源（p.182）

ないてん【内転】 ⚠重要

関節を動かす方向。肩関節、股関節、手首、指などの関節で、身体の中心に向かって動かすこと。

関連 内旋（p.301）

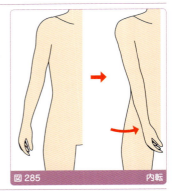

図285　内転

ナイトケア【night care】

高齢者や障害者が夜間に福祉施設に通い、介護を受けること。

ナイトホスピタル【night hospital】

夜間に病院に通い、治療や生活指導などを受けること。日中は仕事や学校に行くことができるため、社会生活を阻害されることがない。主に精神障害者の社会復帰を目的としている。

ないはんせんそく【内反尖足】

脳卒中や脳性麻痺などの後遺症で起こりやすい骨格の異常。つま先が内側を向き、足首が伸びて曲がらない状態になる。直立姿勢や歩行が困難になる。

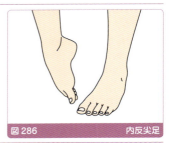

図286　内反尖足

ないはんそく【内反足】

足首の関節の異常などにより、足の裏が内側を向き、立った時に足の裏の外側部だけが地面につく状態。先天性の場合が多い。

ないぶしょうがい【内部障害】

身体障害者福祉法で規定される身体障害の一種。心臓、腎臓、呼吸器、膀胱、直腸、小腸、肝臓などの機能障害、ヒト免疫不全ウイルス（HIV）による免疫機能障害などで、日常生活が著しく制限を受けるもの。

ないぶんぴつ【内分泌】

内分泌腺で産生されたホルモンが、導管を経由せずに直接血液や体液に分泌されること。

ないぶんぴつけい【内分泌系】
ホルモンの生成、分泌に関わる器官系。視床下部、甲状腺、副腎、膵臓のランゲルハンス島、卵巣、精巣などがある。

ながえブラシ・ながえくし【長柄ブラシ・長柄くし】
腕を上げるのが困難な場合に用いる、柄が長い整髪用ブラシ、くし。柄の太さや重さを選ぶことができ、角度を使う人に合わせて調節できる。

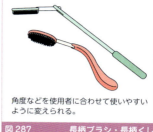

角度などを使用者に合わせて使いやすいように変えられる。

図287　長柄ブラシ・長柄くし

なかしょく【中食】
惣菜や弁当など、調理済みで保存性のない食品を買って帰り、自宅や職場など任意の場所で食べること。家庭での食事「内食」と外での食事「外食」の中間にある概念。

なじみかん【なじみ感】　❗重要
周囲の環境や人に慣れ親しむことで得られる、安心した気持ち。生活環境の変化は認知症に悪影響を及ぼすため、施設などでは環境や人間関係においてなじみ感を持ってもらうよう、工夫することが重要。

ナーシングホーム【nursing home】
医療と介護の両サービスが受けられるよう、両方が統合された施設。特に欧米で発達したシステムで、日本では介護老人福祉施設や介護老人保健施設がその役割を果たす。

ナースコール【nurse call】
病院や施設などにおいて、緊急時に患者のベッドから看護師を呼び出すための装置。

ナトリウム【natrium】
ミネラルのひとつ。体内では、神経伝達や筋肉の機能を調整するなどの働きがある。

ナラティブアプローチ【narrative approach】　❗重要
社会福祉援助技術のひとつ。支援を必要とする人が、自身の障害や病気を物語として語ることで自ら受容しやすくなり、また援助者はその語りに耳を傾けることで、主観的な意味を理解しやすくなる。要支援者が内面的な強さ、自尊心を向上させていくことができる方法。

ナラティブベイストメディスン【narrative based medicine】
同義 NBM（p.422）

ナルコレプシー【narcolepsy】
睡眠障害のひとつ。日中場所や状況を選ばず突然激しい眠気が生じ、居眠りを頻繁に繰り返す状態が長期間にわたって続く。夜間は幻覚が起こり、不眠状態となることが多い。

なんこう【軟膏】
脂肪、ろう、ワセリンなどの基剤に医薬品を混和した、半固形状の塗り薬。皮膚に塗ると体温で溶け、皮膚を保護する。外傷や皮膚疾患に使用される。

なんこうがい【軟口蓋】
上あごの後方奥にある軟らかい部分。ものを飲み込むときに鼻腔に通じる孔を塞ぎ、食べ物が鼻腔に入るのを防ぐ。

なんこうのとふ【軟膏の塗布】
皮膚に軟膏を塗ること。褥瘡の傷に塗る場合を除き、医療外行為となる。

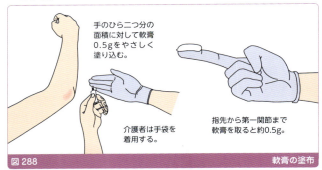

図288　軟膏の塗布

なんこつせっかいかしょう【軟骨石灰化症】
関節部にピロリン酸カルシウムの結晶が沈着することによって起こる病気。腫れ、発赤、熱感、痛みなどの症状がある。偽痛風とも呼ばれる。

なんちょう【難聴】
同義 聴覚障害（p.273）

なんびょう【難病】
原因不明で治療が難しく、後遺症を残すことの多い疾病。適切な治療や自己管理を続ければ普通の生活ができる状態になる疾患も多くなっている。
関連 特定疾患（p.293）

なんびょうそうだんしえんセンター【難病相談支援センター】

難病患者の相談を受けつけるため、地域ごとに設置されている機関。日常生活についての相談・支援、地域交流活動の促進、就労支援などを行う。

なんべん【軟便】

水分量の多い柔らかい大便。乱れた食生活やストレスが原因となる。通常の便は約70～80％、軟便は約80～90％の水分を含む。水分が90％を超えた液状の便は下痢という。

にがたとうにょうびょう【2型糖尿病】 ⚠️重要

インスリン非依存型糖尿病のこと。遺伝的因子に生活習慣などの環境因子が加わって起こるもので、中高年以降に発症することが多い。

関連 1型糖尿病（p.18）

にくしゅ【肉腫】

悪性腫瘍のうち、骨、軟骨、脂肪、筋肉、血管などの上皮細胞でないところにできるものを指す。粘膜や腺など、上皮細胞にできる悪性腫瘍はがんと呼ばれる。

にじいりょう【二次医療】

一般的な医療のこと。一次医療は地域保健法に定められた、予防や健康管理を主体とするのに対し、二次医療では検査が必要な疾病や、緊急時への対応、または症状が重い患者の検査や治療、入院対応などを行う。地域の中規模から大規模の一般病院で行う。三次医療は、二次で対応が困難な特殊な医療。

にじしょうがい【二次障害】

もともとの障害が原因となって別の障害を併発すること。

にじせいこうけつあつ【二次性高血圧】

疾患を原因とする高血圧。腎臓病や一部の内分泌疾患で起こることがある。

にじはんてい【二次判定】

介護保険の要介護認定において行われる、要介護状態区分の判定。コンピューターによる一次判定の結果と主治医の意見書、訪問員の意見書を参考にして介護認定審査会が判定する。

にじよぼう【二次予防】

病気の早期発見、早期治療により重症化や合併症を防ぐこと。一次予防は健康保持増進や健康教育、環境改善を、三次予防は一般的な医療を指す。

ニーズ【needs】

同義 生活課題（p.232）

にせんじゅうごねんのこうれいしゃかいご
【2015年の高齢者介護】

すべての団塊世代が高齢者になる2015年以降の高齢者介護についてまとめられた報告書。尊厳を保つケアを目標に、介護予防、リハビリテーションの充実、認知症高齢者のケアモデルの確立などを提案している。

にちじょうせいかつけんいき【日常生活圏域】 !重要

要介護者が介護サービスなどを受けることができる範囲のこと。地理的条件や人口、交通事情などの社会的条件、歴史的条件、住民の生活形態などを踏まえて、各市町村によって決定される。

にちじょうせいかつじりつしえんじぎょう
【日常生活自立支援事業】

知的障害者、精神障害者、認知症高齢者などのうち、判断力が不十分な人に対し、安心して地域生活を営めるよう援助する事業。都道府県社会福祉協議会または指定都市社会福祉協議会などが主体となり実施する。

福祉サービスの利用援助	福祉サービスを利用開始・終了する際の援助、利用料の支払い手続き、福祉サービスに対する苦情解決制度の利用手続きなど。
日常的な金銭管理サービス	税金、医療費などの支払いに関する手続き、年金の受領に必要な手続き、支払いに関わる預貯金の払い戻し・預け入れ、解約の手続きなど。
書類等の預かりサービス	預貯金通帳、実印・銀行印、年金証書などを本人が希望した場合に預かる。

図289　日常生活自立支援事業のサービス

にちじょうせいかつどうさ【日常生活動作】
同義 ADL (p.417)

にちじょうせいかつようぐ【日常生活用具】 図290

高齢者や障害者が自立した日常生活を送るために必要な道具。障害者総合支援法において、地域生活支援事業のひとつとして給付、貸与される。

にちじょうせいかつようぐきゅうふとうじぎょう
【日常生活用具給付等事業】 !重要

障害者総合支援法における地域生活支援事業。高齢者や障害者に対し、日常生活用具を給付、貸与する事業。

にちないへんどう【日内変動】

1日のうちに体温、心拍数、血圧など生理的な機能が変動すること。うつ病や関節リウマチなどの症状として、特有の日内変動が挙げられる。

介護・訓練支援用具	特殊寝台　入浴担架　体位変換器　移動用リフト　など
自立生活支援用具	入浴補助用具　便器　移動・移乗支援用具　T字杖　棒状の杖　頭部保護帽　火災警報器　電磁調理器　歩行時間延長信号機用小型送信機　聴覚障害者用屋内信号装置　など
在宅療養等支援用具	透析液加湿器　ネブライザー（吸入器）　電気式たん吸引器　酸素ボンベ運搬車　盲人用体温計（音声式）　など
情報・意思疎通支援用具	携帯用会話補助装置　展示ディスプレイ　点字器　点字タイプライター　視覚障害者用拡大読書器　聴覚障害者用通信装置　聴覚障害者用情報受信装置　人工喉頭　点字図書　など
排泄管理支援用具	ストーマ装具　収尿器　紙おむつ　など
住宅改修	居宅生活動作補助用具　など

図290　日常生活用具の種類

にっちゅうどっきょ【日中独居】

同居家族がいても、仕事や外出などで長時間不在となるため、介護が必要な利用者が実際は日中一人で過ごしている状態。

ニッパー【nipper】

爪を切るための道具。他者の爪を切るときに目で確認しやすいため、介護現場でよく使用されている。

にどうさほこう【二動作歩行】

杖を用いる歩行法のひとつ。杖と患側の足を同時に前に出し、次に健側の足を進め、足を揃える。

関連　三動作歩行（p.164）

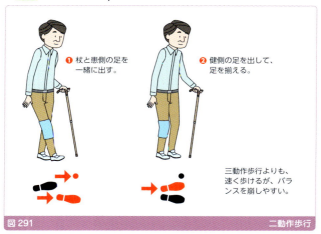

❶ 杖と患側の足を一緒に出す。
❷ 健側の足を出して、足を揃える。

三動作歩行よりも、速く歩けるが、バランスを崩しやすい。

図291　二動作歩行

ニトログリセリン【nitroglycerin】 ⚠重要
狭心症の発作を抑えたり、予防するための薬。舌の下に含むと体内で亜硝酸が発生し、心臓の冠動脈を拡張して血流を増加させる。

にぶんせきつい【二分脊椎】
生まれながらに脊椎の骨が完全に癒合せずに、一部開いたままの脊椎。水頭症や排尿・排便障害などの合併症がある。

にほんかいごふくししかい【日本介護福祉士会】
介護福祉士によって組織された団体。各都道府県にある。

にほんかいごふくししかいりんりこうりょう【日本介護福祉士会倫理綱領】
介護福祉の専門職が持つべき倫理や行動姿勢などをまとめたもの。日本介護福祉会が1995（平成7）年11月に宣言した。

にほんかんごがっかい【日本看護学会】
日本看護協会が、毎年都道府県看護協会と共同開催している学術集会。

にほんじんのしょくじせっしゅきじゅん【日本人の食事摂取基準】
日本人が健康を維持・増進するために必要な、栄養やエネルギー摂取量の基準。

にほんぞうきいしょくネットワーク【日本臓器移植ネットワーク】
臓器移植の臓器提供者を斡旋する専門機関。

にほんソーシャルワーカーきょうかい【日本ソーシャルワーカー協会】
社会福祉関係の各職種の研修や交流などを目的とした特定非営利活動法人の団体。

にほんホームヘルパーきょうかい【日本ホームヘルパー協会】
ホームヘルパーの職務能力の向上、職場環境や待遇の改善、ホームヘルパー同士の連携などを目的とした団体。

にゅういんリハビリテーション【入院リハビリテーション】
病院に入院して受けるリハビリテーション。またはその専門医療機関。治療後すぐに、専門家とともに集中的なリハビリテーションを受けることができ、機能回復や日常生活能力の向上が期待できる。

にゅうがん【乳がん】
乳腺から発生するがん。40歳以上の女性に多く発症する。

にゅうしょしせつ【入所施設】
心身の障害や経済的な理由などにより、自宅で自立した生活が送れない人が入所し、介護、食事、入浴などのサービスを受ける、特別養護老人ホームや身体障害者療護施設などの施設。

にゅうとうふたいしょう【乳糖不耐症】
乳糖を分解する酵素が不足、または持っていないために、乳糖を分解・吸収できない体質。牛乳を飲むと消化不良や下痢を起こす。

にゅうみんしょうがい【入眠障害】
睡眠障害のひとつで、なかなか寝付けないこと。

にゅうよくサービス【入浴サービス】
在宅の要介護者に対して、施設の入浴設備を利用して提供する入浴のサービス、また移動入浴車を利用し各家庭で行う訪問入浴を指す。家族の介護負担を軽減し、長期在宅介護を可能にするために行われる。

にゅうよくのかいじょ【入浴の介助】
自力では入浴が困難な人を介助すること。転倒などの事故を防止する、体調管理を行うなど、専門的な知識と技術が必要。

にゅうよくのさんだいさよう【入浴の三大作用】
温度で体を温める温熱作用、湯につかったときに体に圧力を受ける静水圧作用、体が浮く浮力作用の3つを指す。これらを上手に利用すれば、さまざまな効果を得られる。

にゅうよくほじょようぐ【入浴補助用具】
高齢者や身体に障害のある人が安全に入浴できるよう補助する用具。介護保険の特定福祉用具の対象種目。

関連 福祉用具購入費支給限度基準額（p.349）

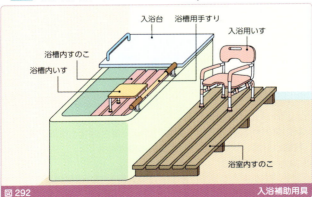

図292　　入浴補助用具

にゅうよくようしょうこうそうち【入浴用昇降装置】 P.310 図293
自力で浴槽に出入りできない人を補助する器具。入浴用リフトの一種で、一般的に台座式を指す。介護保険の福祉用具貸与種目に含まれている。

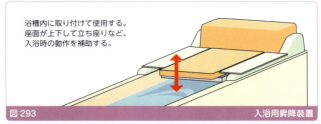

浴槽内に取り付けて使用する。座面が上下して立ち座りなど、入浴時の動作を補助する。

図293　入浴用昇降装置

にゅうよくようリフト【入浴用リフト】 ⚠️重要

浴槽への出入りを介助する装置。台座式と懸吊式がありリフトの座部に腰掛けて昇降する。介護保険の福祉用具貸与種目の一種。

ニューロン【neuron】

神経単位のこと。神経細胞体、樹状突起、軸索からなる。情報処理や情報伝達を行う働きがある。

にょうい【尿意】

尿をしたいと感じること。膀胱に尿が800mL前後たまると膀胱の内圧が上昇して神経を刺激し、尿意を感じる。

にょうかん【尿管】

腎臓と膀胱をつなぐ器官。腎臓で作られた尿を膀胱に運ぶ。

にょうき【尿器】

自力でトイレに行けないとき尿を採取する容器。男性用と女性用があり、手持ち式、セパレート型、自動吸引式などがある。別名排泄器、しびんなど。

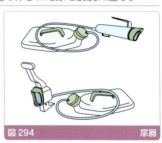

図294　尿器

にょうけんさ【尿検査】

尿に含まれる糖、たんぱく質などの成分量を調べる検査。糖尿病、腎臓、肝臓、尿路系などの病気の有無がわかる。

にょうさん【尿酸】

プリン体が体内で分解されてできる代謝産物。尿酸値が高い状態が続くと、尿酸の結晶が関節に沈着して痛風関節炎を起こす。

にょうしっきん【尿失禁】 ⚠️重要　図295

自分の意思に関係なくトイレ以外で尿が漏れること。認知症、脳血管障害、前立腺肥大などの病気や身体機能の低下などが原因。生活の質が低下する病気のため、患者の尊厳を保つケアが必要。

種類	特徴
腹圧性尿失禁	くしゃみやせきなどでお腹に力がかかると漏れる症状。女性に多く、妊娠・出産や加齢などの影響で、尿道を閉める骨盤底筋などがゆるむことで起きる。
切迫性尿失禁	急に尿意を感じて我慢できずに漏らしてしまう。意思とは関係なく膀胱が収縮(過活動膀胱)して起こる。
反射性尿失禁	脊髄疾患が原因で起こる。尿意が自覚にできず、腎臓から膀胱に尿が送られると反射的に漏れてしまう。
溢流性尿失禁	前立腺肥大症などにより、排尿をコントロールできず、少しずつ尿が漏れてくる。
機能性尿失禁	排尿機能は正常だが、身体機能の低下や認知症などが原因で、トイレに行くのが遅くなり漏れてしまう。

図295　　　　　　　　　　　　　　　　　　　　　尿失禁の種類

にょうそちっそ【尿素窒素】
たんぱく質が体内で分解されてできる最終代謝産物。腎臓や肝臓の病気などの有無がわかる。略称 BUN。

にょうとう【尿糖】
血液中のブドウ糖が尿中に漏れ出てきたもので、健康であればほとんど検出されない。糖尿病のスクリーニング検査として、尿糖検査が行われる。

にょうどくしょう【尿毒症】
腎機能が著しく低下し、だるさ、吐き気、食欲不振、頭痛、呼吸困難、出血など全身に症状が現れる状態。腎臓機能が通常の10%以下に低下した末期腎不全状態で起こる。

にょうとりパッド【尿とりパッド】
大人用のおむつなどに入れて使う尿吸収用パッド。排泄機能が低下して尿が漏れる高齢者などに使用する。

にょうへい【尿閉】
膀胱に尿がたまっても排尿できない状態。尿路通過障害、神経障害の他、薬剤の副作用や心因性が原因で起こることがある。

にょうろ【尿路】
尿が排出されるまでに通る経路。腎臓、尿管、膀胱、尿道が該当する。

にょうろかんせんしょう【尿路感染症】
腎臓から尿道までの尿路に起こる感染症。膀胱炎、腎盂腎炎などがある。主な症状は頻尿、切迫尿意、排尿障害、下腹部やわき腹の痛みなど。

にょうろけっせき【尿路結石】
腎臓から尿道の間に結石ができる病気。症状は激しい腹痛、血尿、頻尿など。高尿酸血症、尿路通過障害、長期臥床などが原因。

にょうろしっかん【尿路疾患】
腎臓から尿道に至る尿路に生じる病気の総称。感染症、結石、腫瘍、奇形などさまざまな原因がある。

にょうろストーマ【尿路ストーマ】 !重要
腹部に人工的に作られた尿の排泄口。自分の意思で排泄をコントロールできない。回腸導管、尿管皮膚ろう、膀胱ろう、腎ろうがある。

にりんほこうしゃ【二輪歩行車】
フレームに2輪がついた歩行補助器具。フレーム後部を持ち上げて車輪を転がし前進する。介護保険による福祉用品貸与対象。

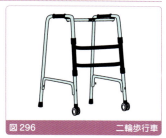

図296　二輪歩行車

にんいこうけんせいど【任意後見制度】
将来、判断能力が低下した場合に備え、事前に任意後見人を選ぶ制度。任意後見契約の締結と公正証書の登記が必要。

にんいにゅういん【任意入院】
本人の同意で精神科に入院すること。ただし、入院から72時間以内は精神保健指定医の判断で退院を制限することがある。

にんちきのうしょうがい【認知機能障害】 !重要
理解力、判断力、計算力、見当識、実行機能などに障害を認めること。認知症や統合失調症としてみられる。

にんちしょう【認知症】 図297
脳の働きの低下や脳細胞の死滅などで、正常に発達した知能が低下し、日常生活で支障が出ている状態。記憶障害を中心とした中核症状と、本人の性格や環境要因などの影響で起こる周辺症状がある。脳の障害や症状などによりアルツハイマー型、脳血管性、レビー小体型、前頭側頭型などに分けられる。

にんちしょうかいごけんきゅう・けんしゅうセンター【認知症介護研究・研修センター】
認知症介護の研究や、専門職員を養成するための研修などを実施する機関。東京都、愛知県大府市、宮城県仙台市に設置。

基本症状 (中核症状)	記銘・記憶障害 日時、場所に関する見当識障害 計算力の障害 理解力、判断力の障害 失認、失行、失語 実行機能障害
行動・心理症状 (周辺症状)	徘徊、無断外出、昼夜逆転、不眠、独語、不潔行為(弄便)、拒食、幻覚、興奮、せん妄、抑うつ
日常生活能力の障害	着脱衣の障害、食事摂取の傷害、排泄行為の障害(失禁)
身体症状	構音障害、歩行障害

図297　認知症

にんちしょうかいごじっせんけんしゅう【認知症介護実践研修】
認知症高齢者介護従事者を対象に、実践的な知識や技術を習得し、認知症介護の専門職員を養成することを目的とした研修。

にんちしょうかいごじっせんしゃとうようせいじぎょう
【認知症介護実践者等養成事業】
都道府県または指定都市が主体となり、認知症介護を提供する事業所を管理する立場にある者等や、高齢者介護実務者及びその指導的立場にある者に対して認知症介護に関する研修を行う事業。

にんちしょうケアせんもんし【認知症ケア専門士】
認知症患者や家族に対し、高い知識と技能に基づくサービスの習得と提供を目的とした民間資格。専門士認定試験と上級専門士認定試験がある。

にんちしょうケアマッピング【認知症ケアマッピング】
認知症患者をグループホームや特別養護老人ホームなどの共有スペースで観察し、患者の生活の質と影響を及ぼすケアの質を評価する方法。略称DCM。

にんちしょうこうれいしゃ【認知症高齢者】
後天的な脳の器質的障害により認知障害がある65歳以上の人。脳血管障害の後に起こる脳血管性認知症や脳が萎縮するアルツハイマー型認知症が多い。

にんちしょうこうれいしゃグループホーム
【認知症高齢者グループホーム】
同義　認知症対応型共同生活介護（p.314）

にんちしょうこうれいしゃのにちじょうせいかつじりつどはんていきじゅん【認知症高齢者の日常生活自立度判定基準】 P.314 図298
厚生労働省が定めた認知症患者の日常生活自立度の基準。要介護認定のための認定調査や主治医意見書などで使用する。

I		何らかの症状を有するが、日常生活はほぼ自立している。
II		症状により日常生活に支障があるが、周囲の協力があれば自立できる。
	IIa	家庭外でも上記IIの状態が認められる。
	IIb	家庭内でも上記IIの状態が認められる。
III		日常生活に支障があり介護を要する。
	IIIa	主に日中、介護を必要とする。
	IIIb	主に夜間、介護を必要とする。
IV		日常生活に支障があり、行動や意思疎通が困難で常に介護が必要。
M		精神症状や重篤な身体疾患があり、専門医療を要する。

図298　　　　　　　　　　　　　　認知症高齢者の日常生活自立度判定基準

にんちしょうサポーター【認知症サポーター】

認知症サポーターキャラバン事業による認知症サポーター養成講座の受講修了者に与えられる名称。認知症を正しく理解し、自分のできる範囲で活動する。

にんちしょうサポートい【認知症サポート医】 ⚠重要

認知症診療におけるかかりつけ医への助言、専門医療機関や地域包括支援センターなどとの連携推進などを行う医師。認知症における専門知識を持ち、所定の研修を修了した医師が対象。

にんちしょうしさくとうそうごうしえんじぎょう
【認知症施策等総合支援事業】

認知症の啓蒙活動や地域単位で総合的かつ継続的支援を目的とした認知症対応型サービス事業管理者等養成事業、認知症地域医療支援事業など10の事業。

にんちしょうしっかんいりょうセンター【認知症疾患医療センター】

認知症患者と家族への支援のひとつとして、認知症の急性期治療、専門医療相談、医療介護従事者への研修などを行う機関。都道府県や政令指定都市が審査の上、指定病院に設置する。

にんちしょうせいさくすいしんそうごうせんりゃく（しんオレンジプラン）【認知症政策推進総合戦略（新オレンジプラン）】

認知症高齢者にやさしい地域づくりの推進を目的とし、2015（平成27）年厚生労働省他11府省庁が共同で策定した。認知症の方や家族の視点の重視など7つの柱に沿って、総合施策を推進している。

にんちしょうたいおうがたきょうどうせいかつかいご
【認知症対応型共同生活介護】

同義　グループホーム（p.112）

にんちしょうたいおうがたつうしょかいご【認知症対応型通所介護】

認知症高齢者が施設に通所し、入浴、食事、排泄などの介護や機能訓練を行う施設。通所により、通所者の社会的な孤立の解消や家族の介護負担軽減なども目的としている。

にんちしょうたんきしゅうちゅうリハビリテーション
【認知症短期集中リハビリテーション】 !重要

介護老人保健施設において、生活機能の改善が見込まれる認知症患者を対象に、現実見当識練習、回想法、語想起練習、記憶練習、学習、アクティビティ、日常生活動作の練習などを実施するリハビリテーションプログラム。

にんちしょうちいきいりょうしえんじぎょう
【認知症地域医療支援事業】

認知症対策等総合支援事業のひとつ。認知症サポート医養成研修、かかりつけ医認知症対応力向上研修、早期からの認知症高齢者支援体制など。

にんちしょうにたいするかいご【認知症に対する介護】

介護対象者の尊厳を保ち、相手の発言を肯定して受け入れる。健康状態に気を配り、今までの生活リズムを変えないように心がける。

認知症高齢者に接する際の原則
● 相手の気持ちを受け入れて、じっくりと話を聞く。 ● 不安を取り除き、安心できる雰囲気をこころがける。 ● 相手のペースに合わせる。 ● 柔軟な対応をこころがける。 ● 相手の気持ちを尊重する。 ● 具体的に、わかりやすく話す。 　ゆっくり、はっきり、やさしい口調、丁寧な言葉づかい、先回りして話さない。 ● 自然なスキンシップを取り入れる。

認知症高齢者を援助する際の原則
● 認知症の症状と問題点を知る。 ● 相手ができることに合わせ、できなくても追及しない。 ● 残存している機能を活用する。 ● 今までの生活習慣や行動パターンなどを把握する。 ● 現状を伝える。 ● 相手の感情や情緒をないがしろにしない。 ● 常によい刺激を与える。 ● 独りにせず、寝込ませない。 ● 相手に役割を与える。 ● 高齢者同士の仲間をつくり、交流させる。 ● 環境を急に変えない。 ● 身体的な疾患は認知症を進行させる。 ● 危険を未然に防ぐ。

図299　　認知症高齢者の介護の原則

にんちしょうのげんいん【認知症の原因】

脳細胞の死滅によるアルツハイマー型、脳血管障害、脳萎縮によるレビー小体型が多い。他にピック病、正常圧水頭症、慢性硬膜下血腫などの病気が原因のことがある。

にんちしょうのしゅうへんしょうじょう【認知症の周辺症状】

生活や環境、周囲との関わりで起こる行動や心理症状。抑うつ、せん妄、幻覚、徘徊、失禁、弄便、多動、暴言など。

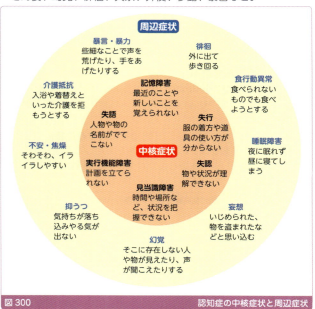

図300　認知症の中核症状と周辺症状

にんちしょうのしんだん【認知症の診断】

身体の病気が原因でないことを検査で確認した上で、本人と家族への問診、CT、MRI、脳血流検査などの画像検査、記憶・知能などに関する心理検査などを行う。

にんちしょうのそうきはっけん【認知症の早期発見】 図301

もの忘れが激しい、判断や理解力の低下、時間や場所がわからない、性格が変わる、不安感が強い、意欲低下などがあるときは、早めに医療機関を受診することが重要。

にんちしょうのちゅうかくしょうじょう【認知症の中核症状】 図300

脳細胞の死滅により起こる認知症の症状。記憶障害、見当識障害、判断力の障害、失語、失認、失行など高次脳機能障害。

- 糖尿病、高血圧、脂質異常症、肥満、メタボリック症候群を予防・治療する。
- **体調を整える。**
  風邪や骨折など日常的に起きる可能性が高い傷病が、長期入院や手術の原因となるので予防する。
- **適度に運動し、家に引きこもらないようにする。**
  ストレッチ、ウォーキング、体操など軽い運動をする。
  外出する、人と会うなど、生活にメリハリをつける。
- **極端な環境変化に注意する。**
  入院や転居など、急に環境が変わるときは身近な人が小まめに連絡を取るなど気を配る。
- **楽しく、明るく、笑いがある暮らしをこころがける。**
  興味のある事に取り組み、穏やかな気持ちで過ごす。

図 301　　　　　　　　　　　　　　　　　　　　　　　　認知症の予防

にんちしょうのひとのためのケアマネジメントセンターほうしき【認知症の人のためのケアマネジメントセンター方式】

通称認知症ケアのセンター方式の正式名。認知症患者と家族を含むケア関係者が共通の患者情報シートを使って情報を共有し、患者の生活リズムを把握した上で、最適なケアプランを作成する。

にんちりょうほう【認知療法】

精神療法の一種。現実の受け取り方やものの見方に対し頭に浮かぶ思考を柔軟かつ前向きにするようにし、物事に対するストレスを軽減させる方法。

にんていちょうさ【認定調査】

同義▶ 訪問調査（p.364）

にんていちょうさいん【認定調査員】

要介護認定の一次判定として、申請者の自宅を訪ねて心身状態を調査する職員。新規申請は市区町村の職員または業務委託を受けた事務受託法人が実施し、更新時または要介護認定変更申請時は、市区町村職員、事務受託法人、居宅介護支援事業者、介護保険施設、地域密着型介護老人福祉施設等、介護支援専門員が行う。

にんていちょうさひょう【認定調査票】 ⚠重要

介護保険の認定調査で使う全国共通の調査票。概況調査、基本調査、特記事項で構成され、認定調査員が認定調査を行うときに記入する。

にんていのそきゅうこう【認定の遡及効】

要介護認定申請中に自費で介護サービスを利用し、後に要介護または要支援認定を受けた場合に、認定申請時から介護認定が始まっているとみなすこと。

にんていゆうこうきかん【認定有効期間】

要支援・要介護認定を有効とする期間。

申請区分等		原則の 認定有効期間	認定可能な認定 有効期間の範囲
新規申請		6ヵ月	3〜12ヵ月
区分変更申請		6ヵ月	3〜12ヵ月
更新申請	要支援→要支援	12ヵ月	3〜12ヵ月
	要介護→要介護	12ヵ月	3〜24ヵ月
	要支援→要介護	6ヵ月	3〜12ヵ月
	要介護→要支援	6ヵ月	3〜12ヵ月

図302　要介護認定等の有効期限

にんにんかいご【認認介護】

超高齢社会に伴い、認知症患者が増加したため、認知症の人が認知症の家族を介護する状態のこと。外部の目が届きにくい、食事、排泄など適切な介護が行えないなどの課題がある。新聞やテレビなどで新語として使われるようになった。

関連 老老介護（p.414）

ぬのおむつ【布おむつ】

布製のおむつ。上におむつカバーをつけて使用する。紙おむつよりかぶれにくい、ゴミが出ない、低コストなどの特徴がある。

ねがえりかいじょ【寝返り介助】

介助者は対象者の寝返る側で対象者の両膝を立てる。顔を寝返る側に向けた後、肩と膝を持ち、手前に倒すように引き寄せる。

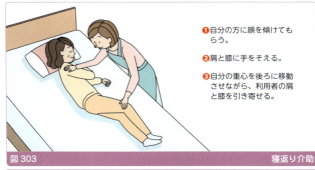

❶自分の方に顔を傾けてもらう。
❷肩と膝に手をそえる。
❸自分の重心を後ろに移動させながら、利用者の肩と膝を引き寄せる。

図303　寝返り介助

ネガティブオプション【negative option】

事業者が注文していない商品を一方的に自宅へ送り、強引に売買契約を締結して代金を請求する商法。法律上売買契約は不成立の

ため代金の支払義務はないが、商品を使った場合は代金の支払義務が生じる。別名商品送りつけ商法。

ネグレクト【neglect】 ⚠重要
高齢者、障害者、児童などへの虐待の一種。食事や薬を与えない、おむつや下着交換をしないなど、必要な世話を怠り放置する状態。

ねたきり【寝たきり】
病気やけがなどにより自力で起きられない状態が6ヵ月以上続き、介護が必要なこと。本人には廃用症候群や褥瘡(じょくそう)の予防など身体的、精神的ケアが必要なだけでなく、家族にも支援が重要。

ねたきりこうれいしゃ【寝たきり高齢者】
6ヵ月以上ベッドで寝ており、常に介護が必要な状態の高齢者。

ねたきりどはんていきじゅん【寝たきり度判定基準】
同義 障害高齢者の日常生活自立度判定基準 (p.195)

ねっしょう【熱傷】
同義 やけど (p.386)

ねっちゅうしょう【熱中症】 ⚠重要
気温変化により体温調整がうまくできずに、体内に熱がたまってめまい、吐き気、だるさ、ほてり、痙攣(けいれん)、脱水症状、体温上昇などが現れる状態。放置すると意識障害を起こし死亡することがある。

ネブライザー【nebulizer】
吸入療法で使う器具。液体の薬剤を霧状にして噴霧する。呼吸をするだけで薬剤を速やかに患部に届けることができる。

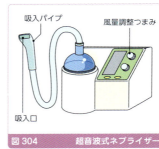

図304　超音波式ネブライザー

ネフローゼしょうこうぐん【ネフローゼ症候群】
尿にたんぱくがたくさん出るために血液中のたんぱく量が減り、むくみが起こる病気。原因不明の一次性と、糖尿病などの全身性疾患が原因の二次性がある。

ねんきんほけんしゃ【年金保険者】
公的年金の運営者。国民年金と厚生年金の場合は国。共済年金は国家公務員共済組合、地方公務員共済組合連合会。共済年金は、2015（平成27）年に厚生年金に統合された。

ねんざ【捻挫】
関節の可動域を超えて動かしたために、関節の靱帯や腱、軟骨などが傷つくけがの一種。痛み、腫れなどがみられ、重度の場合は靱帯が断裂することもある。

ねんしょうじんこう【年少人口】
0歳から14歳までの総人口。

ねんせいさよう【粘性作用】
水中で手足を動かすときの抵抗感。水中で動くときは普段より筋力を使うためリハビリテーションに用いられる。

ねんりんピック
全国健康福祉祭の愛称。高齢者をはじめ国民の健康保持・増進、社会参加を目的とし、スポーツや文化種目の交流大会や健康、福祉関連のイベントを行う祭典。

ノイローゼ【neurosis】
同義 神経症（p.213）

のう【脳】
生命維持をはじめ、脳以外のすべての部位をコントロールし、運動、触覚、嗅覚、味覚、聴覚、視覚などを司る器官。

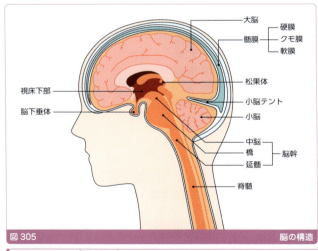

図305　脳の構造

のういしゅく【脳萎縮】 !重要
脳神経細胞が死滅するとともに脳の体積や重さが減ること。認知症や高次脳機能障害などが現れる。過度の飲酒、脳血管障害、アルツハイマー病、加齢などが原因。

のういっけつ【脳溢血】
同義 脳内出血（p.323）

のうかすいたい【脳下垂体】
脳の下部に垂れ下がるような形をした指先ほどの大きさの器官。さまざまな種類のホルモンが産生され、全身の調整を担う。

のうかん【脳幹】 ❗重要
延髄、橋、中脳、視床、視床下部の総称。脳の一番奥にあり、心拍や呼吸、反射運動など生命の維持や本能をコントロールする。

のうきしつせいしっかん【脳器質性疾患】
脳の構造や組織の変化により起こる病気の総称。脳血管障害、脳腫瘍、脳感染症などがある。

のうけっかんしょうがい【脳血管障害】
脳血管のつまりや破損などで起こる病気の総称。発症すると死亡する例や後遺症が残ることが多く、認知症の一因にもなる。脳梗塞、脳出血、くも膜下出血に分けられる。

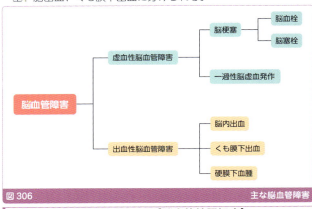

図306　主な脳血管障害

のうけっかんせいにんちしょう【脳血管性認知症】
同義 血管性認知症（p.122）

のうけっせん【脳血栓】 ❗重要
脳梗塞の一種。動脈硬化により血管の壁が分厚くなって血液の流れが悪くなり、血栓がつまって脳組織に血液が届かなくなる状態。意識障害、体の麻痺、手足や顔面の感覚障害、言語障害、失語症などの症状が現れる。

のうこうそく【脳梗塞】 P.322 図307
脳の血管がつまって血流が滞り、脳の細胞が死滅する状態。脳血栓と脳塞栓がある。

脳梗塞の疑いがあるときは、次の兆候を確認する。
どれか1つでも急に起きた場合は、脳梗塞などの脳血管障害の可能性がある。

	テスト内容	兆候
顔のゆがみ	歯が見えるように笑ってもらう。	顔の片側だけが動かしにくくなり、表情がゆがむ。
腕の動き	手のひらを上にして両腕を伸ばして水平にし、目を閉じて10秒間保ってもらう。	片腕が途中で下がったり、水平の位置まで上がらなくなったりする。
言葉	「今日はいい天気ですね」など、短い文章を声に出してもらう。	言葉に詰まる、内容が違う、ろれつが回らない。

図307　　　　　　　　　　　　　　　　　　　　　　脳梗塞の兆候

のうざしょう【脳挫傷】
頭部の強打などにより、頭蓋骨の内部の脳に損傷が起こる状態。激しい頭痛、嘔吐、意識障害、半身の麻痺や感覚障害、言語障害、痙攣発作などの症状が現れる。

のうし【脳死】
脳幹を含む脳全体の機能が完全に失われ回復の見込みがない状態。人工呼吸器などで心臓を動かせるが、最終的には心停止する。

のうしゅっけつ【脳出血】
同義▶脳内出血（p.323）

のうしゅよう【脳腫瘍】
脳内に腫瘍ができる病気。頭痛、吐き気、手足の麻痺、言語障害、視力障害、てんかん様発作、意識障害などの症状が現れる。

のうしんけいしっかん【脳神経疾患】
脳や神経のけがや病気。脳腫瘍、脳血管障害、頭部外傷、てんかんやパーキンソン病などの機能的疾患、脊髄や脊椎の疾患など。

のうせいまひ【脳性麻痺】
生後4週までに起きた脳損傷が原因の運動機能障害。運動発達の遅れ、運動や姿勢の異常、関節の拘縮などがみられる。

のうそくせん【脳塞栓】　!重要
心臓や頸動脈などの太い血管でできた血栓が、血流に乗って脳に運ばれ、脳血管がつまる病気。片麻痺、感覚障害、意識障害などの症状が現れ、死亡することもある。

のうそっちゅう【脳卒中】
同義▶脳血管障害（p.321）

のうそっちゅうじょうほうシステムじぎょう
【脳卒中情報システム事業】
脳卒中の再発、要支援・要介護状態を防ぐため都道府県が実施する事業。脳卒中予防から社会復帰まで一貫した対策の計画や評価を行う。

のうどうぎしゅ【能動義手】
義手の一種。身体機能が残された体の動きを使って、義手の手や肘の動作などが可能である。

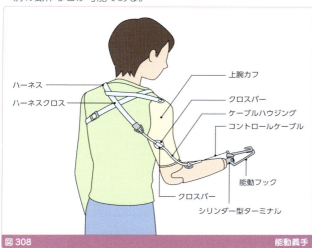

図308　　　　　　　　　　　　　　　　　　　　　　能動義手

のうないしゅっけつ【脳内出血】 ⚠重要
頭蓋骨内で出血する病気。手足の運動麻痺、言語障害、めまい、吐き気、意識障害など症状が現れ、死に至ることもある。高血圧や動脈硬化と併発することが多い。別名脳出血、脳溢血。

のうはけんさ【脳波検査】
脳が放つ微弱な電波（脳波）を、波形として記録する検査。てんかん、意識障害、脳腫瘍などの診断に使う。

のうひんけつ【脳貧血】
脳に流れる血液量が少なくなり身体症状が現れること。たちくらみ、めまい、頭痛、意識障害、失神などがみられる。

ノーマライゼーション【normalization】
障害の有無に関係なく同じように生活できるように支援すべきという考え方。1960年代に社会福祉をめぐる社会理念のひとつとして北欧諸国から発祥した。

ノロウイルス【norovirus】 !重要

感染性胃腸炎の原因となるウイルスの一種。感染から1、2日後に嘔吐、下痢、腹痛などの症状が現れる。子どもや高齢者は重症化しやすく、吐瀉物による窒息や誤嚥性肺炎を起こすこともある。

主な感染経路	● 感染者が手を洗わないなど不衛生な状態が理由でウイルスが付着し、その食品を食べて感染する。 ● 感染者の嘔吐物や糞便を処理した人にウイルスが付着して、不適切な処理のため除去されず、口から侵入して感染する。 ● 感染者の嘔吐物が残って乾き、ウイルスを含む粒子として空気中に拡散し、それらを吸って感染する。
消毒方法	● 1分以上85℃で加熱。 ● 塩素系漂白剤の次亜鉛素酸ナトリウムが効果的。
嘔吐物の処理方法	● 周りに近づかないようにする。 ● マスク、ゴム手袋、ゴーグル、エプロンを着用する。 ● 嘔吐物を全体的にペーパータオルで覆う。外側から内側に拭きながら集める。拭いた面は内側に折り込む。 ● ビニール袋に使用したペーパータオルを入れて、0.1%次亜鉛素酸ナトリウムを注ぐ。 ● 嘔吐があった場所と周辺を、0.1%次亜鉛素酸ナトリウムをしみ込ませたペーパータオルで覆い、数分間おいてから拭き取る。 ● 使用したゴム手袋やペーパータオル等を回収して廃棄する。 ● 手洗い、洗顔、うがいをして、可能ならシャワーを浴びる。

図309　ノロウイルスの感染経路、嘔吐物の処理方法など

ノンステップバス

出入口の段差をなくし、高齢者や障害者なども乗り降りしやすくしたバス。

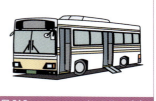

図310　ノンステップバス

ノンレムすいみん【ノンレム睡眠】

脳の睡眠といわれ、うとうとする状態、すやすやと浅い眠り、深い眠り、最も深い眠りの段階がある。

はいあんどろーきのう【ハイアンドロー機能】
床からベッド面までの高さを調整できる、電動ベッドの機能。

はいえん【肺炎】 ⚠重要
細菌やウイルスが肺に侵入し炎症を起こす病気。38度以上の高熱、咳、たん、呼吸困難、胸痛などの症状が現れ、高齢者を中心に重症化しやすい。日本人の死亡原因の第4位。

はいえんきゅうきんワクチン【肺炎球菌ワクチン】
肺炎球菌による肺炎の発症や重症化を防ぐためのワクチン。高齢者は予防接種法に基づき自治体が実施する予防接種がある。

バイオエシックス【bioethics】
同義▶ 生命倫理（p.238）

バイオプシー【biopsy】
同義▶ 生検（p.234）

バイオリズム【biorhythm】
同義▶ 生体リズム（p.237）

はいかい【徘徊】 ⚠重要
家の中や外を1人で歩き回る行動。認知症の主な症状のひとつ。本人は目的があり歩いているため、原因などを踏まえ対応することが必要。

はいがい【背臥位】
仰向けになって横になっている状態。別名仰臥位。

はいかいけんちシステム【徘徊検知システム】
認知症患者が屋外へ出ようとするときにセンサーで感知し、家族や介護者などに通報する機器。対象者に持たせる小型発信機タイプもある。福祉用具貸与の対象品目。

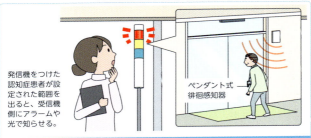

発信機をつけた認知症患者が設定された範囲を出ると、受信機側にアラームや光で知らせる。

ペンダント式徘徊感知器

図311　徘徊検知システム

はいかいセーフティネットワーク【徘徊セーフティネットワーク】
認知症高齢者などの居場所がわからなくなったときに、早期に対応できる体制を作ること。

はいかいへのたいおう【徘徊への対応】
高齢者の話をじっくり聞く。精神不安定が徘徊を招くことがあるため、落ち着いて過ごせるように安心感を与える。転倒や交通事故などの危険があるため可能であれば一緒に歩く。

はいかつりょう【肺活量】
最大限に息を吸い込んだ後に肺から吐き出すことができる空気量。呼吸機能検査項目の一種。

はいがん【肺がん】
肺に悪性腫瘍ができる病気。腺がん、扁平上皮がん、大細胞がんからなる非小細胞がんと小細胞がんに分けられる。早期は自覚症状が現れにくいが進行すると死亡率が高いため、定期的に検診を受けることが重要。

はいきしゅ【肺気腫】
肺にある肺胞が破壊され酸素と炭酸ガスの交換がうまくできず呼吸に支障がある状態。主な症状は息切れ、咳、痰など。

はいぐうしゃからのぼうりょくのぼうしおよびひがいしゃのほごにかんするほうりつ
【配偶者からの暴力の防止及び被害者の保護に関する法律】
同義 ＤＶ防止法（p.420）

はいけいいんし【背景因子（ICFにおける）】
国際生活機能分類（ICF）における分野のひとつ。環境因子と個人因子で構成される。

はいけっかく【肺結核】
同義 結核（p.122）

はいけつしょう【敗血症】 ！重要
血液に細菌が入って全身を巡り、肺や腎臓など臓器が侵される病気。高熱や頭痛などがみられ、放置すると死に至る。

はいしょくサービス【配食サービス】
業者が栄養バランスの取れた食事を配達するサービス。健康の維持・向上だけでなく、自立生活や介護予防などを支援する。

はいすいしゅ【肺水腫】
血液中の液体が血管の外にしみ出て、肺に水分がたまった状態。主な症状は呼吸困難で、進行すると皮膚や口唇が紫色になり、血圧低下や意識障害が起こることがある。

バイステック,F.P.【Biestek,F.P.】
アメリカの社会福祉学者。対人援助における援助者の最も重要な原則として❶個別化、❷意図的な感情表出、❸統制された情緒的関与、❹受容、❺非審判的態度、❻クライアントの自己決定、❼

秘密保持の7つを提唱した。

はいせつのかいじょ【排泄の介助】
障害の程度や本人の心情を元にケアの目標を立てて、自尊心を尊重したケアを心がける。技術的に快適な排泄ができるだけでなく、心理的なケアを考慮することが重要。

はいせんいしょう【肺線維症】
肺胞の壁（間質）の線維組織が増えて分厚くなり、硬く縮むために、酸素の取り入れや二酸化炭素の排出がうまくできない病気。息切れや倦怠感などの症状がみられ、進行すると呼吸困難やチアノーゼが起こる。

バイタルサイン【vital signs】 ⚠重要
心拍数、呼吸数、血圧、体温の4項目。生存状態を示す指標。意識の状態を含めるものもある。

バイトブロック【bite block】
口が開いた状態に保つ器具。歯科治療や口腔ケアなどで、利用者が口を閉じたときに歯ブラシや介助者の指を噛まないために使う。別名開口器。

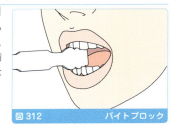

図312　バイトブロック

はいにょうしょうがい【排尿障害】 ⚠重要
排尿に関する障害の総称。頻尿、尿失禁、尿漏れ、尿排出障害、残尿感などがある。

はいぶこうだほう【背部叩打法】 P.328 図313
気道に異物がつまったときに取り除く方法のひとつ。手のひらの付け根で左右の肩甲骨の間を強く連続して叩く。

はいべんしせい【排便姿勢】
座位の方が仰臥位より排便しやすい。座位で前傾すると力みやすく、直腸と肛門の角度が一直線になり、排便が円滑になる。

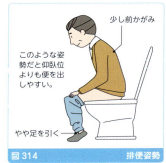

少し前かがみ
このような姿勢だと仰臥位よりも便を出しやすい。
やや足を引く

図314　排便姿勢

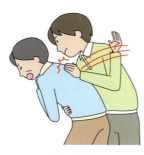 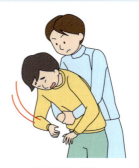

背部叩打法
肩甲骨の間あたりを手のひらの付け根で連続して強く叩く。立った姿勢でも同様に行う。

ハイムリッヒ法
背後から片方のこぶしの親指側をへそとみぞおちの間に当てる。もう一方の手でこぶしを掴み、上向きに引き上げる。異物が取れた後に内臓などが損傷していないか受診して確認する。

＊ハイムリッヒ法は、妊婦や乳児には行わない。

図313　気道異物除去の方法

はいべんしょうがい【排便障害】
便秘や便失禁など排便に支障がある状態。

ハイムリッヒほう【ハイムリッヒ法】 図313
喉に食べ物や異物がつまったときに除去する方法。対象者の後ろから両手を回すように抱え、にぎりこぶしをへそのやや上方（みぞおちの下方）に当て、圧迫するように突き上げる。

はいようしょうこうぐん【廃用症候群】 図315
長期の安静によって全身や脳の機能が低下した状態。とくに高齢者が進行しやすい。

はいようせいいしゅく【廃用性萎縮】
長期に安静を続け筋肉や骨が萎縮すること。筋肉が収縮する廃用性筋萎縮や骨がもろくなる廃用性骨萎縮などがある。

ハイリスクアプローチ【high risk approach】
病気の発症リスクがより高い方に対し、疾病の発症の可能性を下げるよう働きかけをして病気を予防する方法。

対義 ポピュレーションアプローチ（p.370）

ハインリッヒのほうそく【ハインリッヒの法則】
労働災害における経験則のひとつで、ひとつの重大な事故には、29の軽微な事故があり、その背景には300の異常が存在するという法則。

症状の種類	注意点
筋萎縮	移動が困難になる。リハビリや早期離床を検討する。
骨萎縮	骨が萎縮して折れやすくなる。無理のない運動をこころがける。
関節の拘縮	関節が固まって動かせなくなる。少しずつでも関節を動かす。
褥瘡	床ずれ。体位を変える、スキンケア、適切な栄養管理をこころがける。
肺炎	肺換気量が減少し、沈下性肺炎発症が起こりやすくなる。
起立性低血圧	立位や座位になる際に、顔面蒼白、めまい、発汗などが起きる。立位訓練や降圧剤を使用して予防する。
抑うつ状態	気分の落ち込み、やる気の喪失など精神的に不安定な状態になる。積極的な声かけ、話を聞くなどコミュニケーションをこころがける。
便秘	水分や食物繊維を意識的に摂り、軽い運動をする。
精神機能の低下	精神的な機能が衰え、廃用性認知症など脳機能へ影響する場合もある。

図315　廃用症候群の種類と注意点

パウチ【pouch】
ストーマから出る尿や便を受ける袋。排泄物が付着すると皮膚障害が起こるため、ストーマ周辺を清潔に保つことが大切。

ハウリング【howling】
補聴器から雑音が聞こえること。補聴器と耳穴の形が合わない、耳垢の付着などが原因で起こる。

パーキンソンしょうこうぐん【パーキンソン症候群】
脳血管障害、レビー小体型認知症、薬の副作用などパーキンソン病以外の原因で、振戦、小刻み歩行、寡動、筋強剛などのパーキンソン病様症状がみられる状態。

パーキンソンびょう【パーキンソン病】 !重要
脳の黒質の正常な神経細胞が減少するためにドーパミンという神経伝達物質が作られなくなり、脳から運動指令がうまく伝わらず運動障害が起こる病気。振戦、無動、固縮、姿勢反射障害の4大症状をはじめ、便秘や頻尿、不眠、うつ症状、認知機能障害などが現れることがある。国の指定難病のひとつ。

パーキンソンびょうかんれんしっかん【パーキンソン病関連疾患】
パーキンソン病、進行性核上性麻痺、大脳皮質基底核変性症の総称。介護保険制度による特定疾患のひとつ。

はくいこうけつあつ【白衣高血圧】
医療機関で医師や看護師が血圧を測ると自宅で測るより数値が高くなること。

はくじょう【白杖】
同義 盲人安全杖 (p.382)

はくじゅ【白寿】
満99歳のお祝いのこと。百から一を引くと白になることに由来する。

はくせん【白癬】 !重要
皮膚糸状菌という真菌（カビ）が原因で起こる皮膚に感染する病気。足白癬、爪白癬などがある。

はくないしょう【白内障】 !重要
加齢などで目の水晶体が白濁し視力低下する病気。症状が進行した場合、水晶体を取り除き眼内レンズを挿入する手術を行う。

ばくりゅうしゅ【麦粒腫】
同義 ものもらい (p.384)

はこう【跛行】
歩行異常のひとつで、足を引きずるように歩くこと。

はさみしせい【はさみ姿勢】
両足の膝下部分が交差した状態。脳性麻痺で多くみられる。

はしか
同義 麻疹 (p.373)

はしゅせいてんい【播種性転移】
悪性腫瘍の広がり方のひとつで、がん細胞が体腔内に種をまいたように散らばり、増殖すること。胃がんや卵巣がんなどで見られる。

はしょうふう【破傷風】
土中の破傷風菌が傷口から体内に入って起こる感染症。主な症状は全身性の筋緊張と痙攣だが、重症化すると死亡する場合もある。

バスグリップ【bath grip】
浴槽の縁に取り付ける手すり。浴槽の出入り時など、動きに合わせて使いやすい形状を組み合わせると便利。

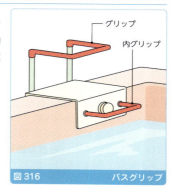

図316　バスグリップ

バスボード【bath board】
浴槽の上に渡して、浴槽への出入りを補助する板。腰を掛けながら安定した姿勢で、浴槽の中や外に移ることができる。

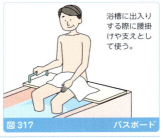

図317　バスボード
浴槽に出入りする際に腰掛けや支えとして使う。

はせがわしきかんいちのうひょうかスケール【長谷川式簡易知能評価スケール】
長谷川和夫によって作られた簡易知能検査。年齢、日時、場所、簡単な計算などの質問から認知症の程度を判断する。30点満点中20点以下だと認知症が疑われる。略称はHDS-R。

バセドウびょう【バセドウ病】
甲状腺機能亢進症のひとつで、甲状腺ホルモンが過剰に分泌されて起こる。甲状腺腫大、頻脈、眼球突出、手足の震え、多汗など多様な症状が見られる。

パーソナリティ【personality】
その人らしさを特徴付ける、独自の一貫した思考や行動様式。人格、性格と訳される。

パーソナリティしょうがい【パーソナリティ障害】
精神疾患のひとつ。極端に偏った反応や行動をすることから、周囲の人との軋轢が生じ、社会生活への適応が困難になる。

パーソナルソーシャルサービス【personal social service】
利用者に提供されるソーシャルサービスの中で、対人関係を元に提供される相談援助活動や介護援助などのサービス。別名対人福祉サービス。

パーソナルスペース【personal space】 P.332 図318
他人に近付かれると不快に感じる距離のこと。親密な相手ほど狭く、敵視する相手に対しては広い。別名パーソナルエリア。

バソプレシン【vasopressin】
下垂体の後葉から分泌されるホルモン。腎臓の尿細管や集合管に働きかけ、尿の排出を減らす。別名ADH。

パーソンセンタードケア【person centred care】 !重要
認知症ケアの理念のひとつ。認知症をもつ人を1人の人間として尊重し、その視点や立場を理解してケアを行うという考え方。略称はPCC。

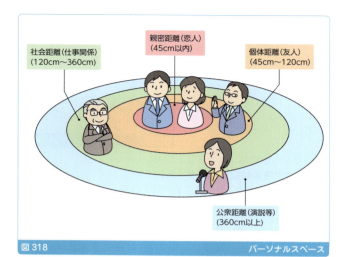

図318　パーソナルスペース

はちまるにいまるうんどう【8020運動】
「80歳になっても20本以上自分の歯を保とう」という、歯の健康づくりを目標とする運動。国と日本歯科医師会が推進している。

はちょうあわせ【波長合わせ】
社会福祉援助において、援助者が利用者の心身や生活の状況、感情、人生背景、ニーズなどを理解し、共感的な態度を取れるように事前に準備すること。

はっかんしょうがい【発汗障害】
発汗経路の異常により、発汗量が調節できなくなること。これによって体温調節も難しくなり、熱が体内にこもるうつ熱や脱水症状が起こることもある。

はつがんぶっしつ【発がん物質】
がんを発生させる作用のある物質。コールタール、すす、カビ、化学物質、放射性物質、アスベストなどがある。

はっけつびょう【白血病】
血液細胞のがん。がん化した細胞（白血病細胞）が異常に増殖し、正常な造血機能が低下する。症状には、発熱、出血傾向、倦怠感、免疫力の低下などがある。

はったつしょうがい【発達障害】　!重要
乳幼児期に脳の発達過程が損なわれ、認知、言語、社会性、情緒などが障害された状態。精神・知能障害を伴う場合もある。自閉症、アスペルガー症候群、注意欠陥多動性障害などの種類がある。

はったつしょうがいしゃしえんセンター【発達障害者支援センター】
発達障害者支援法に基づき、発達障害者と家族からの相談に応じ、指導や助言などの支援を総合的に行う専門機関。

はったつしょうがいしゃしえんほう【発達障害者支援法】
発達障害者の自立や社会参加への支援に関して、国や自治体の責務を規定した法律。2005（平成17）年施行。

はつねつ【発熱】 !重要
体温が平熱以上に高くなること。ウイルス感染や細菌感染により、免疫細胞が活性化して起こる。

ハートビルほう【ハートビル法】
正式名は「高齢者、身体障害者等が円滑に利用できる特定建築物の建築の促進に関する法律」。2,000m^{2}以上の特別特定建築物を新築、増改築または用途変更をする場合、バリアフリー対応が義務づけられている。

パトライト
パトカー、救急車などの緊急車両や病院の救急外来入口などに設置されている回転灯。福祉においては、視覚障害者に来客を知らせる日常生活補助機器として使用される。

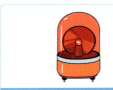

図319　パトライト

はなカニューレ【鼻カニューレ】
酸素療法時に使用する鼻に入れるチューブ。酸素供給器に接続して使用する。

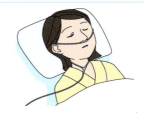

酸素供給器と鼻孔をつなぐ細いチューブ。会話や食事を妨げることなく酸素を吸入でき、取り扱いやすく安全性も高い。

図320　鼻カニューレ

パニックしょうがい【パニック障害】
不安障害のひとつ。急激に起こる動悸、めまい、呼吸困難、震え、発汗などとともに、強い不安感に襲われる。発作を何度も繰り返すことが多い。恐慌性障害、恐怖性障害ともいう。

ハーネス【harness】
義手を体に固定するために使用されるベルト。または、視覚障害

者を誘導するため盲導犬の胴体に装着する胴輪を指す。

はばたきしんせん【羽ばたき振戦】
腕を伸ばしたり広げたりするときに、鳥が羽ばたくように見える不規則な震えのこと。肝性脳症が原因となることが多い。

パブリックスペース【public space】
不特定多数の人が利用する公共の空間。集合住宅内のロビー、廊下、エレベーター、共同トイレ、公共施設、商業施設など。別名公共空間。

ハムストリングス【hamstrings】
下肢の後面を作る筋肉の総称。大腿二頭筋、半膜様筋、半腱様筋で構成されている。別名ハムストリング、ハム。

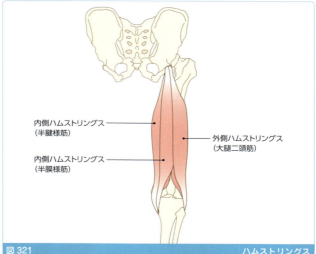

図321　ハムストリングス

パームプリンティング【palm printing】
手のひらに指で文字を書いて意思を伝える、視覚・聴覚重複障害者のためのコミュニケーション手段。

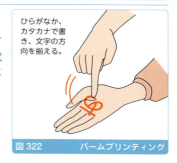

図322　パームプリンティング

パラノイア【paranoia】
偏執狂や妄想症ともいわれる精神疾患。著しい妄想が見られるが、行動や思考などの障害はほとんどなく、通常の日常生活を送ることができる。

パラフレニー【paraphrenia】
統合失調症の一種で、著しい妄想が見られる。感情や意思の障害はほとんどなく、人格の崩壊は少ない。

パラメディカル【paramedical】
同義 コメディカル（p.149）

パラリンピック【paralympic】
知的、肢体または視覚障害者が対象の国際的障害者スポーツ大会。4年に1度オリンピック開催地と同じ場所で開かれる。

バリアフリー【barrier free】
日常生活を妨げる障壁（バリア）を取り除こうという考え方や手段。高齢者や障害者が暮らしやすい環境の整備を目的とする。

バリアフリーしんぽう【バリアフリー新法】
高齢者や障害者がスムーズに移動できるように、建築物と公共機関のバリアフリー化を統合して推進することを定めた法律。2006（平成18）年施行。

バリウムけんさ【バリウム検査】
食道、胃、十二指腸の病変をチェックするために行う検査。造影剤のバリウムと発泡剤を飲んで、胃壁にバリウムを付け、その状態をエックス線で撮影する。

バリデーション【validation】
認知症の人の徘徊などの行動には意味があると考え、その人のこれまでの人生と照らし合わせながら、共感をもって接するコミュニケーション方法。

パルスオキシメーター【pulse oximeter】
指先にセンサーをつけて、動脈血中の酸素飽和度と脈拍数を測定する機器。パルスオキシメーターの装着は医療除外行為のひとつ。別名経皮酸素飽和度モニター。

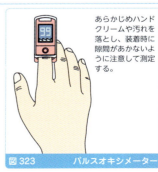

あらかじめハンドクリームや汚れを落とし、装着時に隙間があかないように注意して測定する。

図323　パルスオキシメーター

バルーンカテーテル【balloon catheter】

先端が風船状になったカテーテル。血管内で膨らませて治療や処置をしやすくしたり、膀胱から尿の排出を行ったりする。

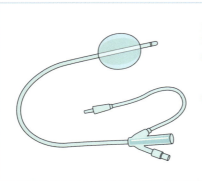

動脈狭窄部位に使用するとき

❶ 手首などの冠動脈からバルーンカテーテルを挿入する。

❷ バルーンを動脈硬化が起きている患部でゆっくりと膨らませて血管を広げる。

図324　バルーンカテーテル

バーンアウトシンドローム【burnout syndrome】
同義 燃えつき症候群（p.383）

はんうめこみしきよくそう【半埋め込み式浴槽】
浴槽の高さの約1/3を床に埋め込んで設置する。立ち上がりが低いため、浴槽への出入りがしやすい。

はんかいしんけいまひ【反回神経麻痺】
神経疾患、けがや手術の後遺症などで声帯を動かす筋肉の支配神経が麻痺し、声がかすれたり出なかったりする状態。別名声帯麻痺。

はんきかん【半規管】
内耳にある半円形の3つの感覚器官。三半規管ともいわれ、平衡感覚をつかさどる。内腔のリンパ液の働きにより、回転や体の運動を感知する。
関連 図366「耳の構造」（p.378）

バンク・ミケルセン【Bank Mikkelsen】
ノーマライゼーションを提唱し、知的障害者の福祉向上に尽力したデンマークの社会運動家。

はんざい【半座位】
同義 ファーラー位（p.345）

ハンセンびょう【ハンセン病】
らい菌によって起こる慢性の感染症。末梢神経の麻痺、手足のただれなどが見られる。誤った認識により、患者や回復者に対する差別が今も残っている。

はんそくくうかんむし
【半側空間無視】 ⚠️重要

高次脳機能障害のひとつ。損傷を受けた脳の反対側の視覚や聴覚、体性感覚が認識できなくなる状態。食事の際に片側にしか手をつけないなどの例が見られる。

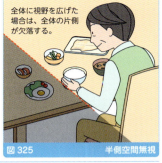
図325　半側空間無視

はんそくしんたいしつにん【半側身体失認】
主に左半身の麻痺で見られる障害。半身（麻痺側）が自分の体の一部として認識できない状態を指す。

ハンチントンびょう【ハンチントン病】
常染色体優性遺伝を示す神経変性疾患で、脳の萎縮により発症する。不随意の舞踏症状や人格変化、認知症などが見られる。特定疾患治療研究事業の対象疾患のひとつ。

ハンディキャップ【handicap】
心身の障害によってもたらされる、社会的に不利な条件。

パンデミック【pandemic】
感染症や伝染病が世界的な規模で大流行すること。

はんどうけいせい【反動形成】
適応機制のひとつ。欲求を満たすのが難しい場合に、それとは反対の行動を無意識的にとること。嫌いな人に親切にすることなどが挙げられる。

ハンドライティング【handwriting】
視覚障害者が書字用下敷きという補助具を使用して、文字を手書きすること。健常者や弱視者への意思伝達を目的とする。

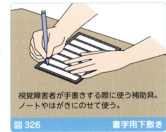
視覚障害者が手書きする際に使う補助具。ノートやはがきにのせて使う。
図326　書字用下敷き

ハンドレール【handrail】
手すりのこと。住宅、病院、介護施設などの壁や階段に設置する福祉用具のひとつ。

はんもう【半盲】
視野障害のひとつで、視野の右半分あるいは左半分だけが見えなくなる状態。また、視力障害で全盲と弱視の中間程度の視力を指すこともある。

ピアカウンセリング【peer counseling】
障害者が悩みなどについて対等な立場で相談し合い、仲間同士で支え合って問題解決を図ること。「ピア」は仲間という意味。

ピアスーパービジョン【peer supervision】
福祉や介護に携わる人が、同僚や仲間同士でお互いに問題を話し合ったり、専門家としての援助技術を教え合ったりすること。

ひオピオイドちんつうやく【非オピオイド鎮痛薬】 !重要
主に末梢神経に作用し、痛みが弱い段階で使用される鎮痛薬。アセトアミノフェンや非ステロイド性消炎鎮痛薬などがある。

ひがいもうそう【被害妄想】
他人から危害を加えられている、あるいは加えられそうになっていると思い込む妄想のこと。統合失調症や認知症の患者によく見られる。

ひかちゅうしゃ【皮下注射】
真皮と筋肉の間の皮下組織に注射すること。薬液の吸収に時間はかかるが、持続的な効果がある。インスリン投与やワクチン接種の際に用いられる。

ひきこもり【引きこもり】
6ヵ月以上自宅にこもり、学校や会社に行かず、家族以外の人との交流をほとんどしない状態。生物学的・心理学的・社会学的要因が複合していると考えられる。

びくうえいよう【鼻腔栄養】
関連 経鼻経管栄養（p.118）

ピクノレプシー【pyknolepsy】
子どもに見られるてんかんの一種で、短時間の意識喪失発作を頻発する。比較的女児に多い。予後は良好で、大多数は思春期前後に自然に消失する。

ひげのていれ【ひげの手入れ】
身体介助のひとつ。理容師法により、介護従事者はカミソリを使ったひげ剃りが原則できないため電気シェーバーを使用する。

ひげんごてきコミュニケーション【非言語的コミュニケーション】 !重要
身振り、手振り、表情、視線、動作、声の抑揚、姿勢などによる、言葉以外のコミュニケーション。ノンバーバルコミュニケーショ

ンともいう。

対義 言語的コミュニケーション（p.126）

ひざ（しつ）かんせつ【膝関節】
脛骨、大腿骨、膝蓋骨で構成される。曲げ伸ばし機能を保つため、過度な負担をかけないことや膝周囲の筋肉を鍛えることが大切。

ひし【皮脂】
皮膚の毛穴にある皮脂腺から分泌される、半流動性の油脂状物質。皮膚や髪を保護して潤す働きがある。

ひじあてつきよんりんほこうしゃ【肘当て付き四輪歩行車】
フレーム上部の肘当てパッドに腕を乗せ、体重を支えて移動する四輪の歩行車。

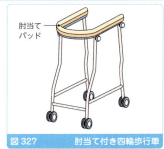

図327　　　肘当て付き四輪歩行車

ひじ（ちゅう）かんせつ【肘関節】
上腕骨、橈骨、尺骨で構成される。変形や損傷があると、肘の痛みや手のしびれなどが現れる。

ひしけつぼうしょう【皮脂欠乏症】
皮脂の分泌量の減少によって、皮膚が乾燥して傷つきやすくなる疾患。中高年の手足、特に膝下に見られ、かゆみを伴うこともある。

ひしゅ【脾腫】 P.340 図328
脾臓が腫れて大きくなり痛みや疲れが現れる状態。白血病、貧血、骨髄線維症、悪性リンパ腫、肝疾患などが原因。

ひじょうさいがいにかんするぐたいてきなけいかく【非常災害に関する具体的な計画】
消防計画や風水害、地震などの災害に対処するための計画を指す。社会福祉施設などでは、その運営基準に策定が義務付けられている。

ひしんぱんてきたいど【非審判的態度】 ⚠重要
援助者が自らの価値観や倫理観によって利用者の行動や態度を批判したり判断したりせず、そのまま受け止める態度。個別援助の原則のひとつ。

ヒスタミン【histamine】
くしゃみ、鼻水、かゆみなどのアレルギー症状を起こす原因物質。ヒスタミンを大量に含む魚介類を食べると食中毒が起こる。

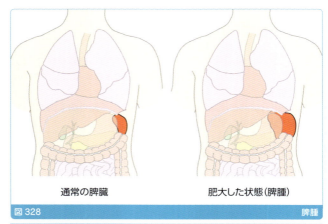

通常の脾臓　　　　　　肥大した状態（脾腫）

図328　　　　　　　　　　　　　　　　　　　脾腫

ヒステリー【hysteria】
同義 解離性障害（p.68）

ひステロイドせいこうえんしょうやく
【非ステロイド性抗炎症薬】 重要

抗炎症・鎮痛・解熱作用をもつ、ステロイドホルモンを含まない薬。リウマチ性疾患、体の痛みなどに使用される。長期投与により胃腸障害が生じる場合がある。

ひぞう【脾臓】
左上腹部、胃の背中側に位置するこぶし大の臓器。異物の除去、古くなった赤血球の破壊、リンパ球の産生などを行う。

ビタミン【vitamin】 図329
3大栄養素の働きを助け、体の機能を調節する栄養素。体内ではほとんど生成されないため、食物などからの摂取が必要になる。

ピックびょう【ピック病】 重要
若年性認知症の一種で、前頭側頭型認知症ともいう。前頭葉と側頭葉が萎縮し、人格変化や行動異常、社会性の喪失などが見られる。

ひっすアミノさん【必須アミノ酸】
人間の体を構成するアミノ酸のうち、体内で合成できず、食品などから摂る必要があるアミノ酸。バリン、ロイシン、イソロイシン、リジンなど9種類を指す。

ひつだん【筆談】
言語・聴覚障害者のコミュニケーション方法のひとつ。紙などに文字や絵を描いて意思を伝達する。

脂溶性ビタミン	ビタミン A	発育促進、肌や粘膜の保護、視力の調節などの作用がある。欠乏症は、皮膚の角質化（さめ肌）、夜盲症など。
	ビタミン D	カルシウムの吸収を促し、骨を作る作用がある。欠乏症は、骨軟化症、くる病、骨粗しょう症、筋力低下など。
	ビタミン E	体内の酸化を防ぎ、生活習慣病や老化などを予防する。欠乏症は、歩行不良、動脈硬化、溶血性貧血など。
	ビタミン K	血液凝固をうながす作用がある。欠乏症は、出血傾向など。
水溶性ビタミン	ビタミン B_1	糖質代謝、皮膚や粘膜を維持する。欠乏症は、かっけや末梢神経障害など。
	ビタミン B_2	皮膚や粘膜を維持し、代謝を支える働きをする。欠乏症は、口角炎、口内炎、皮膚炎など。
	ビタミン B_6	たんぱく質、脂質、炭水化物の代謝を補う働きをする。欠乏症は、痙攣、認知障害、口内炎、貧血など。
	ビタミン B_{12}	赤血球中のヘモグロビン生成を助ける。欠乏症は、大球性貧血、末梢神経障害など。
	ビタミン C	たんぱく質（コラーゲン）の生成や抵抗力を強めるなどの作用がある。欠乏症は、壊血病、消化器の潰瘍など。
	ナイアシン	脂質や糖質からエネルギーを作るときに働く酸化還元酵素を補う働きがある。欠乏症は、皮膚炎、鱗屑、下痢、幻覚など。
	ビオチン	代謝を助け、皮膚や粘膜を維持する。欠乏症は、筋肉痛、皮膚炎、舌炎など。
	パントテン酸	糖質、脂質、たんぱく質の代謝を助ける作用がある。欠乏症は、起立性低血圧、四肢のしびれ感、足の灼熱感、皮膚炎など。

図329　ビタミンの種類と主な働き

ヒートショック【heat shock】 P.342 図330

浴室やトイレなど屋内での急な温度変化により血圧が急激に変動することで、失神、心筋梗塞、脳梗塞などを起こす可能性がある状態をいう。

ヒッププロテクター

転倒時の大腿骨頸部骨折を防ぐために用いられる下着。大腿骨頸部部分のポケットに入れたパッドが、転倒時の衝撃を吸収し外力から股関節を守る。

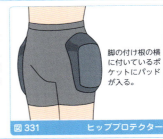

脚の付け根の横に付いているポケットにパッドが入る。

図331　ヒッププロテクター

ひていけいてきしょうじょう【非定型的症状】 !重要

その病気特有の症状が見られない状態。高齢者では、骨折しても痛みがない、肺炎にかかっても高熱が出ないなどのケースがある。

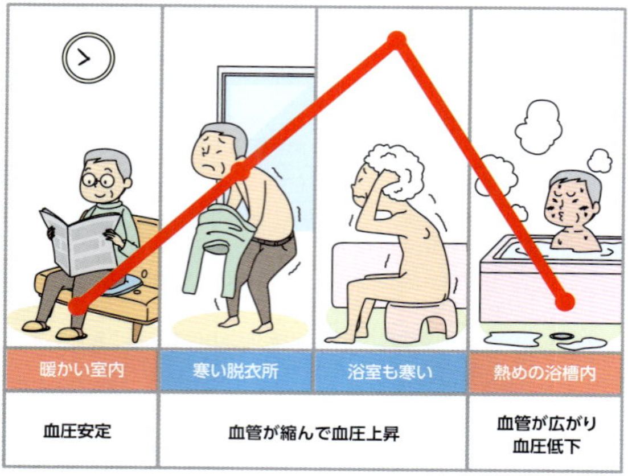

暖かい室内	寒い脱衣所	浴室も寒い	熱めの浴槽内
血圧安定	血管が縮んで血圧上昇		血管が広がり血圧低下

図330　　　　　　　　　　　　　　　　　　　　　　　ヒートショック

ヒトめんえきふぜんウイルス【ヒト免疫不全ウイルス】
同義 HIV（p.421）

ひないちゅうしゃ【皮内注射】
表皮と真皮の間に打つ注射。ツベルクリン反応やアレルギーなどの検査などで使用される。

ひにょうき【泌尿器】
排尿に関わる臓器の総称。腎臓、尿管、膀胱、尿道、陰茎で構成される。

ひにょうきけい【泌尿器系】
腎臓、尿管、膀胱、尿道といった、尿の生成・排泄過程に関わる器官の総称。

ビネーしきちのうけんさ【ビネー式知能検査】
知能検査のひとつ。難易度別に配列された問題の解答から精神年齢（MA）を出し、そこから知能指数（IQ）を算出する。

ひふくきこう【被服気候】
体と衣服の間や重ね着した衣服の間にできる気候で、外界の気候とは異なる。体と衣服の間の快適な被服気候は気温 32 ± 1℃、湿度 50 ± 10% といわれる。別名衣服気候。

ひふそうようしょう【皮膚掻痒症】
皮膚表面に異常がないのに皮膚がかゆくなる病気。高齢者では、皮膚の老化による乾燥で症状が出ることもあり、老人性掻痒症といわれる。

ひぶんしょう【飛蚊症】
眼の硝子体が濁ることにより、目の前に小さな虫や糸くずが飛んでいるように見える症状。原因は加齢のほか、網膜剥離の初期症状などの場合もある。

ひほけんしゃ【被保険者】
保険に加入し、保険対象となる事柄が起こったときに保険給付の対象となる人。

ひまつかんせん【飛沫感染】 ⚠重要
咳やくしゃみによって生じた飛沫に含まれるウイルスや細菌が、他の人の口や鼻などの粘膜に直接触れて感染すること。風邪、インフルエンザ、風疹、マイコプラズマ肺炎などがある。

ひまん【肥満】
体内に脂肪が過剰に蓄積している状態。現在肥満の判定には、体重と身長から算出される BMI（肥満指数）という指標が使われている。

びまんせいはんさいきかんしえん【びまん性汎細気管支炎】
気管支の末梢部にある細気管支が、慢性炎症を起こす呼吸器疾患。慢性のせき、たん、息切れなどがみられ、慢性副鼻腔炎を合併することが多い。

ひもときシート
介護におけるアセスメントの視点と焦点を定め課題解決を補助するツール。評価的理解、分析的理解、共感的理解の3段階から、要介護者本人の視点になって思考を展開する。

ヒヤリハット
医療・介護現場で、危うく事故が起こりかけたり、患者や利用者の体に危険が及びそうになったりする状況。もとは製造業などで使われていた言葉。

関連 ハインリッヒの法則（p.328）

びょういん【病院】
20床以上の入院施設を持つ医療機関。20床未満または入院施設がないものは診療所、クリニック、医院と呼ぶ。

びょういんし【病院死】
自宅や施設ではなく病院で死を迎えること。厚生労働省のデータでは、近年約80％の人が病院で亡くなっている。

びょうげんせいだいちょうきん【病原性大腸菌】
通常の大腸菌とは異なり、下痢や嘔吐などを引き起こす強い毒性をもつ大腸菌。代表的なものにO-157、O-111などがある。

びょうしき【病識】
自分が病気であることや、病気の種類・症状・程度を認識していること。認知症や統合失調症の患者は、病的状況だが、病気を認めることができないことが多い。

ひょうじゅんよぼうさく【標準予防策】
同義 スタンダードプリコーション（p.227）

ひょうじょうきん【表情筋】
目や口、鼻など顔の部位を動かす筋肉の総称。

ひょうちん【氷枕】
頭部を冷やすための枕。ゴムまたはPVC製の袋状になっており、氷を入れて口金で留めて使用する。

ひょうのう【氷のう】
氷や水を入れて患部を冷やすために使用する、ゴム製やビニール製の袋。鎮痛・止血・解熱作用などが期待される。

ひょうひ【表皮】
皮膚の一番外側にある、厚さ約0.2mmの組織。外部からの異物の侵入、体の水分の蒸発、紫外線予防などの働きをしている。

ひょうめんかんかく【表面感覚】
皮膚や粘膜の感覚のこと。別名皮膚感覚。

びよくこきゅう【鼻翼呼吸】
息を吸うとき小鼻が開く呼吸。気管支炎、肺炎、喘息、心疾患などが原因で起こり、呼吸困難の兆しとされる。

ひよりみかんせんしょう【日和見感染症】
免疫力の低下が原因で、健康時には感染しないような弱い病原体により発症する感染症。原因菌には大腸菌、MRSA、緑膿菌などがある。

ひらかれたしつもん【開かれた質問】 !重要
はい、いいえで答える質問ではなく、回答者が自分の言葉で自由に説明できるような質問。自己開示を促すのに効果がある。
対義 閉じられた質問（p.297）

ヒラメきん【ヒラメ筋】
ふくらはぎの深層にある平らな筋肉。歩く、上体が前に倒れないようにする、つま先立ちをするなどの動作に作用する。

びらん【糜爛】
皮膚や粘膜の表面がただれ、組織が欠損した状態。

ひんけつ【貧血】
血液中のヘモグロビンや赤血球が減少し、全身の組織に酸素を送れない状態。めまい、立ちくらみ、動悸などの症状が見られる。

ひんこんもうそう【貧困妄想】
実際にはお金に困っているわけでもないのに、経済的な不安を感じ、自分が貧乏であると思い込む妄想。うつ病でよく見られる。

ひんにょう【頻尿】 !重要
排尿回数が通常より多い状態。一般的に昼間8回以上、夜間2回以上を指す。膀胱炎、前立腺炎、加齢による膀胱機能の変化、神経因性膀胱などが原因となる。

ひんみゃく【頻脈】
安静時の脈拍数が1分間に100を超える状態。激しい運動、発熱、貧血、甲状腺機能亢進症、心筋炎などで起こる。

ファイバースコープ【fiberscope】
細い繊維状のガラスで作られた内視鏡。気管支、胃、十二指腸、大腸などの検査や治療で用いられる。柔軟性があるため、従来の内視鏡より患者の身体的負担が少ない。

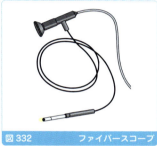
図332　ファイバースコープ

ファーストエイド【first aid】
専門的な救急処置が行われるまでの応急処置。人工呼吸、心臓マッサージ、AED、止血法、テーピング法などがある。

ファーストステップけんしゅう【ファーストステップ研修】
2年程度の実務経験を持つ介護福祉士を対象とした研修。初任者の指導係や小規模チームのリーダーとなる人材の養成を目的とする。

ファーラーい【ファーラー位】
上半身を45度起こした状態で、半座位ともいう。この体位を保つためには、バックレストやギャッチベッドなどを使用する。

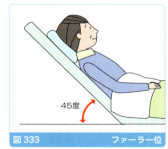
図333　ファーラー位

ふあんしょうがい【不安障害】
パニック障害や全般性不安障害、恐怖症などの不安や恐怖を主症

状とする疾患の総称。
関連 パニック障害（p.333）

ふうしん【風疹】
風疹ウイルスによる感染症。飛沫感染し、発熱、発疹、後頭や耳介のリンパ節腫脹などが見られる。三日ばしかともいう。

フェイスシート【face sheet】
医療・福祉分野で用いられる、利用者本人と家族の情報を記入したシート。利用者の氏名、性別、生年月日、家族構成、健康状態などの基本データが一覧できる。

フェニールケトンにょうしょう【フェニールケトン尿症】
常染色体劣性遺伝を示す、先天性のアミノ酸代謝異常。早期に治療を行わないと精神遅滞を生じる。新生児マススクリーニングの対象疾患。

フェールセーフ【fail safe】 ⚠重要
介護分野では、看護職や介助職が服薬介助時の誤薬を避けるため、名前シールを貼る、色分けをする、薬剤名や種類を間違えないように分類するなどの工夫を指す。

フォーマルサービス【formal service】
自治体や公的機関などが法律や制度に基づいて提供する、医療・福祉の公的サービス。サービス費用は保険料や税金でまかなわれる。

フォーマルサポート【formal support】
同義 フォーマルサービス（p.346）

フォーマルセクター【formal sector】
国、地方公共団体、NPO法人、医療法人、社会福祉法人など、フォーマルサービスを提供する公的な組織。

フォローアップ【follow-up】
個別援助の終結後に、介護サービス利用による効果や利用者のその後の状況について調査や確認し、補足や改善を行うこと。

ふかんじょうせつ【不感蒸泄】
体から失われる水分のうち、無自覚のまま皮膚や呼気から蒸発する発汗以外の水分。健康な成人の安静時で1日約900ml。

ふくあつせいにょうしっきん【腹圧性尿失禁】
せきやくしゃみ、階段の昇降などで腹部に力がかかると、少量の尿が漏れてしまうこと。骨盤底筋群の弛緩などが原因といわれ、出産経験の多い中高年の女性に多く見られる。
関連 尿失禁（p.310）

ふくがい【腹臥位】 図334
おなかを下にして寝ている状態。別名伏臥位、うつ伏せ。

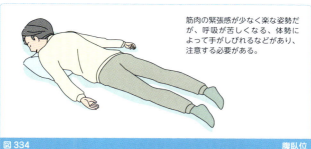

筋肉の緊張感が少なく楽な姿勢だが、呼吸が苦しくなる、体勢によって手がしびれるなどがあり、注意する必要がある。

図334　　　　　　　　　　　　　　　　　　　　　腹臥位

ふくごうがたサービスふくしじぎょう
【複合型サービス福祉事業】 ⚠重要

訪問看護と小規模多機能型居宅介護を組み合わせたサービス事業。通所介護、ショートステイ、訪問介護、訪問看護などを提供する。利用料は定額の場合が多い。

ふくくうきょうしゅじゅつ【腹腔鏡手術】
腹部に5～10mmの穴を数個開け、腹腔鏡や器具を入れて手術を行う方法。傷口が小さいため患者の負担が少ない。

ふくごうがたサービス【複合型サービス】 ⚠重要
通所介護を中心に、必要に応じショートステイ、訪問介護、訪問看護も利用できるサービス。同一事業者が各種サービスを提供する。正式名は看護小規模多機能型居宅介護。地域密着型サービスのひとつ。

ふくこうかんしんけい【副交感神経】
自律神経の一種。夜間や睡眠中など休息時やリラックス時に活発に働き、筋肉弛緩、血管拡張、心拍数低下作用などがある。
関連 交感神経（p.130）

ふくざつこっせつ【複雑骨折】
同義 開放骨折（p.68）

ふくさよう【副作用】
薬の使用により、治療目的以外の反応や症状が身体に現れる状態。通常、薬による有害な作用を指す。

ふくし【福祉】
すべての人に最低限の幸福と社会的援助を提供し、安定した生活を公的に達成しようとすること。

ふくしオンブズマン【福祉オンブズマン】
地方自治体の福祉サービスに関する苦情などに対し、公正かつ中立な立場で対応する福祉や法律の専門家。調査の結果、必要な場合

は自治体にサービス内容の是正勧告や制度改善を要望したりする。

ふくしきき【福祉機器】
同義 ▶ 福祉用具（p.349）

ふくしきこきゅう【腹式呼吸】
息を吸うときに腹部を出し、吐き出すときに腹部を引っ込めて横隔膜を上下させる呼吸法。リラックス効果があるとされる。
関連 ▶ 胸式呼吸（p.101）

ふくしサービスだいさんしゃひょうか
【福祉サービス第三者評価】
利用者や事業者でない第三者評価機関が事業所と契約し、サービス内容、事業者の経営状態などを評価し、結果を公表する制度。

ふくしサービスりようえんじょじぎょう
【福祉サービス利用援助事業】
高齢、知的障害、精神障害などの理由で判断能力が不十分な場合に、福祉サービスの利用援助、日常的金銭管理などを行うサービス。別名日常生活自立支援事業。

ふくしさんぽう【福祉三法】
生活保護法、児童福祉法、身体障害者福祉法の3法の総称。

ふくしじむしょ【福祉事務所】
社会福祉担当の行政機関。福祉六法に定める援護、育成、更生措置などを行う。社会福祉法により都道府県と市区は設置が義務付けられている。

ふくししゃりょう【福祉車両】
障害者が自分で運転できるようにしたり、車いすで昇降しやすいように整備してある車。消費税、自動車税、自動車取得税の減免対象。

ふくしじゅうかんきょうコーディネーター
【福祉住環境コーディネーター】
高齢者や障害者が住みやすい住環境を整備するアドバイザー。東京都商工会議所主催の民間資格。1級から3級まである。

ふくしじんざいセンター【福祉人材センター】
社会福祉法により都道府県に設置する福祉専門の職業紹介機関。福祉の仕事の紹介や職業や資格に関する相談などを行う。

ふくしひなんじょ【福祉避難所】
手すりやスロープ、ポータブルトイレの設置などのバリアフリー化が行われ、高齢者や障害者などに必要な介助を提供する避難所。

ふくしホーム【福祉ホーム】
障害者に低料金で居室などの設備や介助サービスを提供し、地域

での自立生活を支援する施設。

ふくしようぐ【福祉用具】 !重要
高齢者や障害者の日常生活の自立を助け、身体機能維持を補助する器具や装置。介護保険や障害者自立支援法による給付対象。

ふくしようぐこうにゅうひ【福祉用具購入費】
特定福祉用具を指定事業者から購入後、市区町村に申請すると購入費用のほとんどが介護保険により給付される。

ふくしようぐこうにゅうひしきゅうげんどきじゅんがく【福祉用具購入費支給限度基準額】 !重要
4月から翌年3月までの1年間に、福祉用具の購入費用のうち最高で10万円までが対象となる。実際に受け取れるのは、支払った費用の最大9割（9万円）まで。期間中に同一種目の特定福祉用具を2つ以上支給申請することは原則不可。

ふくしようぐじょうほうシステム【福祉用具情報システム】
同義 TAIS（p.425）

ふくしようぐせんもんそうだんいん【福祉用具専門相談員】
福祉用品の選定、サービス計画作成、適合や取扱説明、訪問確認などを行う専門職。介護福祉士、看護師、理学療法士、作業療法士、義肢装具士などの有資格者や福祉用具専門相談員指定講習修了者が対象。介護保険指定の福祉用具貸与・販売事業所に2名以上の配置が義務付けられている。

ふくしようぐたいよ【福祉用具貸与】
要介護度に応じて利用者の自立支援や介助に必要な福祉用具を貸与する制度。介護保険の居宅サービスの一種。

ふくしようぐプランナー【福祉用具プランナー】
高齢者や障害者に対して、福祉用具の適切な選択や使用方法を指導する専門職。公益財団法人テクノエイド協会の認定資格。

ふくしレクリエーションワーカー【福祉レクリエーションワーカー】
対象者に合わせた活動プランを作成し、一人ひとりの生きがいづくりを支援する専門職。公益財団法人日本レクリエーション協会が発行する民間資格。

ふくしろっぽう【福祉六法】
生活保護法、児童福祉法、母子及び寡婦福祉法、老人福祉法、身体障害者福祉法、知的障害者福祉法の6法の総称。

ふくじん【副腎】
左右の腎臓の上に位置する小さな三角形の臓器。血圧、血糖、水分や塩分量などを一定に保つホルモンを分泌する。

ふくじんずいしつ【副腎髄質】
副腎の皮（皮質）の内側。交感神経と連動して働き、ドーパミン、ノルアドレナリン、アドレナリンなどを分泌する。

ふくすい【腹水】 ⚠️重要
肝硬変、がん、心不全、腎不全、膵炎などが原因で、おなかの内側に大量の液体が溜まること。胃や肺などの臓器を圧迫する。

ふくつう【腹痛】
腹部の痛み。胃や腸などの消化器系以外に、循環器系、泌尿器系、婦人科系の器官が原因の場合もあり、重篤な病気が隠れていることもあるため、痛みが激しいときは早めに医療機関を受診する。

ふくまくとうせき【腹膜透析】
人工透析法の一種で自宅で行う透析療法。腹腔に透析液を一定時間入れ、血液中の老廃物や余分な水分を取り除く。機械で自動的に行う APD 法と、日中に透析液入りバッグを交換する CAPD 法がある。

ふくやくかいじょ【服薬介助】
薬を飲むとき介助すること。医療行為対象外である一包化された薬の内服介助は介護職も対応可能だが、それ以外は医療行為とみなされる。

❶ 座位または上体が 30 〜 60 度になるようにベッドを調整して、薬が飲みやすい姿勢にする。
❷ 冷ましたお湯か水を用意する。
❸ 服用する薬を確認する。
❹ 基本的に包装から薬を取り出すのは利用者が行う。補助が必要な場合は介護者が取り出す
❺ 薬をコップ 1 杯程度の冷ましたお湯か水で飲んでもらう。

一包化されていれば、自分で薬を飲めない利用者には介助者が補助して薬を飲ませることができる。

図 335　　　　　　　　　　　　　　　　服薬介助の手順（一包化された内服薬）

ふくやくかんり【服薬管理】
決められた時間に服薬できるように介助し、薬の飲み忘れや飲み過ぎ、誤薬を防ぐこと。

食前	食事の 30 分〜 1 時間前
食後	食事直後〜 30 分以内
食間	食事の 2 〜 3 時間後
就寝前	就寝時または就寝 30 分前
時間服薬	指定された一定の時間ごと
頓服	症状があるとき

図 336　　　　　　　　　　服用時間

ふくやくほじょゼリー【服薬補助ゼリー】

錠剤や粉薬をゼリーで包んで飲みやすくする服薬補助食品。高齢者や嚥下障害のある人などに使用する。

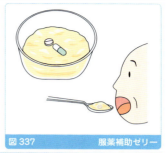

図337　服薬補助ゼリー

ふくりこうせいセンター【福利厚生センター】

社会福祉事業従事者に対し福利厚生サービスを提供する社会福祉法人。各都道府県に事務所がある。

関連 ソウェルクラブ（p.246）

ふけつこうい【不潔行為】

失禁、便を手でこねる、便や汚れた下着を隠そうとするなど排泄に関する行動障害。認知症の症状のひとつ。

ふけんせいごえん【不顕性誤嚥】　!重要

睡眠時など無意識のうちに唾液や分泌物が気管支や肺に流れ込むこと。むせたり咳が出ないのが特徴。進行すると気管支炎や肺炎などを起こすことがあるため、普段から注意深く観察し早期発見することが必要。

ぶさつほう【撫擦法】

手指の腹や手のひらを使い、皮膚をなでさするマッサージ法。

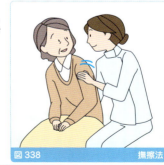

図338　撫擦法

ふしゅ【浮腫】

血液中の水分が血管の外にしみ出て、皮膚や皮下組織内に溜まった状態。長時間立ち続けたときや、心臓、腎臓、肝臓、甲状腺などの病気で起こる。

同義 むくみ（p.379）

ふずいいうんどう【不随意運動】 !重要
自分の意思とは関係なく手足や頭部が突然動く運動障害。振戦、痙攣、アテトーゼ、ジストニア、ジスキネジアなどがある。パーキンソン病、脳性麻痺などが原因。
対義 随意運動（p.224）

ふせいみゃく【不整脈】
心拍の数やリズムが一定でない状態。頻脈と徐脈がある。頻脈の場合、心房細動は脳塞栓を起こすことがある。心室細動や心室頻拍は突然死することがあるため注意が必要。徐脈の場合も心停止を招くことがある。

ふつうちょうしゅう【普通徴収】
介護保険料を納付通知書により納める方法。

ふつうちょうせいこうふきん【普通調整交付金】
市区町村の介護保険財政を調整するための交付金。後期高齢者の割合や所得段階別被保険者の割合により算出する。

ぶっしつたいしゃ【物質代謝】
摂取した飲食物が生体内で必要なエネルギーに変換される化学変化のこと。別名代謝、新陳代謝ともいう。

プッシュアップどうさ【プッシュアップ動作】 !重要
立ち上がり時に両手を床につき、臀部を浮かせ体を押し上げること。両手で手すりを掴んで体を押し上げることも指す。

フットケア【foot care】
足の爪切り、保湿、ストレッチやマッサージなどのこと。高齢者の転倒防止やリハビリへの意欲向上などが主な目的。

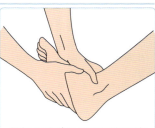

足先に異常がないか爪の形や皮膚の状態などをよく確認しながら行う。細かな変化を見逃さないようにする。
図339　フットケア

フットレスト【footrest】
車いすの足を乗せる部分。別名足台、足のせ。

ぶつりりょうほう【物理療法】
理学療法の一種。物理的なエネルギーによる医療行為。牽引療法、電気刺激療法、温熱療法、マッサージ療法などがある。

ふていしゅうそ【不定愁訴】 ⚠重要
検査をしても異常がみられないが体の不調が続く状態。頭痛、ふらつき、倦怠感、微熱、動悸などの症状が現れる。

ブドウきゅうきん【ブドウ球菌】
自然界に分布する細菌。感染症を起こす黄色ブドウ球菌(スタフィロコッカス・アウレウス)と食中毒を起こすスタフィロコッカス属菌がある。

ブドウとう【ブドウ糖】
単糖類の一種。炭水化物や糖分などの糖質が体内でブドウ糖に分解され、エネルギー源となる。脳が働くために重要な栄養素。

ブドウまくえん【ブドウ膜炎】
虹彩、毛様体、脈絡膜からなる眼内のブドウ膜が炎症を起こす病気。眼の赤み、痛み、涙目、視力低下などの症状がみられ、進行すると失明することがある。

ふふくもうしたて【不服申立て】
要介護認定や介護保険料など介護保険関連の行政処分に不服があるときに、処分取り消しや判定変更などを求める制度。

同義 審査請求（p.216)

ぶぶんよく【部分浴】
手や足など体の一部のみ湯に浸す温浴法。病気やけがなどで湯船に浸かる全身浴ができないときなどに行う。足浴、手浴など。

ふほうわしぼうさん【不飽和脂肪酸】
脂肪酸の一種。青魚や植物油などに多く含まれ、血液中の中性脂肪やLDLコレステロールを減らすとされている。オレイン酸、リノレン酸、ドコサヘキサエン酸（DHA)、エイコサペンタエン酸（EPA）などがある。

ふみん【不眠】 ⚠重要
実際の睡眠時間に関係なく、睡眠が十分でないと感じている状態。寝つきが悪い、十分な時間眠れない、早朝目が覚める、眠りが浅いなどの状態が続くため、日中の眠気、注意力の散漫、疲れなどが現れること。原因はストレス、不安、抑うつなどによる心因性と、喘息、頻尿、花粉症、けがなどの外因性に分けられる。

ふめいねつ【不明熱】
原因不明の発熱が3週間以上持続し、少なくとも3回以上、38.3度を上回る状態。

プライバシーくうかん【プライバシー空間】 P.354 図340
個室など、特定の人の専用空間。

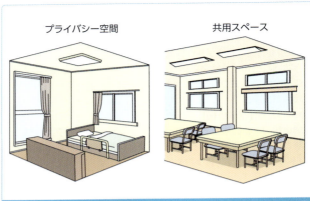

図340　プライバシー空間と共用スペースの例

プライバシーほごのきほんげんそく
【プライバシー保護の基本原則】
プライバシー保護における収集制限、データ内容、目的明確化、利用制限、安全確保、公開、個人参加、責任の8原則。1980年OECDが提唱し、個人情報保護の法制化の基盤となった。

プライマリケア【primary care】
同義 一次医療（p.19）

プラーク【plaque】
同義 歯垢（p.168）

プラークコントロール【plaque control】 ❗重要
口腔内に歯石が蓄積しないようにケアすること。食後のブラッシングや、歯科医院での歯石除去などがある。

プラシーボ【placebo】
外見は薬と同じだが、薬効成分を含まない偽薬。偽薬で病気の治療効果が得られることをプラシーボ効果という。

フラストレーション【frustration】
外的な条件によって、欲求が先延ばしにされたり阻止されたりして満たされない状態にあること。

同義 欲求不満（p.397）

フラッシュバック【flashback】
強い心的外傷を受けた後、当時の記憶を突然鮮明に思い出したり夢に見たりする現象。心的外傷後ストレス障害（PTSD）や急性ストレス障害の症状のひとつ。薬物依存者が薬物を中断した後に起こることもある。

フラッシュベル【flash bell】

電話着信時に、音の代わりにライトが点滅して知らせる。聴覚障害者向けの福祉用品。

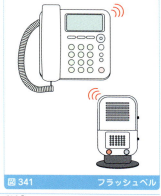

図341　フラッシュベル

ブラッシングほう【ブラッシング法】

口腔ケアのひとつ。歯ブラシを使ってプラークの抑制や除去を行い、虫歯や歯周病を予防する。

プラットホームクラッチ【platform clutch】

歩行補助杖の一種。杖の上部に前腕を乗せて固定し、前腕全体で体重を支える。手や指の関節に十分力が入らない人向け。

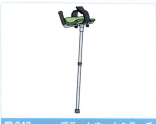

図342　プラットホームクラッチ

フラップばん【フラップ板】

段差がある場所に渡し、車いすで通りやすくするための板。

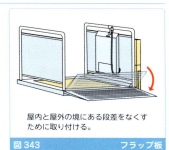

屋内と屋外の境にある段差をなくすために取り付ける。

図343　フラップ板

プランドゥシー【plan do see】

高齢者や障害者の生活支援における計画（plan）、実施（do）、評価（see）の一連の作業。

プランマーヴィンソンしょうこうぐん
【プランマーヴィンソン症候群】
鉄欠乏性貧血により口角炎、口内炎、舌炎がみられ、のどに食べ物がひっかかるような感じがある状態。

プリオン【prion】
異常な性質を持つ感染性のたんぱく質因子。脳に異常なプリオンが沈着すると、クロイツフェルト・ヤコブ病などの病気を発症する。

ブリスタ【Blista】
ロール巻の紙テープに点字を打つ型の速記用点字タイプライター。障害者総合支援法による自立生活支援用具のひとつ。

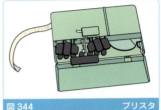

図344　ブリスタ

ブリッジ【bridge】 !重要
欠損歯の代わりに、両隣の歯にかぶせる冠と人工の歯を一体化したものを、両隣の歯を土台にして支える治療法。別名架工義歯、冠橋義歯。

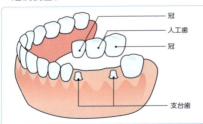

支台歯は冠を設置するために削る必要がある。支台歯の付け根は丹念にブラッシングしないと虫歯になりやすい。

図345　ブリッジ

ふりょくさよう【浮力作用】
水中で浮力により体重が軽くなる作用のこと。
関連　入浴の三大作用（p.309）

プリンたい【プリン体】
食物の核酸に多く含まれる成分。体内で分解後は尿酸として体外に排出されるが、生成量が多いと体内に蓄積され痛風を起こす。

ブルンストロームのかいふくステージ
【ブルンストロームの回復ステージ】
脳卒中発症後、運動麻痺の回復過程を評価する方法。

プレイセラピー【play therapy】
遊びをコミュニケーションや表現手段として用い、情緒障害児などの治療に用いる心理療法の一種。遊戯療法ともいう。

フレキシブルチューブ【flexible tube】
気管カニューレと人工呼吸器をつなぐ折れ曲がる蛇管。別名フレックスチューブ、カテーテルマウント。

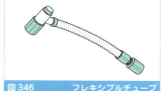

図346　フレキシブルチューブ

ブレーンストーミング【brain storming】
会議方式の一種。問題やテーマについて参加者が自由に多くの意見を述べることで、多彩な新しいアイデアを出し合う。

ブレンダーしょく【ブレンダー食】
同義　ミキサー食（p.376）

フロアセンサー【floor sensor】　！重要
ベッドの横やドアのそばに置いたマットに体重がかかると音を発信するセンサー。徘徊や転倒防止などに使う。

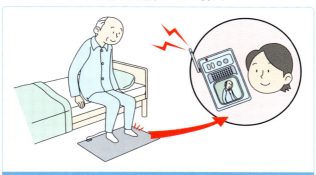

図347　フロアセンサー

ブローカしつご【ブローカ失語】　！重要
脳の前方部にあるブローカ領域に障害が起こり、言語は理解できているが、うまく話せずにぎこちなくなる失語症の一種。別名運動性失語。

関連　ウェルニッケ失語（p.27）

プロジェリア【progeria】
乳児または幼児期に発症し、身体が通常の10倍ほどの速さで老化する遺伝性の成長障害。早老症のひとつ。

プロセスレコード【process record】
要介護者との会話や出来事を記録すること。要介護者の理解やコミュニケーション力の向上につながる。

ブロックりょうほう【ブロック療法】
同義 神経ブロック（p.213）

ふんべんそくせん【糞便塞栓】
便が直腸内に溜まって固まり、いきんでも排便できない状態。指で便をかきだす摘便が必要。

へいかつきん【平滑筋】
消化器、気管支、泌尿器、血管など心臓以外の内臓を覆う筋肉。自分の意思で動きをコントロールできない不随意筋。

へいきんじゅみょう【平均寿命】
現在0歳の人が平均何年生きられるかを示したもの。2014（平成26）年時点の日本の平均寿命は男性80.50歳、女性86.83歳。

へいこうきのうしょうがい【平衡機能障害】
麻痺がないのに、姿勢や立位の維持、安定した歩行などができない障害。脳や内耳などの障害により、平衡感覚が失われる。

へいこうぼう【平行棒】
立ち上がりや歩行訓練、歩行補助に用いる福祉用具。2本の平行に並んだ棒を手で握って使用する。

へいこうぼうないほこう【平行棒内歩行】
歩行訓練法の一種。基本的な前歩き、横歩き、後ろ歩きに加え、歩隔、歩幅、重心移動を中心に機能訓練を行う。

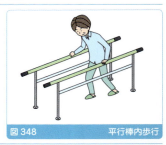

図348　平行棒内歩行

へいさこっせつ【閉鎖骨折】
骨折した部位周辺の皮膚が破れていない状態。別名単純骨折。
対義 開放骨折（p.68）

べいじゅ【米寿】
満88歳の長寿のお祝い。米の字が八十八になることに由来している。

へいそくせいどうみゃくこうかしょう【閉塞性動脈硬化症】 ！重要
動脈硬化により手や足の血管に狭窄や閉塞が起こり、血液の流れが滞って手足に障害が現れる病気。冷感、しびれ、間欠性跛行、

安静時疼痛などが現れ、進行すると潰瘍や壊死が起こる。介護保険による特定疾病。略称 ASO。

ペインクリニック【pain clinic】
神経ブロック療法や薬物療法を用いて痛みを緩和するための治療を行う。椎間板ヘルニアや腰部脊柱管狭窄症などの腰痛や下肢痛など。

ベヴァリッジほうこく【ベヴァリッジ報告】
1942年にイギリスのウィリアム・ベヴァリッジが、社会保障制度拡充のため健康保険や年金制度などの整備を提唱した。

ペースメーカー【pacemaker】
脈拍が一定以上の間隔になったり途切れたりした状態になると、心臓に電気刺激を送り脈拍を正常に保つ医療機器。体内に埋め込む手術後は、電磁波を発する携帯電話などや高圧電流などに注意する必要がある。

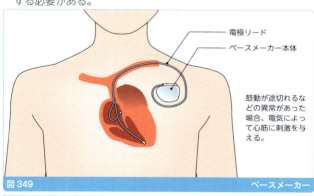

電極リード
ペースメーカー本体
鼓動が途切れるなどの異常があった場合、電気によって心筋に刺激を与える。

図349　ペースメーカー

ベーチェットびょう【ベーチェット病】
全身の炎症を繰り返す原因不明の病気。主な症状は口腔粘膜のアフタ性潰瘍、外陰部潰瘍、皮疹などの皮膚症状、ブドウ膜炎などの眼症状。症状が進行すると失明することがある。国の指定難病。

ベッドメーキング【bed making】
寝具やベッド周りを清潔な状態に保ち、患者の状態に合わせ快適で安全な睡眠環境を整えること。

ペットロスしょうこうぐん【ペットロス症候群】
ペットとの死別後などに心身の不調がみられる状態。食欲不振、不眠などの身体症状、うつ状態、不安などの精神症状がある。

ヘマトクリットち【ヘマトクリット値】
血液中の赤血球容積の割合。数値が高い場合は多血症、脱水症な

ど。低い場合は貧血、感染症、白血病、肝硬変、甲状腺機能低下症などの病気の可能性がある。略称 Ht、PCV。

ヘモグロビン【hemoglobin】
鉄とたんぱく質からなる赤血球中の血色素のこと。酸素と結合して全身に酸素を運ぶ。略称 Hb。

ヘモグロビンえーわんしー【ヘモグロビン A1C】
同義 HbA1C（p.421）

ヘモグロビンのうど【ヘモグロビン濃度】 !重要
血液中のヘモグロビンの濃度。基準値より低い場合は、貧血、白血病などの可能性がある。

ヘリコバクターピロリ【helicobacter pylori】
細菌の一種。胃や十二指腸に侵入すると慢性胃炎（ヘリコバクターピロリ感染胃炎）を発症し、進行すると胃潰瘍や十二指腸潰瘍、萎縮性胃炎、胃がんを起こすことがある。

ヘルニア【hernia】
体内の臓器などが、本来あるべき部位から突出したり脱出したりする状態。椎間板ヘルニア、鼠径ヘルニア（脱腸）などがある。

ヘルペス【herpes】
ヘルペスウイルスへの感染が原因で皮膚や粘膜に水ぶくれやただれなどが起こる病気。単純ヘルペス、水疱瘡、帯状疱疹など。

ヘルペスのうえん【ヘルペス脳炎】
単純ヘルペスウイルス（HSV）に感染し脳が炎症を起こす病気。発熱、頭痛、意識障害、麻痺などがみられ、死に至ることもある。

ベルまひ【ベル麻痺】
原因不明の顔面神経麻痺により、顔の筋肉のコントロールがうまくできない状態。

ヘレン・ケラー【Helen Keller】
アメリカの社会福祉活動家。視覚と聴覚の重複障害を抱えながら世界各地を訪ね、障害者の教育や福祉の発展に尽力した。

へんけいせいかんせつしょう【変形性関節症】
慢性的な関節炎を伴う病気。関節の軟骨が摩耗し、痛みや腫れの症状が続き、関節が変形する。加齢、肥満、関節への負荷などが原因。

へんけいせいこかんせつしょう【変形性股関節症】 !重要
股関節軟骨に変性や破綻が起こり、痛み、関節の動きの制限、跛行などが生じる病気。進行すると股関節が変形する。

へんけいせいしつかんせつしょう【変形性膝関節症】 !重要
膝関節の軟骨損傷により、膝の痛み、可動域の制限、関節水腫な

どが現れる病気。進行すると骨が摩耗し変形する。

へんけいせいせきついしょう【変形性脊椎症】
腰椎や椎間板などが変形し、腰や下肢に慢性疼痛や可動域制限が起こる病気。進行すると脊柱管狭窄症や神経根症状が現れる。

べんざ【便座】
洋式便器の腰をかける部分。移動可動式腰掛便器、補高便座、立ち上がり補助便座などの福祉用品がある。

べんしっきん【便失禁】
同義 失禁（p.174）

へんずつう【片頭痛】
慢性頭痛の一種。片側または両方のこめかみ周辺が脈を打つように痛む症状。動くと痛みが悪化し、吐き気を伴うことが多い。

ベンチレーター【ventilator】
同義 人工呼吸器（p.215）

へんとうえん【扁桃炎】
細菌やウイルスにより扁桃腺が炎症を起こした状態。のどの痛みや腫れ、悪寒、高熱などがみられる。別名扁桃腺炎。

べんぴ【便秘】 ⚠重要
便の回数や量が少ない、硬い、残便感など自覚症状がある状態。排泄回数が週2回以下または毎日便通があるが苦痛、残便感がある場合は注意が必要。

へんまひ【片麻痺】
右または左半身に麻痺がある状態。脳梗塞や脳出血などの脳機能障害以外に、低血糖、ベーチェット病などで起こることがある。かたまひとも読む。

	右麻痺	左麻痺
原因	左大脳半球への障害	右大脳半球への障害
症状	●右半身の運動・感覚障害 ●失語症 ●思考・計算能力の低下	●左半身の運動・感覚障害 ●左半側空間無視 ●左半側身体失認 ●注意障害

図350　片麻痺

ぼうえいきせい【防衛機制】
同義 適応機制（p.281）

ほうかしきえん【蜂窩織炎】 ⚠重要
細菌やウイルスにより皮膚の深部から皮下脂肪組織にかけて炎症を起こした状態。患部の赤みや腫れ、痛みなどがみられ、発熱、悪寒、頭痛、関節痛を伴うことがある。

ほうかついりょう【包括医療】
治療、保健サービス、在宅ケア、リハビリテーションなど、福祉・介護サービスをすべて包含して連携したケアを行うこと。

ほうかつてきしえんじぎょう【包括的支援事業】
市区町村が実施する介護保険事業。介護予防ケアマネジメント、総合相談や支援、権利擁護事業、ケアマネジメント支援がある。

ぼうこう【膀胱】
腎臓から送られた尿を一時的に溜める器官。通常時は1時間あたり60mlの尿が腎臓から送られる。

ぼうこうきのうしょうがい【膀胱機能障害】
膀胱に障害があり排尿困難、尿失禁、頻尿、尿閉などがある状態。膀胱自体の異常、尿道や尿道関連の神経障害などが原因。

ぼうこうくんれん【膀胱訓練】
尿意を感じたときに我慢をして尿を膀胱に溜める訓練。過活動膀胱や膀胱留置カテーテル抜去後などに行う。

ぼうこうないりゅうちカテーテル【膀胱内留置カテーテル】
尿道から挿入したカテーテルを膀胱内に留置し、尿を排出する管。カテーテル処置は医療行為。

関連 導尿（p.290）

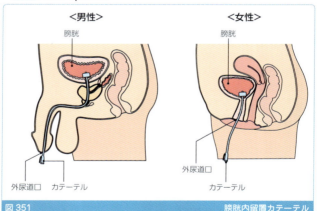

図351　膀胱内留置カテーテル

ぼうこうろう【膀胱ろう】
同義 尿路ストーマ（p.312）

ほうしゃせんりょうほう【放射線療法】
患部に放射線を照射し、がん細胞の増殖を抑えたり、死滅させたりする治療法。手術や抗がん剤治療と併用することがある。

ほうていこうけんせいど【法定後見制度】 ⚠重要
親族などの申し立てで家庭裁判所が後見人などを選任する制度。後見人は判断能力が不十分な被後見人に代わり、財産や権利を守る。後見、保佐、補助の3類型がある。
関連 任意後見制度（p.312）、成年後見人（p.237）

ほうていこうけんにん【法定後見人】
同義 成年後見人（p.237）

ほうていだいりじゅりょう【法定代理受領】
介護サービス費用の負担方法。利用者がサービス費用のうち自己負担1割を支払い、介護事業者が残り9割を市区町村に請求して支払いを受ける。

ぼうにょう【乏尿】
1日の尿量が400mL以下の状態。むくみ、だるさ、吐き気、呼吸困難、不整脈などの症状が現れる。脱水症、ショック、出血、心臓の病気、全身性感染症などが原因。

ほうもんえいようしょくじしどう【訪問栄養食事指導】
通院が困難な人の自宅を管理栄養士が訪問し、食事量や栄養状態のチェック、食事内容や調理などの指導、相談対応などを行う。

ほうもんかいご【訪問介護】 ⚠重要
訪問介護員が要介護者の自宅を訪問し、食事、排泄、入浴などの身体介護や、掃除、洗濯、調理など生活援助を行うこと。介護保険の居宅サービスの一種。要支援者の場合は介護予防訪問介護という。

ほうもんかいごいん【訪問介護員】
介護サービス利用者の自宅を訪問し、身体介護や生活援助を提供する者。介護職員初任者研修や実務者研修の修了者、介護福祉士などが対象。別名ホームヘルパー。

ほうもんかいごいんようせいけんしゅう【訪問介護員養成研修】
介護従事希望者を対象に2012（平成24）年度まで実施されていた研修制度。現在は介護職員基礎研修とともに介護職員初任者研修に一元化されている。

ほうもんかいごけいかく【訪問介護計画】
ケアマネジャーが作成した居宅サービス計画などに基づき、サービス提供責任者がサービス提供内容、所要時間、料金などを具体的に示した計画。

ほうもんかいごステーション【訪問介護ステーション】
ホームヘルパーや介護福祉士が要介護・要支援者の自宅を訪問し、身体介護や生活援助などの支援を行う事業所。

ほうもんかんご【訪問看護】 ⚠️重要
看護師などの医療従事者が病気や障害がある人の自宅を訪問し、病状の観察、医師の指示による医療処置、家族への介護支援や相談対応などを行う。

ほうもんかんごステーション【訪問看護ステーション】
看護師、理学療法士などの医療従事者が病気や障害がある人の自宅を訪問し、看護やリハビリ、生活相談などの支援を行う事業所。

ほうもんしんりょう【訪問診療】
通院困難な患者の自宅を医師が定期訪問し、診療、治療など健康管理を行う。患者の状態により臨時往診や入院手配なども行う。

ほうもんちょうさ【訪問調査】
介護保険申請後、市区町村の調査員がサービス希望者の自宅を訪問し、本人に対して心身の状態を聞き取る調査。

ほうもんにゅうよくかいご【訪問入浴介護】 ⚠️重要
入浴が困難な利用者の自宅に、移動入浴車で浴槽を持ち込み、入浴介助を行うこと。要介護1～5と認定された人が利用できる。

ほうもんリハビリテーション【訪問リハビリテーション】
看護師や理学療法士などが対象者の自宅を訪問し、主治医の指示に基づき日常生活動作や身体機能などのリハビリテーションや相談などを行う。

ほうよう【法要】
仏教において故人を供養するため僧侶がお経をあげること。死後7日ごとに49日まで忌日法要を行い、その後一周忌、三回忌、七回忌、十三回忌などの年忌法要をする。

ホウレンソウ
報告、連絡、相談の略。介護の現場では問題の共有および早期解決などのため、速やかに行うことが重要とされている。

ほうわしぼうさん【飽和脂肪酸】
肉や乳製品の脂肪に多く含まれる脂質の一種。摂り過ぎると中性脂肪やコレステロールを増加させ動脈硬化の原因となる。

ほきんしゃ【保菌者】
感染症の病原体を体内に保有しているが、発症までは至っていない人。

ほけんい【保険医】
健康保険法や国民健康保険法などによる保険診療を行う医師、歯科医師。医師、歯科医師が申請し、都道府県知事が登録する。

ほけんいりょうきかん【保険医療機関】
健康保険法や国民健康保険法などで規定された保険診療を登録さ

れた保険医が行う医療機関。

ほけんきのうしょくひん【保健機能食品】
一定の条件下、食品の機能や目的の表示が認められた食品。栄養機能食品、特定保健用食品、機能性表示食品がある。

ほけんきゅうふ【保険給付】
介護保険における介護サービス。被保険者に給付される保険金、サービス、物など。

ほけんし【保健師】
疾病を持つ人の自宅への訪問保健指導や健康相談、地域や職場などでの健康教育等を行う国家資格の専門職。

ほけんしどう【保健指導】 ⚠重要
健康についての相談対応や健康保持、増進に必要な対策について支援を行うこと。

ほけんしゃ【保険者】
保険を請け負う運営者。介護保険においては市区町村または複数の市町村が集まった広域連合など。

ほけんじょ【保健所】
住民の健康や衛生を支える公的機関。都道府県、政令指定都市、特別区に設置される。健康保持や増進、公衆衛生、栄養改善などに関する業務を行う。

ほけんふくしじぎょう【保健福祉事業】
介護保険事業において市区町村が独自に定めた条例により実施するサービス。要介護、要支援者を含むすべての被保険者が対象。

ほけんりょう【保険料】
介護サービス給付額の予算総額の21％が第1号被保険者の基準保険料となり、所得に応じた保険料率により保険料を算出する。

ほけんりょうのげんめん【保険料の減免】
保険料納付が困難な場合、所得、資産などが一定の条件に該当するときは被保険者の申請により介護保険料の減免が可能である。

ほけんりょうのたいのう【保険料の滞納】
介護保険料を期限から1年以上滞納すると利用料金が償還払いに、1年6ヵ月以上滞納すると介護保険給付が一時差し止めとなる。2年以上滞納すると自己負担が3割になる。

ほけんりょうのちょうしゅう【保険料の徴収】
40歳から64歳の第2号被保険者は、健康保険料とともに介護保険料が徴収される。65歳以上の第1号被保険者は、特別徴収または普通徴収となる。

ほこうかいじょ【歩行介助】

歩行に障害がある人に対する歩行時の介助。利用者の残存能力を活用し、そのペースに合わせて安全に配慮することが必要となる。

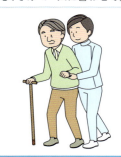

片麻痺がある場合、麻痺側から片方の手でベルトを掴み、もう一方の手で腕を支える。
体全体を支える場合、両腕で支えながら、利用者と同じ側の足を後ろに引く。

図 352　　　　　　　　　　　　　　　　　　歩行介助の例

ほこうき【歩行器】 ⚠重要

歩行に障害がある人の移動を助ける歩行補助用具。フレームが固定されているタイプと左右のフレームが交互に動くタイプがある。

ほこうじかんえんちょうしんごうきようこがたそうしんき
【歩行時間延長信号機用小型送信機】

視覚障害者用の音響式信号機と高齢者など歩行困難者向けの青延長用押しボタン付き信号機を遠隔操作する機器。作動させると歩行者用信号機の時間が延長され、安全に渡ることができる。

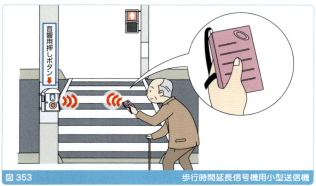

図 353　　　　　　　　　　　　歩行時間延長信号機用小型送信機

ほこうしゃ【歩行車】

歩行器にキャスターが付いているもの。ハンドグリップや肘当てなどで体重を支えて移動する。

ほこうしょうがい【歩行障害】
自力での歩行が困難、あるいは不可能になった状態。脳や脊髄の障害、足の筋肉・骨・関節の機能低下、循環障害などさまざまな原因がある。

ほこうべんざ【補高便座】
既存の洋式便座の上に置いて、高さを補うもの。関節可動域低下や下肢筋力が低下した高齢者などの立ち上がりや腰掛けを容易にする。

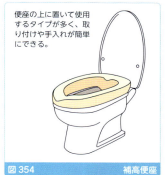
便座の上に置いて使用するタイプが多く、取り付けや手入れが簡単にできる。

図354　補高便座

ほこうほじょぐ【歩行補助具】 ⚠重要
歩行に障害のある人を補助するための用具。杖、歩行器、スロープ、手すり、車いす、リフトなどがある。

ほこうほじょつえ【歩行補助杖】
歩行に障害がある人の歩行機能を改善するための杖。歩行時のバランス調整や下肢への負担の軽減などを目的とする。障害に合わせたさまざまな種類の杖がある。

ほさにん【保佐人】
成年後見制度において、認知症や知的・精神障害により判断能力が著しく不十分な人（被保佐人）を保佐する人。家庭裁判所から選任され、定められた権限の範囲内で財産管理や身上監護についての事務を行う。

関連▶ 成年後見人（p.237）、補助人（p.367）

ポジショニング【positioning】
生活動作に適切な手足の位置である良肢位を保持すること。褥瘡予防や手足の拘縮予防に効果がある。

ほじょけん【補助犬】
障害のある人の生活や社会参加を補助する犬。盲導犬、聴導犬、介助犬の総称。公共の施設や交通機関などに同伴することができる。

ほじょにん【補助人】
成年後見制度において、軽度の認知症、知的・精神障害により判

断能力が不十分な人（被補助人）を補助する人。家庭裁判所から選任され、定められた権限の範囲内で財産管理や身上監護についての事務を行う。補助人が認められている法律行為は保佐人に比べて制限がある。

関連 成年後見人（p.237）、保佐人（p.367）

ホスピス【hospice】 !重要

治療効果を期待できないがん末期患者など死期の近い人に対し、延命処置をせず、精神的・心理的苦痛を軽減して、安らかに死を迎えられるようにケアを行う施設。

ほせいかいご【保清介護】

体を清潔に保つための援助。歯みがき、入浴、清拭などを行う。

ほせいかいじょ【保清介助】

入浴あるいは清拭の介助を行うこと。入浴できない原因は住宅構造や家族の介護力などにある場合もあり、それを調べて改善に努める。

ほそうぐ【補装具】

障害のある身体機能や部分的な欠損を補完・代替する用具。自立した日常生活を目的とする。義肢、装具、義眼、補聴器、車いすなどがある。

障害部位	種目
視覚障害	盲人安全杖、義眼、眼鏡
聴覚障害	補聴器
肢体不自由	義手、義足、装具（上肢、下肢、体幹、靴型）、座位保持装置、車いす、歩行器、重度障害者用意思伝達装置　など ※18歳未満対象　座位保持いす、起立保持具、頭部保持具　など

図355　主な補装具

ポータブルトイレ【portable toilet】

持ち運び可能な簡易トイレ。トイレまでの歩行が難しかったり尿意を我慢できなかったりする人が、ベッドサイドに置いて利用できる。

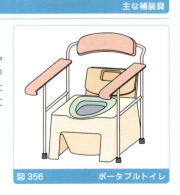

図356　ポータブルトイレ

ボタンエイド【button aid】
高齢や障害などによって指先の動作に不自由がある人が、衣類のボタンを掛けたりはずしたりするのに利用する自助具。

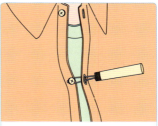

ボタンエイドの先端を洋服の表側からボタン穴に通し、ループにボタンをかけて引き抜く。

図357　ボタンエイド

ほちょうき【補聴器】 ⚠重要
音を増幅することにより聴力を補う、聴覚障害者のための補装具。耳掛け型、箱型、耳穴（挿耳）型などがある。

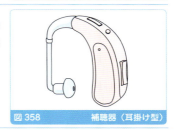

図358　補聴器（耳掛け型）

ほっさ【発作】
突発的に病気の症状が起こること。短時間でおさまるものもあるが、反復性のものもある。心筋梗塞、てんかん、喘息などさまざまな病気で見られる。

ほっしん【発疹】
皮膚や粘膜に現れる病変。病気によって出方、色、形などが異なるため、診断の材料になる。伝染性疾患の可能性がある場合は、隔離などの措置を取る。

ほっせき【発赤】
皮膚や粘膜にある血管が、炎症により拡張・充血して赤くなること。炎症の4兆候（発赤、腫脹、発熱、疼痛）のひとつ。

ほぞく【保続】
動作や言葉などにこだわり、適切でない場合でも継続的に繰り返すこと。脳に障害を受けた人に見られる症状。

ホットパック
同義 温罨法（p.46）

ぼつりぬすきん【ボツリヌス菌】
土壌中に広く分布し、重篤な食中毒を引き起こす毒性の強い菌。

芽胞を形成するグラム陽性菌で、鞭毛を持ち運動性がある。腸詰菌とも呼ばれる。

ボディマスインデックス【Body Mass Index】
身長から見た体重の割合を示す体格指数。体重（kg）÷身長（m）÷身長（m）で算出され、指数22を標準体重、25以上を肥満、18.5以下を低体重としている。略称はBMI。

ボディメカニクス【body mechanics】 !重要
運動時の骨格、筋肉、関節などの力学的相互関係のこと。これを活用すれば最小の力で最大の効果を上げることができるため、介護現場では介護者と要介護者の安全を守ることができる。

ボディランゲージ【body language】
言葉に頼らず、身振りや手振り、顔の表情、視線などで相手に意思を伝達する方法。非言語的コミュニケーションのひとつ。

ほねぶとのほうしん【骨太の方針】
2001（平成13）年から、政府が毎年発表する経済財政に関する基本方針の通称。正式名称は「経済財政運営と改革の基本方針」。

ホテルコスト【hotel cost】
同義 居住費（p.103）

ポピュレーションアプローチ【population approach】
リスク因子を持つ人だけに対象を絞らず、健康な人を含めた集団全体に対して病気の予防対策を行い、全体の発症リスクの軽減を図ろうとする考え方。

対義 ハイリスクアプローチ（p.328）

ホームエレベーター【home elevator】
個人住宅に設置するエレベーター。建築基準法により定員や積載重量、速度などが定められている。高齢者や障害者の移動介助負担を軽減する。

ホームセキュリティ【home security】
住宅の防犯や防災を目的に設置されたシステム。不審者の侵入や火災、ガス漏れなどの異常が発生するとセンサーが感知し、自動的に管理会社や警備会社に通報する。

ホームヘルパー【home helper】
同義 訪問介護員（p.363）

ホームヘルパーようせいけんしゅう【ホームヘルパー養成研修】
要介護者に適切なサービスを提供する、ホームヘルパーを養成するための研修であったが、現在は介護職員初任者研修に一元化された。

関連 介護職員初任者研修（p.53）

ホームヘルプサービス【home help service】
ホームヘルパーが要介護者の自宅を訪問し、入浴、排泄、食事などの介護や、日常生活の世話を行うサービス。訪問介護や居宅介護のこと。

ホメオスタシス【homeostasis】 ⚠️重要
体内環境が外部の環境に左右されず、一定に維持されるように働くシステム。体温、血液量、動脈血中の酸素濃度などに見られる。生体恒常性とも呼ばれる。

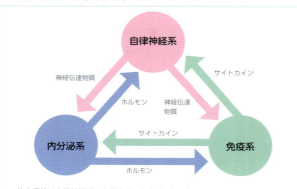

体内環境は自律神経系、内分泌系、免疫系の相互作用によって維持されている。ホメオスタシスが乱れた状態のことを、病気になるという。

図359　　ホメオスタシスの三角形

ボランティア【volunteer】
自分の意思によって無償で社会活動を行う、または行う人のこと。地域福祉において大きな役割を担う社会資源のひとつ。

ボランティアほけん【ボランティア保険】
ボランティア活動中の事故や賠償責任を補償する保険。ボランティア活動保険とボランティア行事用保険がある。保険契約者は社会福祉協議会。

ポリオ【polio】
ポリオウイルスによる急性感染症で、おもに乳幼児がかかる。四肢の麻痺などの運動障害を起こす。急性灰白髄炎、小児麻痺とも呼ばれる。

ホリスティックアプローチ【holistic approach】
専門家が利用者の持つ健康や介護に関する問題に対して、体、心、環境などあらゆる角度から包括的にとらえることで解決していく方法。

ポリープ【polyp】
皮膚や粘膜、漿膜などにできる突出した隆起性の腫瘤。基本的には良性のものをポリープと呼ぶが、放置することで悪性化することもある。

ポリペクトミー【polypectomy】
内視鏡を使って、高周波電流で小さなポリープや早期がんを焼き切るポリープ切除術。侵襲が少なく開腹外科手術よりも患者への負担が少ない。

ホルターしんでんず【ホルター心電図】
患者が携帯型の心電計を装着し、24時間の心電図を記録したもの。不整脈などの心臓の異常を発見できる。

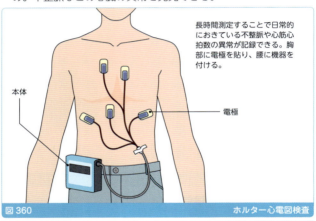

長時間測定することで日常的におきている不整脈や心筋心拍数の異常が記録できる。胸部に電極を貼り、腰に機器を付ける。

本体　電極

図360　ホルター心電図検査

ホルモン【hormone】
内分泌器官で産生後、血液中に分泌され、標的の器官に作用する微量の化学物質。生体の恒常性を維持する働きがある。

ほんたいせいこうけつあつ【本態性高血圧】 ❗重要
原因疾患が不明の高血圧。高血圧患者の大半がこれに当てはまる。遺伝的体質、塩分過多、ストレス、肥満、喫煙などの要因が複合して関連すると考えられている。

関連　二次性高血圧（p.305）

ほんたいせいしんせん【本態性振戦】
原因不明の震え。姿勢を保持したり動作を開始したりする際に、手足、頭、声などに現れる。高齢者に多く見られる。

マイコプラズマはいえん【マイコプラズマ肺炎】
マイコプラズマ・ニューモニエという細菌に感染することで起こる肺炎。幼児期から学齢期によく見られる。発熱、咳、倦怠感、頭痛などの症状が現れる。

マイナンバー
国民一人ひとりに割り当てられる12桁の個人識別番号。行政手続きの効率化や簡素化などを目的に作成された。

マウスツーマウスほう【マウスツーマウス法】
人工呼吸法のひとつ。気道を確保し鼻をふさぎ、自分の口で患者の口を覆って呼気を吹き込む方法。胸の動きを確認しながら5秒に1回のペースで続ける。

まきづめ【巻き爪】 !重要
爪の両側または片側が内側に巻いた状態になること。足の親指に多く見られ、炎症や皮膚の痛みが起こる。痛みにより正しい姿勢で歩けなくなり、腰痛などの遠因となることもある。

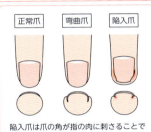

陥入爪は爪の角が指の肉に刺さることで痛みが生じる。弯曲爪は症状が軽度であれば痛みは生じないが、変形が強くなると肉が圧迫されて痛みが出る。

図361　巻き爪

マグネシウム【magnesium】
ミネラルの一種で骨や歯に多く含まれる。神経の興奮を抑え、エネルギー代謝や血圧・体温の調整などの酵素反応に関与する。

マジックハンド
手指の関節可動域に制限がある人や筋力が低下している人などが、遠くの物をつかんだり引き寄せたりするための自助具。日常作業のために使用する。

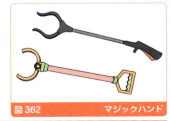

図362　マジックハンド

ましん【麻疹】
通称はしか。麻疹ウイルスによって発症する感染症で、空気感染、飛沫感染、接触感染が感染経路となる。1～2週間の潜伏期があり、風邪様症状後に高熱や発疹が見られる。

まだらにんちしょう【まだら認知症】 !重要
認知症の症状の現れ方にむらがある状態。記憶障害が著しいわりに、人格、日常生活の判断力、理解力は比較的保たれる。脳血管性認知症によく見られる。

まつごのみず【末期の水】
臨終の際に、脱脂綿やガーゼ、新しい筆先に水を含ませて、死にゆく人の口腔や口中を湿らせること。死に水とも呼ばれる。

マッサージ【massage】
手や指を使って体をさする、揉む、押すなどの方法で皮膚や筋肉に刺激を与える技術。血行促進、疲労回復、緊張緩和、関節機能改善などの効果がある。

まっしょうけっかんしょうがい【末梢血管障害】
手先、足先などの血管が、プラーク（瘤）による動脈硬化や狭窄によって障害されること。血行不全、疼痛、歩行障害などが起こる。糖尿病の合併症などにみられる。

まっしょうしんけい【末梢神経】
脳や脊髄の中枢神経と体の各器官を結ぶ神経。各器官からの情報を中枢神経に伝え、中枢神経の指令を各器官に送る役割がある。体性神経（運動神経、感覚神経）と自律神経に分けられる。

まっしょうしんけいしょうがい【末梢神経障害】
運動・感覚・自律神経のうちいずれか、あるいはすべてに異常がある状態。異常のある神経によって、筋力低下、筋萎縮、しびれ、痛み、発汗異常などの症状が起こる。ニューロパチーとも呼ばれる。

マットレス【mattress】
ベッドの上や敷布団の下に敷く弾力のある厚手の敷物。弾性が硬めのものは寝返りや起き上がりがしやすく、体圧分散効果の高いものは褥瘡防止に役立つ。

まつばづえ【松葉杖】
足の機能を補う歩行補助具のひとつ。二股に分かれた上部の横木を脇の下に挟み、中間の握り部分を手で持ち、体重を支えて歩行する。

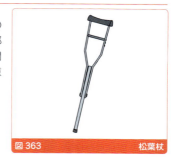

図363　松葉杖

マッピング【mapping】
本来は対応付けや位置付けを意味する。認知症ケアにおいては（認知症ケアマッピング）、認知症患者の行動、言葉、人との交流などを観察・記録し、介護スタッフにフィードバックすること。

まひ【麻痺】 !重要
脳、脊髄、筋肉などの障害によって、運動機能や知覚機能が低下したり失われたりする状態。運動機能の麻痺には対麻痺、片麻痺、四肢麻痺、単麻痺がある。

まやく【麻薬】
中枢神経系に作用する薬物。強い麻酔・鎮痛作用があるため、医療行為に利用されることもある。また陶酔感を伴い、連用すると薬物依存に陥る。アヘン、コカイン、モルヒネなどがある。

マリグナント【malignant】
「悪性の」という意味を持つ医学用語。

まんせいかんえん【慢性肝炎】
6ヵ月以上肝臓の炎症が続いている状態。初期症状は現れにくい。B型肝炎・C型肝炎ウイルスによるものが多いが、アルコールや薬剤が原因となる場合もある。

まんせいきかんしえん【慢性気管支炎】
2年以上、毎年3ヵ月以上続く気管支の慢性炎症。ほかの病気を原因とせず、連日たんを伴うせきが続く。慢性閉塞性肺疾患（COPD）のひとつ。

関連 慢性閉塞性肺疾患（p.376）

まんせいこうまくかけっしゅ【慢性硬膜下血腫】 !重要
頭部の外傷により、脳の硬膜の下に血腫ができる病気。受傷後1～2ヵ月で血腫が脳を圧迫するようになり、頭痛、運動麻痺、認知症症状などが現れる。

まんせいこきゅうふぜん【慢性呼吸不全】
呼吸不全によって1ヵ月以上ガス交換がうまくいかず、血中酸素濃度が低下する状態。慢性閉塞性肺疾患や間質性肺炎などが原因となる。症状としては呼吸困難などが見られる。

まんせいじんぞうびょう【慢性腎臓病】
腎臓機能の低下が3ヵ月以上続く状態。初期症状はないが、進行すると倦怠感、貧血、むくみなどが現れる。略称はCKD。

まんせいしんふぜん【慢性心不全】 !重要
心臓のポンプ機能低下により、臓器に必要な血液を送ることができなくなったり肺や静脈系がうっ血したりすることが、慢性的に起こる状態。動悸、倦怠感、呼吸困難などが見られる。

まんせいじんふぜん【慢性腎不全】
同義 腎不全（p.223）

まんせいへいそくせいはいしっかん【慢性閉塞性肺疾患】
肺気腫と慢性気管支炎の総称。症状として呼吸困難や息切れ、喘鳴などが見られ、最も多い原因は喫煙といわれている。介護保険の特定疾病のひとつ。略称はCOPD。

マンモグラフィー【mammography】
乳がんの診断に使用される、乳房・乳腺専用のX線撮影装置による検査。触診ではわからない早期の乳がんの発見に役立つ。

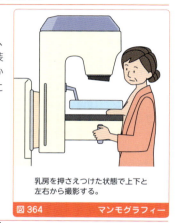

乳房を押さえつけた状態で上下と左右から撮影する。

図364　マンモグラフィー

みかくしょうがい【味覚障害】
食べ物の味がわからなくなる障害。舌から脳に伝わる伝導系に異常が生じるために起こる。亜鉛不足のほか、心理的な原因によることもある。高齢者に多い。

ミキサーしょく【ミキサー食】
普通食をミキサーにかけてペースト状にした食事。咀嚼・嚥下機能に障害がある人のための調理方法。ブレンダー食ともいう。

みじゅくじもうまくしょう【未熟児網膜症】
未熟児の網膜血管病変。未発達な網膜血管の異常増殖が原因で起こり、視力低下や網膜出血が見られる。また、病状が進むと網膜剥離により失明することもある。

みずちゅうどく【水中毒】
水分の過剰摂取により低ナトリウム血症を起こす中毒症状。軽度では疲労感や頭痛などが見られ、重症化すると呼吸困難により死に至ることもある。統合失調症患者に多い。

みずぼうそう【水疱瘡】
水痘のこと。水痘・帯状疱疹ウイルスによって起こる感染症。約2週間の潜伏期間後、発熱とかゆみを伴う水泡性の発疹が現れる。

みとり【看取り】 ⚠重要
病人のそばにいて看病や介護をし、死期まで見守ること。特別養護老人ホーム、介護老人保健施設、グループホームでは看取り介護加算が認められている。
関連 ターミナルケア（p.261）

みなしにんてい【みなし認定】
要介護認定申請を行った被保険者が、要介護ではなく要支援状態にあると認められた場合、市区町村は要支援認定申請が行われたものとみなして要支援認定をする。また逆のケースも同様である。

ミニメンタルステートけんさ【ミニメンタルステート検査】
同義 MMSE（p.422）

ミネラル【mineral】
有機物に含まれる炭素、水素、窒素、酸素以外の元素。体の機能の調整や骨や歯を形成する生体に欠かせないもの。5大栄養素のひとつで無機質とも呼ばれる。

カルシウム	骨や歯を形成する。
マグネシウム	骨や歯を作る要素のひとつ。血圧の維持、興奮を抑える。
リン	カルシウムと結合して骨や歯になる。エネルギーの代謝を促す。
鉄	酵素を全身に運ぶための補助、エネルギー代謝に関わる。
ヨウ素	甲状腺ホルモンの代謝や成長を促す働きがある。
亜鉛	味覚や生殖機能の維持、細胞の生成を補助する。
銅	ヘモグロビンや赤血球の合成に関わり、鉄の吸収を助ける。
マンガン	細胞の酸化を防止し、骨の強化に関わる。
セレン	強力な抗酸化作用があり、老化や動脈硬化を防ぐ。
クロム	糖質や脂質の代謝に関わり、糖尿病や動脈硬化を防ぐ。
モリブデン	尿酸の代謝に関わり、鉄欠乏貧血を防ぐ。
カリウム	細胞内の浸透圧を調整し、余分な塩分を排出する。
ナトリウム	細胞内の浸透圧を維持し、筋肉や精神の興奮を抑える

図365　ミネラルの種類と作用

みまもり【見守り】 ⚠重要
自分のことをほぼ自力で行える利用者に対し、万が一の場合に備え、介護者が側にいて、必要に応じて声をかけたり手助けをしたりすること。

みみ【耳】

外耳、中耳、内耳で構成された、聴覚と平衡感覚をつかさどる器官。

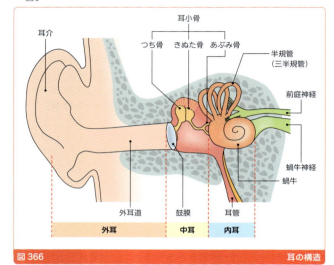

図366　耳の構造

みみのていれ【耳の手入れ】

綿棒や耳かきで耳垢を除去すること。高齢者は耳垢がたまりやすく、難聴の原因になることもある。耳垢塞栓以外の耳垢除去は医療除外行為となり、介護職でも行うことができる。

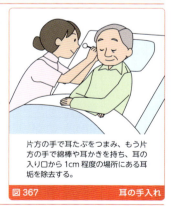

片方の手で耳たぶをつまみ、もう片方の手で綿棒や耳かきを持ち、耳の入り口から1cm程度の場所にある耳垢を除去する。

図367　耳の手入れ

みゃくはく【脈拍】　!重要

心臓の左心室の収縮によって、大動脈に血液が送り込まれる際に、波動が末梢動脈で触知される拍動のこと。成人では通常時で60〜80回／分程度で、高齢になると減少する。一般的に測定は手首の橈骨動脈で行う。

みらい【味蕾】
舌の表面に多数存在する、蕾状の形をした器官。味細胞と基底細胞から構成されている。甘味、苦味、塩味、酸味、うま味を受容する。老化による味蕾の衰えで味覚が低下する。

みんせいいいん【民生委員】
地域の社会福祉増進に努める民間ボランティア。厚生労働大臣が委嘱し、任期は3年。住民の相談援助などを行う。また、児童委員も兼ねている。

むくみ
同義 ▶ 浮腫（p.351）

むごんしょう【無言症】
同義 ▶ 緘黙（p.88）

むしば【虫歯】
同義 ▶ う蝕（p.27）

むしょうこうせいのうこうそく【無症候性脳梗塞】 !重要
症状のない脳梗塞のことで、CTやMRI検査などの際に偶然発見されることがある。高齢者に多い。隠れ脳梗塞や微小脳梗塞とも呼ばれる。

むつうせいしんきんこうそく【無痛性心筋梗塞】
激しい胸痛のない心筋梗塞。めまい、だるさ、冷や汗などの症状が現れる場合もある。高齢者や糖尿病患者に多く見られる。

6つのきそしょくひん【6つの基礎食品】
厚生労働省が策定した、食品を栄養成分ごとに6群に分類したもの。良質なたんぱく質、ミネラル（カルシウム）、カロテン、ビタミンC、炭水化物、脂質に分けられる。

むどう【無動】
体の動きや表情が鈍くなったり少なくなること。パーキンソン病の症状のひとつ。

むどうむごんしょう【無動無言症】
眼球運動や嚥下機能以外の自発的な運動が見られず、無言である状態。脳卒中など脳の特定部位の器質的障害などによって起こる。

ムートン【mouton】
羊の毛皮。吸湿性や放湿性に優れ、褥瘡ができにくく、蒸れも防止できる。冬は暖かく、夏は涼しく過ごすことができる。

むにょう【無尿】
腎臓機能の低下や脱水などが原因で膀胱内に尿が存在せず、1日の排尿量が100ml以下になる状態。

むゆうびょう【夢遊病】
睡眠中に突然起き上がり、家の中を歩き回るなどの行動を取る状態。目が覚めたときには覚えていない。脳の病気が原因の場合もあるため、頻繁に起こる場合には医師の診察が必要。

め【眼】
光を感受し物の形や色などをとらえる感覚器。眼球や視神経、その他の付属器からなる。

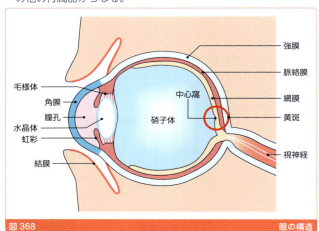

図368　　　　　　　　　　　　　　　　　　　　眼の構造

めいじゅんのう【明順応】
暗い場所から明るい場所に出たときに、初めはまぶしさを感じるが、徐々に眼が明るさに慣れ、正常に見えるようになること。

メタボリックシンドローム【metabolic syndrome】
内臓脂肪の蓄積に加えて、高血圧、高血糖、脂質代謝異常のうち2つ以上を併せ持つ状態。動脈硬化に伴う病気の原因となる。内臓脂肪症候群とも呼ばれる。

メチシリンたいせいおうしょくブドウきゅうきん【メチシリン耐性黄色ブドウ球菌】
同義　MRSA（p.422）

めっきん【滅菌】
すべての微生物を除去するか、または死滅させること。火炎滅菌、酸化エチレンガス滅菌、高圧蒸気滅菌、高周波による滅菌などがある。

メディケア【Medicare】
高齢者（65歳以上）と身体障害者（年齢不問）などを対象とし

たアメリカの公的医療保険制度。連邦政府が運営している。

メディケイド【Medicaid】
おもに低所得者を対象としたアメリカの公的医療保険制度のひとつ。連邦政府と州政府が共同で費用負担しているが、運営は州政府が担っている。

メニエールびょう【メニエール病】
内耳疾患のひとつで、めまい、難聴、耳鳴りなどの症状を繰り返す病気。平衡感覚をつかさどる内耳の内リンパ水腫が原因と考えられている。

めまい ⚠ 重要
目がまわること。耳や脳の異常、ストレスなどによって起こる。回転性、浮動性、眼前暗黒感などの種類がある。

メラノーマ【melanoma】
皮膚がんの一種。メラニン色素を産生する色素細胞ががん化したもので、悪性黒色腫とも呼ばれる。一見ほくろのように見える。

めんえき【免疫】
病原体、毒素、異物などを不要であると認識して、体内から排除しようとする生体防御システム。

めんえききのうしょうがい【免疫機能障害】
同義 ▶ 免疫不全症（p.381）

めんえきふぜんしょう【免疫不全症】
免疫機能が働かなくなり、感染症を起こしやすくなる病気。生まれつきの原発性のものと、ウイルス感染、薬物、栄養障害などによる続発性のものがある。

めんせつちょうさ【面接調査】
情報収集を行うための調査法のひとつ。介護保険認定の際には、調査担当者が直接本人と面接し、心身の状態、日常生活の様子、要望などを聞いて情報を得る。

メンタルヘルス【mental health】
精神面における健康のこと。近年、労働者にストレスが原因の精神疾患が増えており、悩みなどを軽減するサポートが必要になっている。

メンタルヘルスししん【メンタルヘルス指針】
厚生労働省が2006（平成18）年に策定した、労働者の心の健康の保持増進のための指針。

もうしおくり【申し送り】
勤務交代時に行う業務の報告と引き継ぎ。利用者の身体的・精神的な状況、入浴、排泄、食事などの状態、留意点などを伝える。

もうじんあんぜんつえ【盲人安全杖】

視覚障害者が歩行時に使用する歩行支援用具。安全の確認と確保を行うほか、視覚障害者であることを周囲に知らせて注意喚起する役割がある。白杖とも呼ばれる。

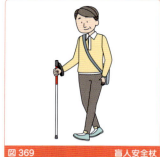

図369　盲人安全杖

もうじんようとけい【盲人用時計】

視覚障害者用の時計。点で表した文字盤を触って時刻を読み取る解読式と、ボタンを押して音声で時刻を知らせる音声式がある。

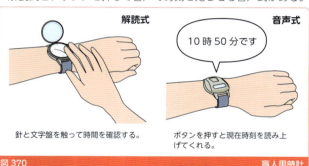

図370　盲人用時計

もうそう【妄想】

事実ではないことを事実だと思い込み、訂正を受け付けない状態。統合失調症、認知症、てんかん、薬物中毒などで見られる。被害妄想や誇大妄想などがある。

もうどうけん【盲導犬】

視覚障害者の歩行補助のために、特別に訓練された犬。路上では白色または黄色のハーネスを着用する。公共の交通機関や施設は、盲導犬との同伴の受け入れが義務化されている。

もうまく【網膜】

眼球の一番内側にあり、硝子体に接する透明な膜。視細胞と視神経の末端が分布している。視細胞で光が感知され、視神経によって脳に伝えられる。

関連▶図368「眼の構造」(p.380)

もうまくしきそへんせいしょう【網膜色素変性症】 ⚠重要
網膜の色素上皮に異常な色素が沈着することで、視力低下、夜盲、視野狭窄などの症状が現れる病気。遺伝性で失明の可能性もある。特定疾患治療研究事業の対象疾患。

もうまくはくり【網膜剥離】
網膜が網膜色素上皮層から剥がれた状態。初期症状には飛蚊症や光視症などがある。進行すると視野欠損や視力低下が起こり、失明することもある。

もうようたい【毛様体】
眼球の水晶体を囲む組織。毛様体筋の伸縮によって水晶体の厚みを変えて焦点を調節したり、水晶体や角膜に栄養を与える房水を分泌したりする。

関連 図368「眼の構造」(p.380)

もうろう【盲ろう】 ⚠重要
視覚と聴覚の両方に障害のある状態。全盲ろう、全盲難聴、弱視ろう、弱視難聴の4種類がある。

もうろうじんホーム【盲老人ホーム】
養護老人ホームのうち、視覚障害を持つ高齢者を対象とした施設。

もえつきしょうこうぐん【燃えつき症候群】
理想を求めて努力してきたことに満足な結果が得られなかったとき、突然陥る極度の疲弊状態。壮年・中年期に多い。バーンアウトシンドロームとも呼ばれる。

もじばん【文字盤】
聴覚障害者や言語機能障害者が使用する会話補助装置。文字盤にある50音と記号を指や視線で指し示すタイプや、文字盤に入力した文字を音声出力するタイプがある。

関連 図135「トーキングエイド」(p.148)

もじほうそうデコーダー【文字放送デコーダー】
聴覚障害者のために、テレビ番組に字幕を表示したり手話通訳の映像を合成したものを画面に出力したりする装置。また、災害時の聴覚障害者向け緊急信号を受信する。

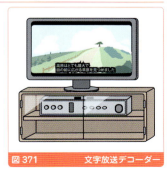

図371　文字放送デコーダー

もしもしフォン

耳が聞こえづらい人との会話に使用するチューブ型の補聴用器具。両側に耳や口を当てる開口部があり、軽量で伸縮性がある。声が外部に逃げないので、小さな声でも聞き取りやすい。

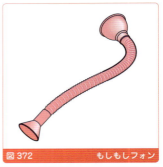
図372　もしもしフォン

モジュラーがたくるまいす【モジュラー型車いす】

利用者の体格、障害、生活環境などに合った部品を選択し、組み合わせて製作する車いす。既製の車いすより使いやすいが、費用は高くなる。

モジュラーぎし【モジュラー義肢】

利用者の身体的特徴に合った部品を選択し、組み合わせて製作する義肢。既製の義肢より使いやすいが、費用は高くなる。

モチベーション【motivation】

人間が行動するときの動機や意欲。また、目標に向かって行動を持続することを促す心理過程。

モニタリング【monitoring】 ⚠重要

ケアマネジメントの一過程。利用者の心身の状態や介護の環境、提供サービスの妥当性や効果、課題などに関して定期的に評価・検証することをいう。

モーニングケア【morning care】

起床後に行われる介護。洗顔、着替え、整髪、口腔ケア、トイレ、朝食など、生活の基本動作に関わる介助を行う。

ものとられもうそう【物盗られ妄想】 ⚠重要

認知症に多く見られる被害妄想のひとつ。お金や財布などを自分でしまったことを忘れ、誰かに盗まれたと思い込むこと。

ものもらい

眼の分泌腺が黄色ブドウ球菌などに感染して起こる急性の化膿性炎症。赤く腫れる、痒み、痛みなどの症状が現れるが、通常数日で自然に膿が出て治る。麦粒腫の俗称。

ものわすれ【もの忘れ】

経験したことや聞いたことなどを忘れてしまうこと。加齢による生理的なもの忘れは、自分が忘れていることを憶えているが、認

知症や高次機能障害などの病気によるもの忘れは、そのこと自体を忘れてしまうという違いがある。

モヤモヤびょう【モヤモヤ病】
脳血管障害のひとつ。脳に栄養を送るウィリス動脈輪の太い動脈が詰まると血流不足を補うために、煙のようにもやもやして見える細い血管が異常発達する。ウィリス動脈輪閉塞症とも呼ばれる。

モラトリアム【moratorium】
成長過程において、社会的責任を猶予される青年期の期間。もとは経済用語だったが、心理学用語としても使われるようになった。

モルヒネ【morphine】 !重要
麻薬の一種。鎮痛薬として末期がん患者などの疼痛緩和のために使われる。医学管理下の使用では、依存症となる心配はない。

モーワットセンサー【mowat sensor】
視覚障害者用の小型歩行補助具で、手に持って使用する。超音波で障害物を感知し、振動や音で利用者に知らせる。

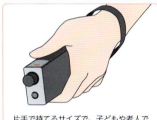

片手で持てるサイズで、子どもや老人でも扱いやすい。物体を感知したい方向へ超音波の発信部を向けて使用する。

図373　モーワットセンサー

もんしん【問診】
診察方法のひとつ。医師が患者に対して病状や既往歴、家族の病歴などを質問し、診断に必要な情報を得ること。

もんだいかいけつアプローチ【問題解決アプローチ】
個別援助技術において、クライエントとケースワーカーが、意識的、段階的に解決すべき問題に焦点をしぼり、その問題の事実を明らかにしながら協力して解決に導くアプローチ。

もんだいこうどう【問題行動】
同義　行動障害（p.136）

もんみゃく【門脈】
消化管や脾臓から肝臓に流入し、肝動脈とともに肝臓に栄養を運んでいる血管。上・下腸間膜静脈、脾臓脈で構成されている。門脈の圧が上昇すると門脈圧亢進症が起こる。

やがいレクリエーション【野外レクリエーション】
ハイキングやキャンプなど、野外で行われるレクリエーション活動。自然に親しむことで、心身をリフレッシュさせる効果がある。

やかんせんもう【夜間せん妄】 !重要
意識障害のひとつ。夜間に意識が混濁し、幻覚、錯覚、錯乱などの症状が現れる。認知症、脳血管障害、感染症、薬物副作用などが原因として挙げられる。

やかんたいおうがたほうもんかいご【夜間対応型訪問介護】
居宅要介護者に対し、夜間に介護福祉士などが、定期的な巡回訪問または利用者からの通報を受けての随時訪問を行い、介護サービスを提供すること。

やかんはいかい【夜間徘徊】
夜間に歩き回ること。認知症高齢者によく見られる。生活リズムを整える、昼間十分に運動する、夜間排泄の対応を見直すなど、安眠できるように援助することが予防につながる。

やくざいかんりしどう【薬剤管理指導】 !重要
薬剤師が、薬の管理と薬の飲み方や効果、副作用の有無などの服薬指導を行うこと。患者に対して薬物療法への理解を促すために行う。

やくざいし【薬剤師】
薬剤師法に基づく国家資格。調剤、医薬品の供給、薬事衛生などの業務を行う専門職。調剤は薬剤師の独占業務であり、同時に調剤応需義務も負う。

やくぶついぞん(しょう)【薬物依存(症)】
麻薬や有機溶剤などを繰り返し使用することにより、精神的・身体的な依存が高まり、有害であることを知りながら止めることができなくなる状態。精神障害の依存症のひとつ。

やくぶつりょうほう【薬物療法】
薬物による治療方法。内科的治療法の大半を占めている。

やけど !重要
火、熱湯、熱した油、化学薬品などにより、皮膚が損傷を受けた状態。重症度は皮膚が赤くなるⅠ度、真皮まで達するⅡ度、皮下組織が破壊されるⅢ度に分類される。熱傷とも呼ばれる。
関連 低温やけど (p.278)

やたべギルフォードせいかくけんさ【矢田部ギルフォード性格検査】
同義 Y-G性格検査 (p.427)

やにょうしょう【夜尿症】
夜間睡眠中、無意識に排尿してしまうこと。3〜4歳以降も続

くものを病的状態とする。膀胱(ぼうこう)の器質異常、夜間の尿産生量や蓄尿量の異常、ストレスなどが原因になる。

やもうしょう【夜盲症】
明るい場所では目が見えるものの、暗い場所では見えにくくなる状態。先天性の原因として網膜疾患、後天性の原因としてビタミンA不足が挙げられる。鳥目とも呼ばれる。

ヤールのじゅうしょうどぶんるい【ヤールの重症度分類】 ⚠重要
パーキンソン病の進行過程を示す分類方法の一つで、症状に合わせて病期を5段階に分類したもの。重症度の評価の基準となり、厚生労働省発表の生活機能障害度も合わせて確認すると、治療方針の決定にも役立つ。

ヤールの重症度分類		生活機能障害度	
Ⅰ度	体の片側のみに症状がでる。	Ⅰ度	日常生活でほとんど介助が要らない。
Ⅱ度	体の両側または中心部に症状がでる。		
Ⅲ度	軽〜中等度の症状。姿勢反射障害の初期症状がみられる。	Ⅱ度	日常生活や通院に部分的な介助が要る。
Ⅳ度	高度障害が認められる。かろうじて介助なしで歩行できる。		
Ⅴ度	一人で行動できない。ベッドもしくは車いすで生活する。	Ⅲ度	日常生活全般において介助が要る。一人で歩行や起立ができない。

※ヤールの重症度分類がⅢ度以上で、生活機能障害度がⅡ度以上の場合は、身体障害者福祉法による制度の対象となり医療費の公的助成が受けられる。

図374　　　　　ヤールの重症度分類と生活機能障害度

ヤングオールド【young-old】
同義 ▶ 前期高齢者（p.242）

ヤングケアラー【young carer】
障害や病気をもつ家族の世話をしている18歳未満の子どものこと。家事、介護、感情面のサポートなど、通常大人が担うようなケアの責任を引き受けている。

ゆうきようざいいぞん【有機溶剤依存】
シンナー、トルエン、キシレンなどの有機溶剤に対する依存症で、薬物依存の一種。多幸感、陶酔感などを生じる。また、内臓疾患や精神障害を招く。

ゆうぎりょうほう【遊戯療法】
同義 ▶ プレイセラピー（p.357）

ゆうぐれしょうこうぐん【夕暮れ症候群】
夕方になると落ち着きがなくなり、家に帰ると言いながら身支度

を始めたり、徘徊したりする状態。認知症患者によく見られる。

ゆうさんそううんどう【有酸素運動】
同義 エアロビクス（p.30）

ゆうせいいでんびょう【優性遺伝病】
両親から受け継いだ遺伝子の一方に異常があるだけで発症する病気。ハンチントン病、家族性高コレステロール血症、軟骨形成不全症などがある。

ゆうりょうろうじんホーム【有料老人ホーム】 ！重要
老人保健法により定められている高齢者向けの入居施設のひとつ。入浴・排泄・食事の介護、食事の提供、またはその他の日常生活に必要なサービスを提供する。老人福祉施設ではないものを指す。

ゆうりょうろうじんホームせっちうんえいひょうじゅんしどうししん【有料老人ホーム設置運営標準指導指針】
有料老人ホームの設置・運営に関する指導を定めた国のガイドライン。建物や設備、スタッフ配置、施設の管理・運営、サービス、利用料などについての基準を示している。

ゆえき【輸液】
体液補正や栄養補給を目的に、水分、電解質、栄養素などを点滴内注射により投与する治療法。

ゆかざようしき【床座様式】
床に座ったり布団を敷いて寝たりする、日本の伝統的な生活様式。立ち座りの負担が大きいという欠点もある。

ゆかそうこうしきリフト【床走行式リフト】
利用者を乗せたまま、介助者が手で押して床上を移動させるキャスター付きのリフト。台座式と懸吊式がある。歩行支援用具のひとつ。

関連 台座式リフト（p.254）、懸吊式リフト（p.127）

ゆたんぽ【湯たんぽ】 図375
陶器や金属、ゴムなどの容器に湯を入れ、布などのカバーで覆い、就寝時に寝床や足腰などを温める暖房器具。容器の材質により、入れるお湯の温度は異なる。低温やけどに注意が必要。

ユニットがたとくべつようごろうじんホーム【ユニット型特別養護老人ホーム】
居宅に近い環境での日常生活を提供し、ケアを行う老人ホーム。個室と近接する共同生活室で構成されるユニットを生活単位とする。ユニットの入居定員は10人以下。

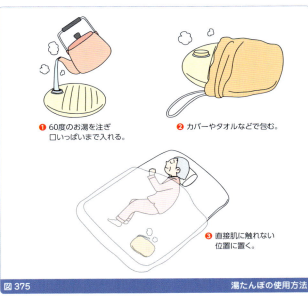

❶ 60度のお湯を注ぎ口いっぱいまで入れる。
❷ カバーやタオルなどで包む。
❸ 直接肌に触れない位置に置く。

図375　湯たんぽの使用方法

ユニットケア【unit care】⚠重要
介護保険施設などで入居者を10人以下の少人数グループ（ユニット）に分け、家庭的な雰囲気のなかで日常生活を送れるように配慮したケアサービス。

ユニバーサルデザイン【universal design】
障害の有無や年齢などに関わらず、すべての人が快適かつ安全に利用できるように配慮された製品、建物、環境などのデザイン。

ユニバーサルデザインフード【universal design food】
食べやすく配慮された食品のこと。日本介護食品協議会が定めた規格に適合する食品を指す。日常の食事から介護食にまで幅広く利用できる。

ゆびてんじ【指点字】
盲ろう者へのコミュニケーション方法のひとつ。両手指を使い、相手の盲ろう者の指を点字タイプライターのキーに見立て、点字記号を打って言いたい事を伝える方法。

ゆびもじ【指文字】P.390 図376
聴覚障害者のコミュニケーション手段のひとつ。指の形と動きを組み合わせてアルファベットやかな文字を表現する。手話で表しにくい固有名詞を伝えるときなどに使用する。

あ
アルファベット「a」を示す。親指を伸ばして、他の指は軽く握る。

え
アルファベット「e」を示す。親指以外をくっつけて、軽く丸める。

い
アルファベット「i」を示す。「I」を意識して小指をまっすぐ伸ばす。

お
アルファベット「o」を示す。人差し指と親指をつけて丸を作る。

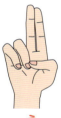

う
アルファベット「u」を示す。人差し指と中指を揃えて「U」をイメージする。

＊イラストは相手から見たときの形。手のひら側が相手になるように示す。

図376　指文字の例

ユマニチュード【Humanitude】　図377

フランス発祥の認知症患者ケア技法のひとつ。見つめる、話しかける、触れる、立つを基本とする。患者に対等な関係だと感じてもらい信頼関係を生み出すことで、症状の改善が見られるという。

ようかいごこうれいしゃ【要介護高齢者】

介護保険制度において要介護状態にある要介護者のうち、65歳以上の人を指す。

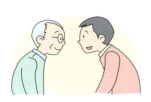
見つめること
(同じ目線・正面から・近くから長く)

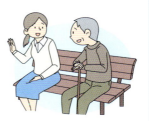
話しかけること

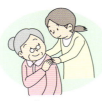
触れること

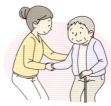
立つこと
(立つことをサポートする)

図 377　　　　　　　　　　　　　　　　　　　ユマニチュード

ようかいごしせつ【養介護施設】
地域密着型も含む老人福祉施設、有料老人ホーム、介護老人福祉施設、介護老人保健施設などのこと。
高齢者虐待防止法では、養介護施設従事者による虐待についても規定されている。

ようかいごしゃ【要介護者】
介護保険制度で要介護状態にある 65 歳以上の人、または 40 歳以上 65 歳未満の人で特定疾病により要介護状態になった人を指す。介護給付の対象となる。

ようかいごしゃのレクリエーション【要介護者のレクリエーション】
日常生活における楽しみや喜びのために、要介護者が参加する活動。運動、音楽、脳トレ、イベントなどがある。リハビリ効果やQOL向上も見込まれ、自立支援にもつながる。

ようかいごじょうたい【要介護状態】
身体上または精神上の障害により、入浴、排泄、食事などの日常生活の基本的な動作について、原則として 6 ヵ月間継続して常に介護が必要だと判断される状態。

ようかいごじょうたいくぶん【要介護状態区分】

介護保険制度において、介護が必要な程度に応じて要介護状態を定めた区分。要支援1・2、および要介護1～5に分けられる。

要介護度	心身の目安	利用できるサービス
非該当（自立）	要支援や要介護には該当しない。自立して生活できる状態。	地域包括支援センターへ相談すると市域支援事業などを利用できる場合もある。
要支援1	立ち上がるときに支えが要る場合もあるが、日常生活はほぼ一人で行える。家事や買い物などで簡単な支援が必要な場合もある。	介護予防サービス、地域密着型介護予防サービス（認知症対応型通所介護、小規模多機能型居宅介護。要支援2は認知症対応型共同生活介護も）
要支援2	身の回りの世話など、日常生活において何らかの支援が要る。	
要介護1	要支援2の状態に加え、問題行動や理解力の低下がみられる場合がある。	居宅サービス、地域密着型サービスまたは施設サービス
要介護2	要介護1の状態に加え、排泄や食事、移動などの日常生活についても部分的な介護が必要になる。	
要介護3	ほぼ全面的な介護が必要になる。要介護2と比べて、日常生活に必要な能力が著しく低下している。	
要介護4	介護がないと日常生活を行うのが困難な状態。要介護3よりも、さらに基本的な動作能力が低下している。	
要介護5	介護がないと日常生活を送ることができない。要介護4よりも、さらに基本的な動作能力が低下している。	

図378　要介護状態区分（要介護度）の状態例と利用できるサービス

ようかいごじょうたいのげんいん【要介護状態の原因】 !重要

要介護状態を招いた原因。おもなものに、脳血管疾患、高齢による衰弱、転倒・骨折、認知症、関節疾患がある。

ようかいごど【要介護度】

同義 要介護状態区分（p.392）

ようかいごにんてい【要介護認定】

介護保険制度において、要介護状態の有無と程度を審査し、判定すること。被保険者やその家族の申請に基づいて市区町村が行う。一般に要支援の認定も含む。

ようかいごにんていしんせい【要介護認定申請】

被保険者や家族が市区町村に対し、要介護認定を申請すること。申請書に被保険者証を添付する。申請は地域包括センターなどの代行が可能。

ようかいごにんていとうきじゅんじかん【要介護認定等基準時間】

要介護認定を受ける人がどれぐらいの介護を必要とするかについて、時間で示した指標。実際の介護時間ではなく、要介護者の能力などから統計データに基づいて算出したもの。

ようかいごにんていのしんさはんていきじゅん
【要介護認定の審査判定基準】

介護認定審査会による要介護認定の審査・判定のための基準。直接生活介助、間接生活介助など 5 分野に関する要介護認定等基準時間の算出により、判定される。

要介護認定等基準時間	
要支援 1	25 分以上 32 分未満
要支援 2	32 分以上 50 分未満
要介護 1	
要介護 2	50 分以上 70 分未満
要介護 3	70 分以上 90 分未満
要介護 4	90 分以上 110 分未満
要介護 5	110 分以上

- 判定の基準になる要介護認定等基準時間は、直接生活介助、間接生活介助、BPSD 関連行為、機能訓練関連行為、医療関連行為の 5 分野からなる。
- 要支援 2 と要介護 1 の基準時間は同一であるが、適切なサービスの利用により、状態の維持や改善を見込める場合は要支援 2 に認定される。

図 379　　　　　　　　　　　　　要介護認定の審査判定基準時間の分類

ようかいごにんていのてじゅん【要介護認定の手順】 !重要

申請から認定までの手順。❶被保険者の申請 ❷市区町村による認定調査 ❸コンピューターによる 1 次判定 ❹1 次判定の結果と主治医意見書をもとにした介護認定審査会による 2 次判定 ❺決定 ❻被保険者への通知となる。

ようかいごにんていゆうこうきかん【要介護認定有効期間】
同義　認定有効期間（p.318）

ようかいごひほけんしゃ【要介護被保険者】

介護保険法に基づく要介護認定を受けた被保険者のこと。要介護状態区分のいずれかに該当する。

ようけつ【溶血】

赤血球膜の破損や破裂により、ヘモグロビンが血球の外に流れ出てしまうこと。溶血性貧血の原因となる。

ようけつせいひんけつ【溶血性貧血】

赤血球の溶血により、不足した赤血球を補えなくなるために起こ

る貧血。貧血のほか、黄疸や脾腫が見られる。先天性のものと後天性のものがある。

ようごろうじんホーム【養護老人ホーム】
老人福祉法に基づいた老人福祉施設のひとつ。65歳以上で、環境上・経済的理由によって在宅での養護が困難な高齢者が入所する。入所の措置は市区町村により行われる。

ようごろうじんホームのにゅうしょそちのきじゅん【養護老人ホームの入所措置の基準】
養護老人ホームへの入所を決定する際の判定基準。65歳以上で、環境上・経済的理由に関する基準に該当することとしている。

ようしえんしゃ【要支援者】
介護保険制度で、介護区分が要支援状態にある65歳以上の人、または40歳以上65歳未満で特定疾病により要支援状態になった人。予防給付の対象となる。

ようしえんじょうたい【要支援状態】
身体上または精神上の障害により、原則として6ヵ月間継続して日常生活に支障があると判断され、その状態の軽減や悪化防止のための支援を必要とする状態。

ようしえんじょうたいくぶん【要支援状態区分】
介護保険制度において、支援が必要な程度に応じて要支援状態を定めた区分。要支援1、2に分けられ、2のほうが支援を要する度合いが高い。予防給付の対象となる。

ようしえんにんてい【要支援認定】
同義 要介護認定（p.392）

ようずい【腰髄】
腰部の脊髄のこと。
関連 図218「脊柱と脊椎」（p.239）

ようずいそんしょう【腰髄損傷】 ⚠重要
脊髄のうち腰髄部分に損傷を受けること。下半身麻痺などの運動障害や自律神経のコントロールができなくなるなどの症状が見られる。

ようせいしょうじょう【陽性症状】
統合失調症の症状のひとつ。幻覚、妄想、幻聴、思考障害など、現実にはないことがあるように感じられることをいう。

ようついあっぱくこっせつ【腰椎圧迫骨折】
同義 圧迫骨折（p.9）

ようついすべりしょう【腰椎すべり症】
同義 脊椎すべり症（p.240）

ようついぶんりしょう【腰椎分離症】
同義 脊椎分離症（p.240）

ようつう【腰痛】 ⚠重要
腰の痛みの総称。無理な姿勢、筋骨格系の障害、消化器・泌尿器・婦人科的な疾患、心因性によるものなど、さまざまな原因がある。

ようつうよぼう【腰痛予防】
介護現場においては、中腰姿勢の回避、ボディメカニクスやてこの原理の活用、福祉用具の利用、運動・ストレッチなどにより、腰痛を予防することが大切である。

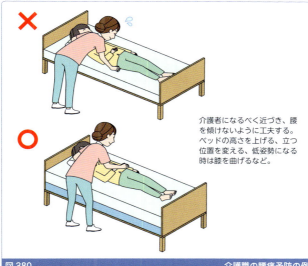

介護者になるべく近づき、腰を傾けないように工夫する。ベッドの高さを上げる、立つ位置を変える、低姿勢になる時は膝を曲げるなど。

図380　　　　　　　　　　　　　　　　介護職の腰痛予防の例

ようやくきろく【要約記録】
社会福祉援助の記録の一種。毎日の援助過程における会話や出来事、援助の結果などを一定期間ごとに要点をまとめて記録する。支援内容の見直しや評価に用いる。

ようやくひっきしゃ【要約筆記者】
聴覚障害者のために、話の内容を要約して文字にして伝える筆記通訳者。手話ができない中途聴覚障害者のコミュニケーションを助ける。

ようろうふくごうしせつ【幼老複合施設】
保育園などの子ども用施設と、老人ホームやデイサービスセンターなどの高齢者用施設を合築、併設した複合施設。建築・運営

費用の抑制や異世代交流などのメリットがある。

よくあつ【抑圧】
不快な記憶や苦痛、実現困難な欲求などを無意識のうちに心の中に抑え込もうとすること。適応機制のひとつ。

よくうつじょうたい【抑うつ状態】
同義 うつ状態（p.28）

よくうつしんけいしょう【抑うつ神経症】
神経症のひとつ。不安、悲壮感、孤独感などを伴う軽度の抑うつ状態が慢性的に続くこと。うつ病とは区別される。近親者の死や離別などの喪失体験がきっかけとなる。

よくせい【抑制】
同義 身体拘束（p.218）

よくそう【浴槽】 !重要
湯船。入浴のために湯を入れる槽のこと。高齢者や障害者が安全に入浴するには、深すぎず、背中の当たる部分に傾斜がないタイプが適している。

よくそうエプロン【浴槽エプロン】
浴槽の洗い場側についているパネルのことで、前面パネルともいわれる。取り外しが可能。手を掛けるくぼみがあるタイプもある。

よくそうだい【浴槽台】
入浴補助具のひとつ。浴槽が深い場合や縁が高い場合の出入り時に踏み台として使用する。また、浴槽内に置いて腰掛けると立ち座りが楽にできる。特定福祉用具販売の対象品目。

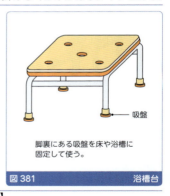

脚裏にある吸盤を床や浴槽に固定して使う。

図 381　　　　　　　　　浴槽台

よくそうないいす【浴槽内いす】
同義 浴槽台（p.396）

よご【予後】
病気や手術後の将来の経過や生死の可能性を予測すること。予後良好は見通しがよいこと、予後不良は見通しが悪いこと。

よこだしサービス【横出しサービス】
公的介護保険の対象外サービスに対し、市区町村の判断で保険給

付の対象とするサービス。おむつ支給、配食サービスなど。

よっきゅうふまん【欲求不満】
同義 フラストレーション（p.354）

4つのしょくひんぐん【4つの食品群】
食品を栄養的な特徴によって4群に分けたもの。第1群は乳製品と卵。第2群は魚介類、肉類。豆類、第3軍は野菜、いも、果物。第4群は穀類、油脂、砂糖、アルコール、菓子類など。

よぼういがく【予防医学】
狭義では病気を予防すること。広義には傷害の防止、寿命の延長、心身の健康の増進なども含まれる。

よぼうきゅうふ【予防給付】 ！重要
介護保険制度において、要介護区分の要支援判定された要支援者に給付される保険給付のこと。

よぼうきゅうふのしゅるい【予防給付の種類】
訪問サービス、通所サービス、短期入所サービス、介護予防支援、地域密着型介護予防サービスなどがある。

よぼうせっしゅ【予防接種】
ワクチンを注射し病気への免疫をつけること。法律に基づき市区町村が主体で行う定期接種と希望者のみ行う任意接種がある。65歳以上はインフルエンザと成人用肺炎球菌ワクチンが定期接種となっている。

よぼうてきリハビリテーション【予防的リハビリテーション】
介護保険により要支援者が行うリハビリテーション。自立支援や要介護への進行を防ぐことなどが目的。

よんりんほこうしゃ【四輪歩行車】
左右のハンドルを握り、4つの脚についた車輪を転がして歩行する。フレームに腰掛けや小物入れなどがついている。

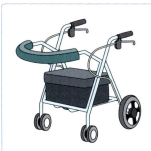

グリップで体を支え、手動でブレーキを握るタイプ。前輪が360度動き、後輪は固定されている。

図382　四輪歩行車

ライチャード, S.【Suzanne Reichard】 !重要
アメリカの心理学者で、高齢者男性の性格を円熟型、安楽椅子型、防衛型、外罰型、内罰型の5つに分類した。

ライフイベント【life event】
人生での出来事。進学、就職、結婚、出産、引越し、介護、家族や親族の死、昇進、転職、退職、病気、けが、入院など。

ライフサイクル【life cycle】
人が生まれてから死ぬまでの一生のこと。人生の周期。

ライフサポートアドバイザー【life support adviser】
シルバーハウジングに居住している高齢者や障害者などが自立した生活を過ごせるようにさまざまな介助を行う人。

ライフサポートワーク【life support work】
小規模多機能型居宅介護におけるあり方のひとつ。利用者の欠損部分の補てんに限らず、地域生活全体を支えるという考え。

ライフステージ【life stage】
人の一生を幼年期、児童期、青年期、壮年期、老年期などの段階に分けたもの。

ライブスーパービジョン【live supervision】
相談支援法のひとつ。指導者が、クライアントへの相談支援を実践しながら、受講者の指導や援助を行う。

ライフスペースインタビュー【life space interview】
廊下や待合室など面接室以外の生活場所で行う面接。クライアントに積極的に支援を展開する技法のひとつ。別名生活場面面接。

ライフヒストリー【life history】
同義 生活歴(p.234)

らくせつ【落屑】
皮膚の表面が皮膚代謝の経過の一部でフケや屑のように剥がれ落ちること。

ラクナこうそく【ラクナ梗塞】 !重要
脳内の直径15mm以下の動脈が詰まり脳障害が起こる病気。手足のしびれや言葉のもつれなどが現れるが、無症状の場合も少なくない。

らくらくおでかけネット【らくらくおでかけネット】
駅やターミナルなどのバリアフリーや経路情報のサイト。運営は公益財団法人交通エコロジー・モビリティ財団。

ラポール【rapport】 !重要
心理学上、セラピストとクライアントの信頼関係が築かれ、どんなことでも打ち明けられる状態。

ランゲルハンスとう【ランゲルハンス島】 ⚠重要
膵臓内でホルモンを作り出す内分泌腺組織。血糖値を下げるインスリンや上げるグルカゴンなどを分泌する。別名膵島。

らんし【乱視】
見る物との距離に関係なくピントが合わずボヤけた状態。角膜や水晶体の変形などにより網膜上で焦点が合わないため起こる。

らんそう【卵巣】
子宮の左右にある親指大の臓器。女性ホルモンであるエストロゲンとプロゲステロンを分泌したり卵子を作ったりする。

らんそうがん【卵巣がん】
卵巣に悪性腫瘍であるがんができた状態。10、20代に多い卵巣胚細胞腫瘍と40～60代に多い上皮性卵巣がんがある。

ランドルトかん【ランドルト環】
視力検査で使用する世界共通の記号。環の切れ目の方向の判別により視力を測定する。

らんぽうホルモン【卵胞ホルモン】
女性ホルモンの一種。女性らしい体を作る以外に、自律神経、骨、皮膚、脳の働きなどにも関わっている。別名エストロゲン。

リアリティオリエンテーション【reality orientation】
同義 ▶ RO（p.424）

リウマチ【rheumatism】
同義 ▶ 関節リウマチ（p.85）

リウマチねつ【リウマチ熱】
レンサ球菌が原因で起こる感染症。咽頭炎が治ってから数週間後、関節痛、発熱、心臓の炎症などがみられる。

りがくりょうほう【理学療法】
病気、けが、加齢、障害などで運動機能が低下した場合、運動、温熱、電気、水、光線などの物理的手段を用いて運動機能の維持や改善を目的とする治療法。

りがくりょうほうし【理学療法士】
運動療法や物理療法などを用い、自立した日常生活を支援する医学的リハビリテーションの有資格者。PTともいう。

リクライニングがたくるまいす【リクライニング型車いす】 P.400 図383
頭部の高さまである背もたれシートを好みの角度で後方に倒すことができる車いす。

りしょう【離床】 ⚠重要
病気やけがで常時ベッドに横になって生活していた人が、起き上がりベッドから離れて生活すること。

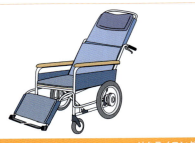

図383　リクライニング型車いす

りじんしょう【離人症】
危険な経験や重度のストレスなどにより、自分の体や感情が遊離して、外側から観察しているように感じる状態。

リスクマネジメント【risk management】
危機管理。想定される事故や問題を未然に防ぎ、起きたときは被害を最小限に食い止めるための対策をとること。介護や医療分野では、現場で起こり得る事故を未然に防ぐための対策。

リスクマネジメントいいんかい【リスクマネジメント委員会】
直接的にリスク管理の責任を負う機関。

りだつしょうじょう【離脱症状】
アルコール、たばこ、薬物などの依存症者が、それらを中断したときに現れる症状。頭痛、手足の震え、吐き気などの身体症状と、不安、イライラ感、抑うつ、不眠などの精神症状がある。別名禁断症状。

リーチ【reach】
同義　アウトリーチ（p.7）

リーチャー【reacher】
長い棒の先に付いたはさみ部で物をつかむ道具。手の届かないところにある物を拾ったり、引き寄せたりするとき使う。

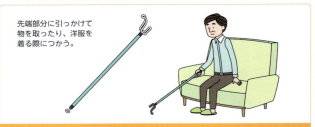

先端部分に引っかけて物を取ったり、洋服を着る際につかう。

図384　リーチャー

りつい【立位】
立った状態や姿勢のこと。

りとうとうそうとうサービス【離島等相当サービス】
離島などで居宅サービスや基準該当居宅サービスなどが利用しにくい場合、市町村が居宅サービス相当と判断すれば保険給付の対象とできる制度。対象地域は厚生労働大臣が指定する。

りにょうざい【利尿剤】 ⚠重要
尿の量を増やす薬。高血圧、心不全、むくみなどの治療にも使用される。

リノールさん【リノール酸】
大豆油、植物油に含まれる必須脂肪酸。血中コレステロールを下げる働きがある。

リノレンさん【リノレン酸】
アマニ油、えごま油などに多く含まれる必須脂肪酸。中性脂肪低下、血栓予防、高血圧予防作用などがある。別名αリノレン酸。

リバースモーゲージ【reverse mortgage】
自宅や土地などの不動産を担保に融資を受け、利用者の死亡後に不動産を売却して返済する制度。

リハビリテーション【rehabilitation】 ⚠重要
病気やけがによる機能障害で支障が生じたときに、医療や福祉、教育などの専門職が連携し問題解決を支援すること。

リハビリテーションいがく【リハビリテーション医学】
医療と関係分野の専門職が行うリハビリテーションのこと。

リハビリテーションけいかく【リハビリテーション計画】
居宅サービス計画や通所サービス計画に基づき、利用者が行うリハビリテーションの目的、具体的サービス内容、訪問頻度、実施期間を定めること。

リハビリテーションこうがく【リハビリテーション工学】
医療をはじめ、物理学、電子工学、機械工学などの知識や技術を活用して、リハビリテーション機器の開発や研究を行う工学分野のこと。

リハビリテーションセンター【rehabilitation center】
在宅生活へ向けての機能訓練や障害の軽減のためのリハビリテーションの提供、技術や機器の開発、専門職の人材育成などを行う機関。医療施設に併設される。

リハビリパンツ
ウエストにゴムが入った紙素材のパンツ。脱ぎ着がしやすく布パンツを使用するためのリハビリテーションに使う。

リビングウィル【living will】
病気などで回復の見込みがない場合、延命措置を行わず緩和ケアに重点を置いた医療を希望する意思を事前に示すこと。

リフト【lift】 ⚠重要
自力で移乗動作ができない人を吊り具で抱え、昇降を介助する福祉用具。床走行式、固定・据置式、天井走行式がある。

リフトバス
バスの後部に、電動で昇降するリフト装置を備えたバス。

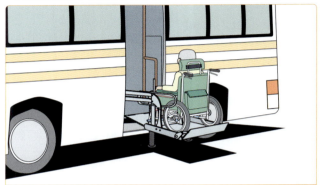

図385　　　　　　　　　　　　　　　　　　　リフトバス

りゅうこうせいじかせんえん【流行性耳下腺炎】
ムンプスウイルスが原因の感染症。耳下腺の腫れや痛み、発熱、頭痛、嘔吐、全身倦怠感などがみられる。別名おたふく風邪、ムンプス。潜伏期間が2～3週間ある。保健所への届出が必要。

りゅうこうせいのうせきずいまくえん【流行性脳脊髄膜炎】
髄膜炎菌により脳や脊髄を覆う薄い膜に炎症が起こる病気。発熱、嘔吐、頭痛、意識障害、痙攣、運動失調などがみられ、硬膜下水腫、硬膜下膿瘍、脳腫瘍、脳梗塞などの合併症を起こすこともある。

りゅうぜん【流涎】
よだれを垂らすこと。

りゅうちカテーテル【留置カテーテル】
同義 膀胱内留置カテーテル（p.362）

りゅうどうしょく【流動食】
かまなくても飲み込める食事。重湯、葛湯など。嚥下障害や消化器障害などの場合に使用する。

りゅうどうせいちのう【流動性知能】
新しいことを学んだり覚えたりする能力。60代以降になると加

齢に伴う脳機能の変化とともに能力が急速に低下する。

りょういくてちょう【療育手帳】
都道府県知事または政令指定都市長が知的障害者に交付する障害者手帳。交付対象基準は発行元の地方自治体が独自に定める。

りょうしい【良肢位】 ⚠重要
関節の可動域に制限がある人が、関節に負担が少ない状態で曲げ伸ばしできる角度。別名機能的肢位。

りょうしゃ【利用者】
医療や介護などのサービスを受ける人。介護保険制度の場合、サービスを利用する要支援者および要介護者。

りょうしゃニーズのだいべん【利用者ニーズの代弁】
介護福祉士は、利用者のニーズの代弁も重要な役割とした上で考え行動すること。日本介護福祉士会倫理綱領で提唱している。

りょうしゃふたん【利用者負担】
介護サービスの場合は、サービス費用の1割、一定所得以上の場合は2割を自己負担すること。

りょうしゃほんい【利用者本位】 ⚠重要
介護サービス利用者の立場や視点に立って、必要な介助や手段を決定しなければならないという基本理念。

りょうせいしゅよう【良性腫瘍】
できものの一種。異常に増えた細胞がかたまっている状態が腫瘍で、良性腫瘍はできた場所にとどまり生命に影響を及ぼすことはまれ。

りょうぼ【寮母】
寮などで入居者の介護をおこなう職員のこと。

りょうようかいご【療養介護】
介護老人保健施設などに入居し、医学管理の下で日常生活上の介助、医療、看護、機能訓練などを提供するサービス。介護保険制度の場合は、30日以内の短期入所療養介護が対象。

りょうようがたびょうしょうぐん【療養型病床群】
長期療養が必要な慢性期や、症状が安定したリハビリ期の患者が入院する病院。医療保険対象の医療型と、介護保険対象の介護型がある。

りょうようかんご【療養看護】
成年後見人の職務の身上監護の一部。被後見人が必要とする介護、医療、看護サービスを受けるため手続きや契約などを行う。

りょうようつうしょかいご【療養通所介護】
難病、認知症、脳血管障害の後遺症、末期がんなどの病気で看護

師の見守りが必要な人を対象とした通所介護サービス。食事や入浴などの生活介助、機能訓練サービスなどを提供する。

りょくないしょう【緑内障】 !重要
視神経障害により視野が欠損する病気。初期は自覚症状がないが、進行すると視力低下、目の痛み、頭痛、吐き気などがみられ、失明することもある。眼圧上昇は症状悪化の一因とされる。

りょくのうきん【緑膿菌】
人の腸管内や自然界に広く分布する細菌。抵抗力低下時に感染(日和見)すると、呼吸器、尿路、消化管などの感染症、褥瘡、敗血症などを起こすことがある。予防にはうがいと手洗いが大切。

リロケーションダメージ
子どもとの同居や介護施設への入居など、生活環境の変化がストレスとなり、高齢者にうつ症状や認知症が現れたり、それらが悪化したりすること。

リン
ミネラルの一種で、骨や歯を作ったり、エネルギー代謝を促したりする。外食や加工食品などでリンを過剰に摂り続けると骨量や骨密度が減る可能性があると言われている。

リンししつ【リン脂質】
レシチンなどの脂質。細胞膜を作ったり、たんぱく質と結合して血液中を移動したりする。不足すると血管にコレステロールが蓄積して動脈硬化や糖尿病などを起こすとされている。

りんじゅう【臨終】
臨終とは死ぬ間際のこと。できるだけ安らかに迎えられるよう家族と声をかけたり、体をさするなどのケアをすることが大切となる。

りんしょうけんさ【臨床検査】
病気の診断や治療のために行う検査。尿、血液、組織などを採取する検体検査と、臓器や脳の働きをデータや画像化する生理機能検査がある。

りんしょうけんさぎし【臨床検査技師】
医療機関や検査機関で臨床検査を行う専門職。要国家資格。

りんしょうしんりし【臨床心理士】
対象者の心の悩みや問題を軽減したり解決したりするために心理療法を行う専門職。略称はCP。

リンパえき【リンパ液】
血管からしみ出した血漿などで構成された無色または淡黄色の液体。リンパ管を流れ古い細胞や不要物を回収する。

リンパきゅう【リンパ球】⚠重要
リンパ液の中に含まれる白血球の一種。体内に侵入したウイルス、細菌、変性した細胞などを処理する。

リンパこうせいてんい【リンパ行性転移】
最初にがん細胞が現れた場所から、リンパ管を経由し他で増殖すること。近くから遠くのリンパ節に広がる傾向がある。

るいそう【るい痩】
体重が著しく減少した状態。一般的に、標準体重より20％以上減少した場合を指す。BMIでは17％以下。

れいあんぽう【冷罨法】
氷のうや冷湿布などで患部を冷やし、炎症、痛み、充血などを軽減する治療法。

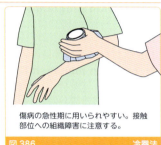

傷病の急性期に用いられやすい。接触部位への組織障害に注意する。

図386　　　　　　　　　　　　冷罨法

れいてきないたみ【霊的な痛み】
主に終末期にみられ、人生の意味や罪の意識への問いかけ、死と死後の世界に対する恐怖や不安などで起こる精神的な痛み。別名スピリチュアルペイン。

レイノーげんしょう【レイノー現象】⚠重要
寒さなどによる血行障害。指が白や紫色になり、しびれや痛みなどが起こる。膠原病や全身性エリテマトーデスなどでみられる。

レクリエーション【recreation】
娯楽や趣味、運動など心身の疲れを回復する活動のこと。高齢者の場合、交流の場であり、他者とのつながりを持つことで心身の活性化、意欲向上などを目的とする。

レクリエーションかつどうえんじょ【レクリエーション活動援助】⚠重要
高齢者や障害者など、介助が必要な人の生活の質を向上させる目的で、楽しみながらレクリエーション活動を行えるよう援助をすること。

レクリエーションけいかく【レクリエーション計画】
介護保険制度により、施設や自宅でレクリエーションサービスを提供する際に作成される計画のこと。

レクリエーションサービスシステム（レクリエーションしえんシステム）
【recreation service system（レクリエーション支援システム）】
介護や医療施設などでレクリエーション援助に必要な人、物などのマネジメントや実施過程を作ること。レクリエーション活動を補助するロボットやコンピューターソフトを指すこともある。

レクリエーションプログラム【recreation program】
利用者の目標に基づき、レクリエーション活動を具体的に組み入れた援助計画。

レクリエーションプログラムサービス
【recreation program service】
レクリエーションプログラムに基づいてレクリエーション活動を実践していくサービスのこと。

レクリエーションマネジメントサービス
【recreation management service】
介護施設などでレクリエーション年間計画、予算、設備、レクリエーションワーカーの確保などの業務を総合的に行うサービス。

レクリエーションりょうほう【レクリエーション療法】
レクリエーションにより自発性の増進、情緒の解放、対人関係の改善などを目的とした心理療法。

レクリエーションワーカー【recreation worker】
高齢者や障害者などにレクレーション活動を指導したり支援したりする人。

関連 福祉レクリエーションワーカー（p.349）

レーザーケーン【laser cane】
白杖にレーザーで障害物を探知する機能を装着した歩行補助器具。音や振動で利用者に障害物を知らせる。

レジオネラしょう【レジオネラ症】
レジオネラ属菌が原因で起こる感染症。施設の循環式浴槽などが感染源となる。レジオネラ肺炎とポンティアック熱があり、レジオネラ肺炎は、悪寒、高熱、全身倦怠感、頭痛、呼吸困難などが現れ、重症化すると死亡することがある。

レシチン【lecithin】
脂質の一種で細胞膜を正常に保つ働きがある。大豆、卵黄などに多く含まれる。

レジデンシャルワーク【residential work】
施設入所者が在宅時に近い生活を過ごすため行う援助。日常生活の援助をはじめ、人間関係の調整、社会参加の促進なども含む。

レシピエント【recipient】
臓器移植手術や骨髄移植手術の希望者、または手術で臓器や骨髄の提供を受けた人。

レストレスレッグスしょうこうぐん【レストレスレッグス症候群】 ⚠ 重要
夕方から夜にかけて、むずむずするような不快感が足を中心に現れる病気。睡眠時など足を動かさないときに症状が強くなるため、睡眠障害を引き起こすことがある。

レスパイトケア【respite care】 ⚠ 重要
在宅介護を担う介護者の心身の負担を軽減し、リフレッシュしてもらうための支援サービス。具体例としては、一時的に要介護者を預かって介護するショートステイ、ナイトケアなどがある。

レスピレーター【respirator】
同義 人工呼吸器 (p.215)

レスポンデントじょうけんづけ【レスポンデント条件付け】
刺激に対し、反射的に新しい反応が生じる条件付けのこと。「パブロフの犬」の実験に見られる条件反射。古典的条件付けともいう。
関連 オペラント条件付け (p.44)

レセプト【receipt】
診療報酬明細書のことで、医療機関が医療費の保険者負担分を請求するために作成するもの。介護保険では介護給付費明細書を指す。

レッグパンピング【leg pumping】
下肢の筋肉の収縮によって、心臓に血液を送り返すポンプ作用のこと。通常は歩行によって行われる。下肢の中でも特にふくらはぎは第二の心臓と呼ばれている。

レッグレスト【leg rest】
車いすに乗るときに、下肢が後方に落ちないように支えるベルト。
関連 車いす (p.112)

れっせいいでんびょう【劣性遺伝病】
病気の遺伝子を父親と母親の両方から受け継いだ場合にだけ発症する疾患。フェニールケトン尿症、ホモシスチン尿症、ガラクトース血症などがある。

レビーしょうたいがたにんちしょう【レビー小体型認知症】 ⚠ 重要
レビー小体病が原因で起こる認知症。特徴的な症状は現実的な幻視で、日内変動が見られる。アルツハイマー型、脳血管性と併せて三大認知症と呼ばれる。
関連 レビー小体病 (p.408)

レビーしょうたいびょう【レビー小体病】
認知症を引き起こす病気のひとつ。レビー小体という構造物が大脳皮質などにでき、神経細胞が障害を受けて発症する。特徴的な症状は幻視、パーキンソン病様症状、注意力低下など。

レムすいみん【レム睡眠】
睡眠のタイプのひとつで、体は休息しているが脳が活動している状態。急速眼球運動が見られる。眠りは浅く、夢を見ることがある。
関連 ノンレム睡眠 (p.324)

レムすいみんこうどうしょうがい【レム睡眠行動障害】 ⚠重要
睡眠障害のひとつ。レム睡眠中に、夢の内容に反応して実際に体が動いたり言葉が出たりする。高齢者に多く見られ、パーキンソン病やレビー小体型認知症の初期に現れることもある。

れんけい【連携】
同じ目的をもつ人たちが連絡を密に取り合い、一緒に物事に取り組むこと。介護現場では、専門職同士が情報交換などをしながら、サービスを効果的に提供することが大切になる。

れんぞくけいこうしきふくまくとうせき
【連続携行式腹膜透析】
同義 CAPD (p.419)

ろうあしゃ【ろうあ者】
聴覚と音声言語に障害のある人。先天的に、または生後3歳ぐらいまでに高度難聴になった結果、言語習得が不能になったり、既習言語を忘れて話す能力を失ったりする。

ろうか【老化】
加齢に伴って、精神的・身体的機能が衰えること。個人差がある。

ろうかふくいん【廊下幅員】 図387
廊下の幅。車いすを使用する場合には、そのサイズを考慮し、通りやすい幅を確保する必要がある。

ろうがん【老眼】
同義 老視 (p.409)

ろうけん【老健】
同義 介護老人保健施設 (p.62)

ろうこう【ろう孔】
鼻腔ろう、耳ろう、痔ろうなどのような、病気によって体にできた穴。また、胃ろう、腸ろう、膀胱ろうなど手術で人工的に造設する穴のことも指す。

ろうごはさん【老後破産】
高齢者が生活保護基準より低い収入で生活し、困窮している状態。

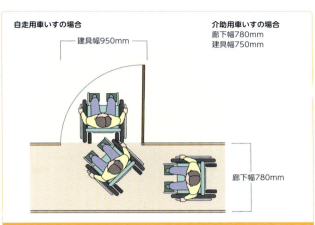

図387　廊下幅員の目安

ろうさいほけん【労災保険】
同義　労働者災害補償保険（p.412）

ろうさせいきょうしんしょう【労作性狭心症】
運動や精神的な興奮などにより起こる狭心症で、冠動脈の動脈硬化が原因となる。安静時には症状が現れない。運動時狭心症ともいう。
関連　狭心症（p.101）

ろうし【老視】　！重要
目の老化現象で、一般的に老眼といわれる。加齢によって水晶体が弾力を失い、目の調整機能が低下することによって、近くのものが見えにくくなる。

ろうしゃ【ろう者】
聴覚障害者のうち、両耳の聴力が100dB以上という最重度の聴覚障害をもつ人。言葉が不明瞭なことがあり、コミュニケーションには手話が使われることが多い。

ろうしょうかいご【老障介護】
高齢の親が障害のある子どもの介護をし続けること。2012年頃よりマスコミなどで使われはじめた。

ろうじんきゅうようホーム【老人休養ホーム】
景勝地や温泉地などの休養地において、低料金で健全な保養・安らぎの場を高齢者に提供する施設。高齢者の心身の健康増進を目的としている。

ろうじんきょたくかいごとうじぎょう【老人居宅介護等事業】
心身の障害により日常生活に支障がある65歳以上の人を対象

に、居宅での入浴・食事・排泄などの介護、家事、生活相談などを提供する事業。老人福祉法に規定する老人居宅生活支援事業のひとつ。

ろうじんクラブ【老人クラブ】
60歳以上の人を会員とする、地域を基盤とした自主的な組織。生きがいづくり、健康づくり、趣味、ボランティアなどの活動を行っている。

ろうじんせいなんちょう【老人性難聴】
加齢に伴う聴力の障害。内耳や神経に障害がある感音性難聴が多く、高音から聞き取りにくくなるという特徴がある。

- 相手の正面に座り、顔を見る。
- 難聴の高齢者には相手が見えるように前方から近づいて声をかける。背後から肩に触れたり、大声で呼びかけると驚く場合がある。
- 雑音を少なくする。窓を閉めて外の音を遮り、テレビやラジオを消す。
- ペンとメモを用意して、重要なことは筆談する。
- 大きな声を出さない。声を張り上げない。
- 文節ごとに切り離して、ゆっくり、はっきり話す。
- 結論を最初に伝えると理解されやすい。
- 相手が聞き取れないときは、言い方を変える。

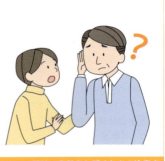

図388　難聴の高齢者と話すときの注意点

ろうじんせいにんちしょう【老人性認知症】
脳の器質障害によって、高齢者に発症する認知症。日常生活にさまざまな支障をきたす。アルツハイマー病、脳血管障害、レビー小体病などが原因となる。

ろうじんせいにんちしょうしっかんデイケアしせつ【老人性認知症疾患デイケア施設】
激しい精神症状や問題行動のある認知症高齢者に対してデイケアを行い、生活機能の回復訓練や指導、家族への介護指導などを行う施設。

ろうじんせいにんちしょうしっかんりょうようびょうとう【老人性認知症疾患療養病棟】 !重要
精神症状や問題行動があり、在宅やほかの施設では介護が困難な認知症高齢者に対し、長期的な医療と介護を提供する病棟。介護療養型医療施設のひとつ。

ろうじんデイサービスじぎょう【老人デイサービス事業】
心身の障害により日常生活に支障がある65歳以上の人とその養護者を対象に、老人デイサービスセンターなどで入浴・食事・排泄などの介護、機能訓練、介護方法の指導などを提供する事業。

ろうじんデイサービスセンター【老人デイサービスセンター】
心身の障害により日常生活に支障がある65歳以上の人とその養護者を対象に、入浴・食事・排泄などの介護、機能訓練、介護方法の指導などを提供する日帰り通所施設。

ろうじんはん【老人斑】
アミロイドというたんぱく質が大脳皮質に沈着したもの。アルツハイマー型認知症患者の脳によく見られる。また、高齢者の皮膚にシミとして生じる色素斑のことも指す。

ろうじんふくしけいかく【老人福祉計画】
老人福祉サービスの提供体制の整備を図るための計画。市町村計画と都道府県計画がある。介護保険事業計画と合わせ一体的に策定される。

ろうじんふくししせつ【老人福祉施設】
老人福祉法に基づく高齢者福祉のための施設の総称。老人デイサービスセンター、老人短期入所施設、軽費老人ホーム、老人福祉センター、養護老人ホーム、特別養護老人ホーム、老人介護支援センターの7つがある。

ろうじんふくしほう【老人福祉法】 ⚠重要
高齢者の心身の健康の保持や生活の安定のために必要な高齢者福祉を図ることを目的とした法律。1963(昭和38)年制定。

ろうじんほうもんかんごせいど【老人訪問看護制度】
在宅で寝たきりの高齢者などを対象に、かかりつけ医の指示に基づいて訪問看護ステーションから看護師などを派遣し、清拭、褥瘡の処置、リハビリテーションなどを行う制度。

ろうじんほけんしせつ【老人保健施設】
看護や介護が必要な高齢者に対し、医療ケア、介護、リハビリテーション、日常生活サービスなどを併せて提供する自立支援を目的とした施設。病院から在宅復帰までの中間施設として位置付けられる。

ろうじんほけんふくしけいかく【老人保健福祉計画】
老人保健福祉サービスの供給体制の整備と充実を図るための計画。市町村計画と都道府県計画がある。老人福祉法と老人保健法に基づいたもの。

ろうじんほけんほう【老人保健法】
国民の老後の健康保持と適切な医療確保を図るために、保健事業を総合的に実施する目的で1983(昭和58)年に施行された法律。2008(平成20)年に、「高齢者医療の確保に関する法律」に改正された。

ろうすい【老衰】
病気などではなく、老化によって身体的な機能が衰えること。

ろうせいじかく【老性自覚】
自分自身の老いを認めて、受け入れること。身体機能の衰え、定年退職、身近な人との死別などの精神的・社会的な体験によって自覚していく。

ろうどうあんぜんえいせいほう【労働安全衛生法】
労働者の安全と健康が保障された、快適な職場環境を作ることを目的とした法律。1972(昭和47)年制定。

ろうどうきじゅんほう【労働基準法】
労働者の保護を目的として、労働者の賃金や労働時間、休暇といった労働条件の最低基準などを定めた法律。1947(昭和22)年に制定された。

ろうどうさいがいほしょうほけん【労働者災害補償保険】
労働者災害補償保険法に基づき、労働者の業務上または通勤途中の負傷、疾病、障害、死亡に関して、労働者またはその遺族に保険給付を行う社会保険制度。労災保険と略される。

ろうどうしゃさいがいほしょうほけんほう【労働者災害補償保険法】
発生した労働者災害に対して必要な保険給付を行い、被災労働者の社会復帰の促進や、当該労働者およびその遺族の援護を図るなど、労働者福祉の増進を目的とした法律。1947(昭和22)年制定。

ろうどうりょくじんこう【労働力人口】
就業実態を示す指標のひとつ。15歳以上の人口のうち、働く意思や能力があり、何らかの仕事に就くことが可能な人口を指す。就業者数と完全失業者数の合計。

ろうねんきうつびょう【老年期うつ病】 !重要 図389
老年期に多く発生するうつ病。一般的なうつ病の症状に加え、不安や妄想など非定型的な病態が現れることが多い。認知症との区別が必要になる。

ろうねんきぎぶんしょうがい【老年期気分障害】
老年期に見られる躁うつ病。精神症状と身体症状が見られ、回復と再発を繰り返す傾向がある。

> 老年期うつ病の症状は性格によるところも多い。むやみに励ましたり、本人の行動や心持ちを責めるような方法は適切ではない。次の項目を対処の参考にする。
> ● 前向きになれる趣味や充実感を得られるボランティア活動に取り組む。
> ● 定期的に人と関わる時間を設ける。また、一人で過ごす時間も確保する。
> ● 家事や仕事など、すべてを完璧にしようと思わない。曖昧さも妥協できる余裕をもつ。
> ● 過去や未来にとらわれずに、今を明るく楽しみながら過ごすこころがける。

図389　老年期うつ病の対処法

ろうねんきげんかくもうそうじょうたい【老年期幻覚妄想状態】
老年期に幻聴を伴う幻覚や妄想の症状が見られる状態。妄想のなかでは被害妄想が多く、人格変化や思考過程の変調は少ない。

ろうねんきしんけいしょう【老年期神経症】
老年期に見られる神経症。元来の性格に心理的な要因が加わって発症し、不安神経症、心気症、抑うつ神経症などが現れる。男性よりも女性に多く見られる。

ろうねんきそううつびょう【老年期躁うつ病】
[同義] 老年期気分障害（p.412）

ろうねんきとうごうしっちょうしょう【老年期統合失調症】 ⚠重要
老年期に見られる妄想や幻覚などを示す精神疾患。周囲への無関心や感情の鈍麻など陰性症状が出やすくなるため、対人関係の問題もあまり起こらなくなる。

ろうねんきのせいしんしょうがい【老年期の精神障害】
神経症、うつ病、せん妄、気分障害、幻覚・妄想状態など、老年期に起こりやすい精神障害。心身の機能低下や喪失体験などがきっかけで発症することが多い。

ろうねんきパーソナリティしょうがい【老年期パーソナリティ障害】
老年期に生じる大きな性格の偏りで、老年期人格障害とも呼ばれる。精神疾患や脳器質疾患はない。頑固、自己中心的、潔癖などの特徴が見られ、対人関係に問題が生じる。

ろうねんしょうこうぐん【老年症候群】 ⚠重要
加齢によって起こる高齢者特有の精神的・肉体的症状。認知症、排尿障害、せん妄、歩行障害、骨粗しょう症、低栄養状態、脱水などがある。

ろうべん【弄便】
認知症高齢者などに見られる行動障害のひとつ。自分で排便処理を適切にできず、便をこねたり壁に塗り付けたりする。

ろうれいきそねんきん【老齢基礎年金】
国民年金の給付のうち、全被保険者に共通する基礎年金のひとつ。

保険料納付済期間（免除期間含む）が 25 年以上（平成 29 年から 10 年に短縮予定）ある被保険者に、原則 65 歳から支給される。

ろうれいこうせいねんきん【老齢厚生年金】
厚生年金保険の給付のひとつで、厚生年金の被保険者が老齢基礎年金の受給要件を満たしたとき、老齢基礎年金に上乗せする形で支給される。

ろうろうかいご【老老介護】
高齢化社会により、高齢の夫婦、兄弟、親子など高齢者が高齢者の介護を行うこと。介護者も病気や障害を抱えていることが多いため、介護者の精神的・身体的な負担が家族の共倒れや介護疲れによる心中事件などを招き、社会問題となっている。

ろくりんほこうしゃ【六輪歩行車】
歩行車のうち、車輪が 6 つ付いているもの。歩行が安定し、4 輪歩行車に比べて小回りが利くため、狭い廊下などでも利用しやすい。

ロコモティブシンドローム ⚠️重要
筋・骨格・関節軟骨・神経系といった運動器が障害され、要介護状態になるリスクが高い状態。運動器症候群とも呼ばれる。

ろっかんしんけいつう【肋間神経痛】
肋骨に沿って分布している肋間神経に生じる神経痛。左右のどちらかに疼痛が起こることが多く、基本的には肋骨や脊椎の疾患、帯状疱疹などが関係しているが、原因がわからない場合もある。

ロービジョン【low vision】 ⚠️重要
弱視。視覚障害によって日常生活に支障が出ている状態。WHO（世界保健機関）の定義では、矯正視力が 0.05 以上 0.3 未満を指す。

ロフストランドクラッチ【lofstrand crutch】
グリップとカフ（腕支え）の 2 か所で体重を支える歩行補助杖。握力や腕力が弱い人に適している。

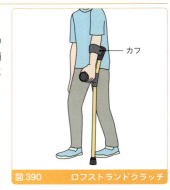

図 390　ロフストランドクラッチ

ロホクッション

エアークッションの一種。体圧分散に優れているため、車いす利用者などの褥瘡予防に効果がある。

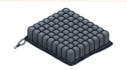

各セルがつながっており、重さが1点にかかると他のセルに空気が移動して、部分的に圧力がかかるのを防ぐ仕組みになっている。

図391　ロホクッション

ロールシャッハテスト【rorschach test】

投影法による性格検査のひとつ。左右対称のインクのしみのような絵が何に見えるかを答えてもらい、それを分析してその人の性格、思考過程、深層心理などを解釈する。

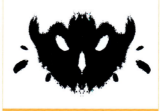

図392　ロールシャッハテスト

ロールプレイ【role play】

対人技術を学習する方法のひとつ。特定の場面を設定し、与えられた役割を演じながら、行動や会話を通して問題の解決方法を学び、実際の場面に対応できるようにする。

ローレルしすう【ローレル指数】

おもに学童期の子どもの発育状態や肥満度などの判定に用いる指数。体重（kg）÷身長（cm）^{3} × 10^7 で算出される。115～145が普通、100未満がやせすぎ、160以上が肥満とされている。

ロングタームケア【long term care】

長期療養ケア。心身の障害をもつ人に対して、適切な保健・医療・福祉サービスを長期間総合的に提供する。おもにアメリカで使われてきた用語。

ワーカー【worker】
一般的には労働者を指す。社会福祉分野では、ソーシャルワーカーやケースワーカーなど、サービス支援が必要な人の援助を行う人を指す。

ワーカビリティ【workability】
社会福祉サービス利用者が、ケアワーカーなどの働きかけに応じて問題を解決しようとする意欲と、その知的・情緒的・身体的能力のこと。

ワークショップ【workshop】
一般的には、作業場や工房のこと。社会福祉分野においては、講義の後、参加者がグループに分かれ、さまざまな体験を通じて問題解決技術を身に付ける体験型の講座を指す。

ワクチン【vaccine】
感染症に対する免疫をつけるための医薬品。無毒または弱毒化した病原体を接種して、体内に抗体を作り、感染症にかかりにくくする。

ワークライフバランス【work-life balance】 !重要
仕事と生活の調和を取り、自分の意思で多様な生き方を選択できるようにすること。一人ひとりが生きがいをもちながら働くとともに、家庭、地域生活、介護、ボランティアなどの個人活動の時間を確保していく。

ワルファリンカリウム【warfarin potassium】
血液を固まりにくくする医薬品。心筋、肺塞栓症、静脈塞栓症などの血栓塞栓症(けっせん)の予防と治療に使用される。ビタミンKを多く含む食品は効果を減弱させるため、摂取を控える。

ワンステップバス
乗客が乗り降りしやすいよう、乗降口のステップを1段にした低床バス車両。スロープを設置することで、車いすでの利用も可能となる。

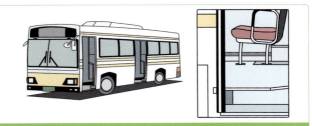

図393　　　　　　　　　　　　　　　　　　　　ワンステップバス

AACD【Aging-Associated Cognitive Decline】
加齢関連認知低下。加齢による認知機能低下による症状が6ヵ月以上継続しているが、認知症には至らない状態。

ADL【Activities of Daily Living】 ⚠️重要
日常生活動作。日常生活に必要な基本的な動作のこと。立ち上がる、座るといった起居動作、歩行や階段昇降などの移動動作、食事動作、排泄動作、入浴動作など。

ADL訓練【エーディーエルくんれん】
日常生活活動訓練。病気やけがなどで食事、着替え、トイレ、入浴などに支障がある人が自力で行動できるように訓練すること。

ADLテスト【エーディーエルテスト】
日常生活活動テスト。食事、着替え、トイレ、入浴などの基本的動作をどの程度自力でできるか評価するテスト。国内ではFIMやBarthelIndexなどが用いられる。

AED
【Automated External Defibrillator】 P.418 図394
自動体外式除細動器。心室細動による心停止の際に使用する医療機器。電気ショックを行うことで心室細動を止めて、心臓を正しいリズムに戻す。使用に特定の免許などは必要なく、誰にでも扱えるようになっており、公共施設や商業施設への普及が進んでいる。

関連 図198「心肺蘇生法の手順」(p.221)

A/G比【エージーひ】
血清中のアルブミンとグロブリンの比率。感染症、肝障害、ネフローゼ症候群、悪性腫瘍などを発症すると値が低下する。

AIDS【エイズ:Acquired Immuno-Deficiency Syndrome】
ヒト免疫不全ウイルス(HIV)感染により、後天的に免疫不全症を起こす疾患。極端な免疫力低下により、重篤な肺炎や悪性腫瘍を引き起こしやすい。感染経路として性感染、血液感染、母子感染が考えられる。

ALP【Alkaline Phosphatase】
アルカリフォスファターゼ。酵素の一種で、肝臓や骨などにダメージを受けた際に血液中で値が上昇するため、臨床検査では肝機能の指標のひとつとして扱われることが多い。

APDL【Activities Parallel to Daily Living】 ⚠️重要
日常生活関連動作。家庭生活を維持するのに必要な、調理、掃除、洗濯などの家事動作や、買い物、金銭管理、交通機関の利用といった、広い生活圏での活動を指す。

❶ 電源を入れる。ふたを開けると自動的に電源が入る機種もある。電源が入ると音声ナビゲーションが流れる。

❷ 音声に従い、電極パッドを右胸骨上部（鎖骨のすぐ下）と左胸下部（脇の下5～8cm）に貼る。パッド上部に貼る場所のイラストが描かれている場合もある。

❸ パッドを貼ると心電図を解析し、電気ショックの必要性を自動で判断する。この際、倒れた人に触れないように周りに注意喚起する。

❹ 電気ショックが必要であると判断されたら、倒れた人に誰も触れていないことを再度確認し、音声に従い電気ショックのボタンを押す。

❺ ショックが完了したら速やかに胸骨圧迫と人工呼吸を約2分間行う。

❻ 救急隊に処置を引き継ぐまで、❸～❺を繰り返す。

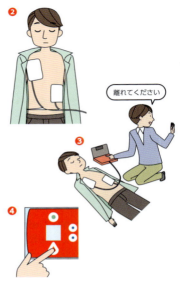

- 1歳未満の子どもにはAEDは使わない。
- 1歳以上8歳未満（体重25kg以下が目安）の子どもには子ども用パッド・モードを使用する。
- 胸部が湿っている場合はタオル等で拭き取る。
- ネックレス等の貴金属類は取り外す。
- 胸骨圧迫はできるだけ中断せずに行い続ける。

図394　　　　　　　　　　　　　　　　　AEDの使い方

A型肝炎【エーがたかんえん】

A型肝炎ウイルスへの感染による急性肝炎。ウイルスは糞便から人の手や水道を介して、食品や飲料水に混じることで体内へと侵入する。

BMI【Body Mass Index】

ボディマス指数、または体格指数。身長と体重から求めることのできる、肥満や痩身の指標となる数値。計算式は世界共通だが、体形の判定基準は国や機関によって異なる。

日本のBMI基準値は男性が22.0、女性が21.0。
18.5未満が「低体重」、18.5以上25.0未満が「普通体重」、25.0以上が「肥満（1～4度）」と分類される。

$$BMI = 体重(kg) \div (身長(m) \times 身長(m))$$

例：身長165cm、体重61kgの場合
　　61 ÷ (1.65 × 1.65) = 22.4

図395　　　　　　BMIの基準値と計算式

BPSD
【Behavioral and Psychological Symptoms of Dementia】
同義 周辺症状（p.190）

BS法【ビーエスほう】
同義 ブレーンストーミング（p.357）

B型肝炎【ビーがたかんえん】
B型肝炎ウイルスへの感染によって発症する。ウイルスは血液を介して体内へ侵入する。母子感染のほか、輸血や臓器移植、性行為などで感染する。

CAPD【Continuous Ambulatory Peritoneal Dialysis】
慢性腎不全の治療法である腹膜透析の一種で、連続携行式腹膜透析のこと。1日のうち数回、透析液バッグを交換する。通院は月に1、2度で、透析液の交換以外はそれまでとほとんど変わらない生活を送ることができるので、患者の生活スタイルを選ばない。

CCU【Cardiac Care Unit】
狭心症や心筋梗塞などの重症患者を治療する集中治療室や病棟のこと。冠疾患集中治療室。

CDR【Clinical Dementia Rating】 !重要
認知症の重症度を判定する検査の一つ。記憶、見当識、判断力と問題解決、社会適応、家族状況および趣味・関心、介護状況の6項目で検査を行い、5段階で重症度を評価する。

CTスキャン【シーティースキャン】 !重要
コンピューター断層撮影法。X線撮影を360度全方向から行い、コンピューター処理をすることで、物体の断面図を描く。骨などの水分が少ない箇所の診断に適している。

C型肝炎【シーがたかんえん】
C型肝炎ウイルスへの感染によって発症する。初期症状がほとんど現れず、約70％の患者が慢性化してしまい、肝硬変や肝臓がんになるリスクが高まる。B型肝炎と同じく血液を介して体内に侵入するが、母子感染や性行為が原因で感染する可能性は低いとされている。

C字型杖【シーじがたつえ】 P.420 図396
持ち手の部分がアルファベットのCのような形に湾曲した杖。体重をかけすぎるとたわんでしまうこともあるため、注意が必要。

C反応性たんぱく【シーはんのうせいたんぱく】
体内で炎症や組織破壊などが起こったとき、血清中に増加するたんぱく質。炎症を伴う疾患の早期診断や重症度等を知る指標となる。

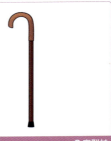

柄を指で挟むようにしてグリップを握るT字型杖に対し、C字型杖は、グリップを握るだけですむ。人によっては、C字型杖のほうが使いやすいことがある。

指と指で挟みこんで握るT字型、F字型杖などと比べてシンプルな形状で握りやすい。利用者がストレス無く使えるタイプを選ぶことが大切。

図396　C字型杖

dB【デシベル：Decibel】
音の強さを表す単位。数値が大きくなるほど、音が大きくなる。聴力検査において0〜30dB程度の音を聞き取れれば正常、30〜50dBで軽度難聴、50〜70dBで中度難聴、70〜100dBで高度難聴、それ以上でろうと判定される。

DSM【Diagnostic and Statistical Manual of Mental Disorders】
精神障害の診断と統計マニュアル。アメリカ精神医学会が制定した精神障害分類と診断基準。最新版は2013年公表のDSM-5。

DV防止法【ディーブイぼうしほう】
配偶者からの暴力の防止及び被害者の保護等に関する法律。配偶者や内縁関係者等の間でおこる暴力行為であるドメスティックバイオレンスの防止と、被害者の保護を目的として施工された。

FAST【ファスト：Functional Assessment Staging】
アルツハイマー型認知症の重症度を分類するための評価方法。認知症の進行度は7つのステージに分類され、数字が大きくなるほど、進行していることを表す。患者本人を観察するだけでなく、家族や関係者の情報も判断の基準になる。

FIM【フィム：Functional Independence Measure】
ADL（日常生活動作）の評価法のひとつ。日常的な基本動作を自分でできるか評価する。機能的自立度評価法と訳される。

GOT【Glutamic Oxaloacetic Transaminase】
アミノ酸を作る働きをする酵素のひとつ。肝臓や心筋に多く存在し、それらに異常が生じた場合、血液中で量が増加する。その特性から、肝炎や心筋梗塞の早期発見に役立つ場合が多い。

GPT【Glutamic Pyruvic Transaminase】
アミノ酸を作る働きをする酵素のひとつ。肝臓に多く存在し、検査により値に異常が出た場合、肝疾患が疑われる。

HACCP
【ハサップ：Hazard Analysis Critical Control Point】
危害分析重要管理点。食品製造や加工における国際的な衛生管理方法。安全な製品を作る工程で必要な管理法などを記している。

HbA1C 【Hemoglobin A1C】
赤血球に含まれるヘモグロビンと血液中のブドウ糖が結合した、グリコヘモグロビンの一種。過去1～2ヵ月の血糖の状態を推定することができ、高血糖になるほど値が増えるため、糖尿病の検査や治療の判断基準に用いられる。

HBV 【Hepatitis B Virus】
B型肝炎ウイルスのこと。

HCV 【Hepatitis C Virus】
C型肝炎ウイルスのこと。

HDL コレステロール 【エイチディーエルコレステロール】
善玉コレステロールのこと。LDLコレステロール（悪玉コレステロール）を、全身の組織から肝臓へ回収する働きがあり、動脈硬化を予防する。

HIV 【Human Immunodeficiency Virus】
ヒト免疫不全ウイルス。免疫細胞のTリンパ球やマクロファージに感染し、AIDS（エイズ）を発症させる。主な感染経路は性的感染、血液感染、母子感染の3つ。

Hz 【ヘルツ：Hertz】
周波数を表す単位。聴力検査時や低周波治療時など、医療の現場でもよく用いられている。

IADL 【Instrumental Activities of Daily Living】
手段的日常生活動作。日常生活を送るうえで必要な動作の中でも、ADLよりも高度なもののこと。金銭管理や服薬管理、外出時に乗り物を利用する、趣味のための行動などを指す。

ICU 【Intensive Care Unit】
集中治療室。症状が重篤で、集中的、継続的に処置が必要な患者が収容され、24時間体制で治療を受ける施設。

IHクッキングヒーター 【アイエイチクッキングヒーター】
同義 ▶ 電磁調理器（p.285）

ILプログラム 【アイエルプログラム】
自立生活プログラム。障害者が自立生活を過ごすために、自らの選択により提供される支援サービス。

IL運動 【アイエルうんどう】
同義 ▶ 自立生活運動（p.210）

IQ【Intelligence Quotient】
知能指数。知能検査の結果を数値で示したもの。精神年齢÷実際の年齢×100で計算する方法と検査結果を同年齢で相対評価する方法があり、70以下の場合は知的障害とされる。

LDLコレステロール【エルディーエルコレステロール】
肝臓のコレステロールを体中に運ぶ働きのコレステロール。LDLが過剰になると動脈硬化を促す。別名悪玉コレステロール。

L字型手すり【エルじがたてすり】
トイレや浴室、玄関など立ち上がり動作を行う場所に設置されたアルファベットのLの形をした手すり。

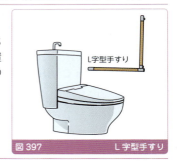

図397　　　　　　　L字型手すり

L-ドーパ【エルドーパ】
パーキンソン病の治療薬。脳内に不足したドーパミンを補う働きがある。別名L-ドパ、レボドパ。

MDS【Myelodysplastic Syndromes】
骨髄異形成症候群。骨髄内で血球を作る造血幹細胞の働きの障害で赤血球、白血球、血小板が減少する病気。急性骨髄性白血病に移行することがある。

MMSE【Mini Mental State Examination】
ミニメンタルステート検査。認知症の疑いがある者に口頭で質問し、記憶、計算、言語、見当識などを測定する。

MRI【Magnetic Resonance Imaging】
磁気共鳴断層撮影装置。強力な磁石と電波を使用して体内の断面を画像化する装置。体内の病気やけがの検査時に使用する。

MRSA
【Methicillin Resistant Staphylococcus Aureus】
メチシリンなどの抗生物質が効かなくなった黄色ブドウ球菌。院内感染の原因になることが多く、高齢者など抵抗力が低下した人が感染しやすい。メチシリン耐性黄色ブドウ球菌。

NBM【Narrative Based Medicine】
患者の話をよく聞き、本人の生活や悩み、希望などを踏まえた上で問題解決を目指す医療の考え方。

NGO【Non-Governmental Organization】
非政府組織。営利を目的とせず貧困、飢餓、環境問題などに取り組む市民団体。日本では開発協力など国際的活動団体を指す。

NPO【Non-Profit Organization】
非営利組織。営利を目的とせず主に地域社会で福祉活動などを行う国内の市民団体。

NPO法【エヌピーオーほう】
特定非営利活動促進法。特定非営利活動を主目的とした団体に、法人格の付与や税制優遇を与えることを定めた法律。

NPO法人【エヌピーオーほうじん】
特定非営利活動法人。NPO法に基づき法人格を取得した団体。日本では特定非営利活動法人を取得したNGO団体も多数ある。

N-バランス【エヌバランス】
窒素バランスのこと。投与窒素量から尿中窒素排泄量を引いたもの。負の値が大きいほど体内のたんぱく質を消費しており、マイナスが1週間以上続くと栄養療法の適応基準となる。

O-157【オーいちごなな】 ⚠重要
病原性大腸菌である腸管出血性大腸菌。水や食物から口に入ると腸内で毒素を出し、腹痛、下痢、発熱の症状を引き起こす。重症化すると溶血性尿毒症症候群（HUS）、痙攣、脳症などを起こし死亡することがある。熱に弱く75℃1分間の加熱で死滅する。

Off-JT【Off the Job Training】
知識や技術を取得するため、一時的に職務から離れて行われる研修やセミナーなどの人材教育活動。

OJT【On the Job Training】
現場で業務を行いながら、知識や技術などを身につける人材教育活動。

PET【Positron Emission Tomography】
陽電子放射断層撮影。ブドウ糖を注射してから全身を撮影すると、がん細胞のある部位に検査薬が集中し、X線、CT、MRIで発見しにくい初期のがん細胞を発見することが可能。

PFCバランス【ピーエフシーバランス】 P.424 図398
栄養評価法のひとつで、摂取カロリーに対するたんぱく質、脂質、炭水化物の比率のこと。日本人の食事摂取基準（2015年版）では名称が「エネルギー産生栄養素バランス」に変更され、目標量の範囲はたんぱく質13～20％、脂質20～30％、炭水化物50～65％と定められた。

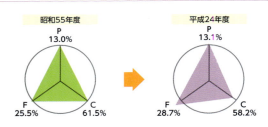

Pはたんぱく質、Fは脂肪、Cは炭水化物をあらわす。基準として定められている昭和55年度の値に比べて、現在では脂肪の割合が増え、炭水化物の割合が減少する傾向が見られる。食の欧米化やダイエット志向の広がりなど、様々な要因が考えられる。

図398　PFCバランスの推移

PL法【ピーエルほう】
製造物責任法。製品の欠陥が原因で生命、身体または財産に損害が生じた場合は、製造会社に損害を賠償する責任があると定めている法律。

POS【Problem Oriented System】
問題志向型システム。患者の検査データを分析し、治療上の問題に焦点を合わせて解決するための一連の作業システムや考え方。

PTSD【Post Traumatic Stress Disorder】
心的外傷後ストレス障害。震災、火事、事故、暴力などで受けたショックやストレスが原因で、時間が経っても当時の経験を突然思い出し、恐怖、不安、めまい、頭痛、不眠などの症状が現れる状態。

QOL【Quality of Life】重要
生活の質。身体的、精神的、社会的観点などから、その人がどの程度満足した生活を過ごしているかを示す尺度。

RBC【Red Blood Cell】
赤血球（数）。基準値より低すぎると貧血、白血病などの病気、高すぎると脱水症状、多血症などの可能性がある。

RO【Reality Orientation】
現実見当識訓練。認知症の方に自分の名前、現在の場所、時間、日時などの質問や日常動作を通じて現実認識を深め、症状の進行を遅らせることを期待する療法。

ROL【Respect of Living】重要
自分の人生や生活などにおいて自らの意思決定に基づいた行動をとり、周囲からも一人の社会的存在として尊重されること。

ROM テスト【アールオーエムテスト】
同義 関節可動域テスト（p.85）

ROM 訓練【アールオーエムくんれん】
同義 関節可動域訓練（p.84）

RSW【Rehabilitation Social Worker】
リハビリテーションソーシャルワーカー。利用者が適切な介護や医療を受け、身体状態の回復を目指せるよう援助する職務者の総称。ソーシャルワーカーをはじめ生活指導員、医療ソーシャルワーカー、カウンセラーなど。

SARS【サーズ：Severe Acute Respiratory Syndrome】
重症急性呼吸器症候群。飛沫感染や、患者の痰や体液に触るなどが原因で SARS コロナウイルスに感染すると高熱、せき、息切れなどが現れる。肺炎を発症し死亡率が高い。

SG マーク制度【エスジーマークせいど】
一般財団法人製品安全協会が定めた安全基準を満たすことを認証するマーク。SG マーク付き製品の欠陥が原因で損害が発生したと認められると最高 1 億円の対人賠償が受けられる。

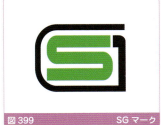

図399　SG マーク

SPECT【スペクト：Single Photon Emission Computed Tomography】
単一光子放射断層撮影装置。放射性物質を注入した後、体内から放出される放射線を画像化して断面を撮影する装置。脳梗塞、心筋梗塞、骨のがんなどの状態を調べるときに使用する。

SpO2【エスピーオーツー】
動脈血酸素飽和度。動脈血中に存在するヘモグロビンがどれくらい酸素と結合しているかを表したもの。90％未満の呼吸不全状態が長く続くと心臓や脳などが酸素不足となり障害が起こることがある。

SSRI【Selective Serotonin Reuptake Inhibitors】
選択的セロトニン再取り込み阻害剤。脳内のセロトニンの減少を抑える抗うつ薬。適応はうつ状態、パニック障害、強迫性障害、社会不安障害。

TAIS【Technical Aids Information System】
福祉用具の情報システム。福祉用具を分類コード、サービス種目、

TDL【Techniques of Daily Living】
日常生活動作訓練。主に視覚障害者がリハビリテーションの一環として身だしなみ、掃除、洗濯、調理などの訓練をする。

t-PA【tissue-Plasminogen Activator】
脳梗塞の治療に使う薬剤。脳内の血栓を溶かす作用がある。投与可能なのは脳梗塞発症から3時間以内のため、脳梗塞の疑いがある場合は早急な治療が必要。

TPO【Time Place Occasion】
時間、場所、場面の略。服装や態度などの使い分けを要する条件。認知症になるとTPOをわきまえず横柄な態度をとったり、服装に無頓着になったりする。

T字型杖【ティーじがたつえ】
持ち手の部分がアルファベットのTの形をした杖。折りたたみ式、シャフトの高さを調整できる調整式、一本式などがある。

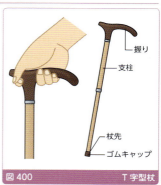

図400　T字型杖

- 握り
- 支柱
- 杖先
- ゴムキャップ

WAIS【ウェイス：Wechsler Adult Intelligence Scale】
ウェクスラー成人知能検査。知識、数唱、単語、算数、理解、類似の下位検査による言語性検査と、絵画完成、絵画配列、積み木模様組み合わせ、符号の下位検査による動作性検査から知能指数を算出する。

WAM NET【ワムネット】
介護や福祉の制度などの解説、研修セミナー情報など、福祉、保健、医療に関する総合情報サイト。独立行政法人福祉医療機構が運営。

WBC【White Blood Cell】⚠️重要
白血球（数）。けが、炎症性の疾患、白血病、がんなどの場合は基準値より高く、再生不良性貧血、肝硬変、白血病、膠原病、ウイルス感染などの場合は数値が低い。運動、ストレス、喫煙も白血球数が増加する一因。

WHO方式【ダブリューエイチオーほうしき】
WHO方式がん性疼痛治療法。がん治療と並行して、痛みの強さに応じた鎮痛薬を使うなどの疼痛治療を提唱している。

WISC【ウィスク：Wechsler Intelligence Scale for Children】
17歳未満が対象の知能検査。全体的な認知能力を表す全検査IQと4つの指標得点が算出できる。

WPPSI
【Wecheler Preschool and Primary Scale of Intelligence】
幼児向け知能検査。言語性知能、動作性知能、全検査知能が測定できる。適応範囲は3歳10ヵ月～7歳1ヵ月だが知的発達に遅れのある場合は適応範囲を超えても使用可能。

Y-G性格検査【ワイジーせいかくけんさ】
矢田部ギルフォード性格検査。J.P.ギルフォード教授考案のギルフォード性格検査を日本の文化環境に合わせ改良した検査。

YMCA【Young Men's Christian Association】
キリスト教を基盤とする非営利公益団体。ボランティアとスタッフが団体を運営し地域のニーズや課題に合わせ活動をしている。

α遮断薬【アルファしゃだんやく】
血管のα受容体とノルアドレナリンの結合を遮断して血管を拡張させる薬。降圧作用や血管拡張作用があり、高血圧、前立腺肥大症、気管支喘息などの治療に使う。

β遮断薬【ベータしゃだんやく】
β受容体とノルアドレナリンの結合を妨げて心拍数を減らし収縮力を弱める薬。高血圧、狭心症、不整脈、緑内障などの治療に使う。

β2刺激薬【ベータツーしげきやく】 !重要
交感神経を刺激して気管支を広げる薬。吸入薬、飲み薬、貼り薬などの剤型があり、喘息、気管支炎、COPDなどの治療に使う。主な副作用は手のふるえ、動悸、頭痛など。

γ-GTP【ガンマGTP：γ-Glutamyl Transpeptidase】
たんぱく質を分解する酵素。血液検査項目のひとつで、特にアルコール性肝障害の指標となる。

A

AD	Alzheimer dementia	アルツハイマー型認知症
ADHD	Attention Deficit Hyperactivity Disorder	注意欠陥・多動性障害
AHN	Artificial Hydration and Nutrition	人工的水分・栄養補給法
ALS	Amyotrophic Lateral Sclerosis	筋萎縮性側索硬化症
ALT	Alanine Aminotransferase	アラニンアミノ基転移酵素（GPT）
ARB	Angiotensin II Receptor Blocker	降圧剤
ASO	Arteriosclerosis Obliterans	閉塞性動脈硬化症
AST	Aspartate Aminotransferase	アスパラギン酸アミノ基転移酵素（GOT）
AT	Auditory Trainer	聴能訓練士

B

BCG	Bacille Calmette-Guerin	結核予防ワクチン
BUN	Blood Urea Nitrogen	尿素窒素

C

CJD	Creutzfeldt-Jakob Disease	クロイツフェルトヤコブ病
CKD	Chronic Kidney Disease	慢性腎臓病
COPD	Chronic Obstructive Pulmonary Disease	慢性閉塞性肺疾患
CP	Clinical Psychologist	臨床心理士
CPR	Cardiopulmonary Resuscitation	心肺蘇生法
CRE	Creatinine	クレアチニン
CRP	C-Reactive Protein	C反応性たんぱく

D

DCM	Dementia Care Mapping	認知症ケアマッピング

DHA	Docosahexaenoic Acid	ドコサヘキサエン酸
DM	Diabetes Mellitus	糖尿病

E

EBC	Evidence Based Care	根拠に基づく介護
EBM	Evidence Based Medicine	根拠に基づく医療
EPA	Eicosapentaenoic Acid	エイコサペンタエン酸
EPA	Economic Partnership Agreement	経済連携協定

F

FTD	Frontotemporal dementia	前頭側頭型認知症

H

Hb	Hemoglobin	ヘモグロビン濃度
HDS-R	Revised Hasegawa Dementia Scale	長谷川式認知症評価スケール
HOT	Home Oxygen Therapy	在宅酸素療法
Ht	Hematocrit	ヘマトクリット値

I

ICD	International Classification of Diseases	国際疾病分類
ICF	International Classification of Functioning, Disability and Health	国際生活機能分類
ICIDH	International Classification of Impairments, Disabilities and Handicaps	国際障害分類
ICN	Infection Control Nurse	感染管理認定看護師
IL	Independent Living	自立生活
IVH	Intravenous Hyperalimentation	中心静脈栄養法

J

JCS	Japan Coma Scale	ジャパン・コーマ・スケール（3-3-9度方式）

L

LD	Learning Disabilities	学習障害
LSA	Life Support Adviser	ライフサポートアドバイザー

M

MCI	Mild Cognitive Impairment	軽度認知障害
MMT	Manual Muscle Testing	徒手筋力テスト
MRA	Malignant Rheumatoid Arthritis	悪性関節リウマチ
MS	Multiple Sclerosis	多発性硬化症
MSW	Medical Social Worker	医療ソーシャルワーカー

N

NST	Nutrition Support Team	栄養サポートチーム

O

ORT	Orthoptist	視能訓練士
OT	Occupational Therapist	作業療法士

P

PCC	Person Centered Care	パーソンセンタードケア
PEG	Percutaneous Endoscopic Gastrostomy	内視鏡的胃ろう造設術
PEM	Protein Energy Malnutrition	低栄養
PMD	Progressive Muscular Dystrophy	進行性筋ジストロフィー症
PO	Prosthetist and Orthotist	義肢装具士

PSW	Psychiatric Social Worker	精神保健福祉士
PT	Physical Therapist	理学療法士

R

RA	Rheumatoid Arthritis	関節リウマチ
RMR	Relative Metabolic Rate	エネルギー代謝率
ROM	Range of Motion	関節可動域

S

SCD	Spinocerebellar Degeneration	脊髄小脳変性症
SDS	Shy-Drager Syndrome	シャイ・ドレーガー症候群
SLE	Systemic Lupus Erythematosus	全身性エリテマトーデス
SOLER	Squarely Open Lean Eye contact Relaxed	ソーラー（かかわりを示す5つの基本動作）
SST	Social Skills Training	社会生活技能訓練
ST	Speech-language-hearing Therapist	言語聴覚士
SW	Social Worker	ソーシャルワーカー

T

TIA	Transient Ischemic Attack	一過性脳虚血発作
TSH	Thyroid-Stimulating Hormone	甲状腺刺激ホルモン

V

VD	Vascular Dementia	脳血管性認知症

W

WHO	World Health Organization	世界保健機関

● **監修者**

佐藤 富士子（さとう ふじこ）

大妻女子大学人間関係学部人間福祉学科教授。
1975年慶応義塾大学医学部附属厚生女子学院卒業後、看護師として6年の臨床経験を積む。東京都立看護専門学校専任教員として13年間の勤務を経て、1999年より大妻女子大学に勤務。
東洋英和女学院大学人文学部人間学科卒業、桜美林大学大学院国際学研究科老年学専攻博士前期課程修了（老年学）。
主な研究分野は介護概論、介護技術論、介護過程展開論。
主な共著に、『介護福祉士資格取得のための実務者研修テキスト「人間と社会」』『介護実習指導者テキスト』（全国社会福祉協議会）、『新・介護福祉士養成講座「介護過程」・「生活支援技術」』、『新版ポケット介護技法ハンドブック』（中央法規出版）、『Q＆A「ひやり・はっと」体験で学ぶ介護』（一橋出版）、『介護実践講座ホームヘルパー2級テキスト「在宅介護の基礎知識」』（介護労働安定センター）などがある。
日本老年社会科学会、日本介護福祉学会、日本介護福祉教育学会所属。

● 本文デザイン　　HOP BOX
● イラスト　　　　岡田 真一・HOP BOX（坂上 七瀬）
● 編集協力　　　　有限会社サーフ・デザイン
● 編集担当　　　　柳沢 裕子（ナツメ出版企画株式会社）

本書に関するお問い合わせは、書名・発行日・該当ページを明記の上、下記のいずれかの方法にてお送りください。電話でのお問い合わせはお受けしておりません。
・ナツメ社webサイトの問い合わせフォーム
　https://www.natsume.co.jp/contact
・FAX（03-3291-1305）
・郵送（下記、ナツメ出版企画株式会社宛て）
なお、回答までに日にちをいただく場合があります。正誤のお問い合わせ以外の書籍内容に関する解説・個別の相談は行っておりません。あらかじめご了承ください

ナツメ社Webサイト
https://www.natsume.co.jp
書籍の最新情報（正誤情報を含む）はナツメ社Webサイトをご覧ください。

現場で役立つ！［早引き］介護用語辞典

2017年2月3日　初版発行
2025年7月1日　第9刷発行

監修者	佐藤富士子	Sato Fujiko, 2017
発行者	田村正隆	

発行所	株式会社ナツメ社
	東京都千代田区神田神保町1-52　ナツメ社ビル1F（〒101-0051）
	電話　03（3291）1257（代表）　　FAX　03（3291）5761
	振替　00130-1-58661
制　作	ナツメ出版企画株式会社
	東京都千代田区神田神保町1-52　ナツメ社ビル3F（〒101-0051）
	電話　03（3295）3921（代表）
印刷所	ラン印刷社

ISBN978-4-8163-6136-4　　　　　　　　　　　　　　　　　Printed in Japan
〈定価はカバーに表示してあります〉〈落丁・乱丁本はお取り替えします〉
＊本書の一部または全部を、著作権法で定められている範囲を超え、ナツメ出版企画株式会社に無断で複写、複製、転載、データファイル化することを禁止します。